Marktorientierung im Krankenhaus der Zukunft
– Erfolgsfaktoren für unternehmerisch geführte Kliniken

Dr. Alexander G. Mayer, Dipl.-Kfm. Univ. u. Bac. oec., ist seit mehr als zehn Jahren auf dem Gebiet des strategischen und operativen Marketing-Management tätig. In den Funktionen Business Development, Consulting, Strategieentwicklung und Marketing-Communication war sein Fokus dabei insbesondere auf das marktorientierte Management von Dienstleistungsunternehmen auf den Feldern Health Care und Informationstechnologie gerichtet. Er studierte Betriebswirtschaftslehre mit den Schwerpunkten Marketing und Health Care Management, ergänzte sein Studium durch eine Reihe von im In- und Ausland durchgeführten beruflichen sowie akademischen Projekten und promovierte auf dem Gebiet des strategischen Marketing-Management. Vorträge, Gastvorlesungen sowie unterschiedliche Buch- und Artikelpublikationen runden sein Tätigkeitsspektrum ab.

Dr. Alexander G. Mayer

Marktorientierung im Krankenhaus der Zukunft

– Erfolgsfaktoren für unternehmerisch geführte Kliniken

BAUMANN
FACHVERLAG

ku-profi-Reihe

Dr. Alexander G. Mayer
Marktorientierung im Krankenhaus der Zukunft
– Erfolgsfaktoren für unternehmerisch geführte Kliniken
Kulmbach: Baumann Fachverlage, 2005
(ku-profi-Reihe)
ISBN 3-938610-07-7

Bibliografische Information der Deutschen Bibliothek
Die Deutsche Bibliothek verzeichnet diese Publikationen in der Deutschen Nationalbibliografie; detaillierte bibliografische Daten sind im Internet über http://dnb.ddb.de abrufbar.

Juli 2005
Baumann Fachverlage GmbH & Co. KG
Verlagsort: Postfach 11 49, 95301 Kulmbach
Druck: creo Druck & Medienservice GmbH, Bamberg

Vorwort

Die finanziell abgesicherten und planwirtschaftlich organisierten Wohlstandskrankenhäuser, in denen die Patienten bei üppigen Liegezeiten und großzügigem Ressourceneinsatz zwar stets auf hohem Niveau, jedoch ohne Beachtung ökonomischer Faktorlimits behandelt wurden, gehören mittlerweile vollkommen der durch Vollkaskomentalität geprägten Vergangenheit an. Die immer weiter auf Effizienz getrimmten und dem Wettbewerb ausgesetzten Kliniken der heutigen Zeit sehen sich daher mit völlig neuen Herausforderungen konfrontiert. Dementsprechend befindet sich die gesamte Krankenhauslandschaft in einer tief greifenden Umbruchsphase bislang unbekannten Ausmaßes. Für den einzelnen Gesundheitsdienstleister gilt es daher, die geltenden marktlichen Gesetzmäßigkeiten rasch zu akzeptieren und – wie es in anderen Branchen seit jeher üblich ist – sich durch kundenorientiertes und ethisch verantwortliches Management sowohl als medizinisch wie auch wirtschaftlich durch und durch erfolgreiches Dienstleistungsunternehmen zu positionieren.

Besonders interessant dürfte dieser Weg für Krankenhäuser sein, in denen man in der Vergangenheit ausschließlich daran gedacht hat, Schulmedizin am Patienten anzuwenden, um damit dessen Gesundheit wiederherzustellen. Diese aber müssen sich zukünftig mehr denn je ohne Einschränkung den veränderten Marktbedingungen stellen, um angesichts der hohen Anforderungen dauerhaft erfolgreich zu sein. Just in diesen Krankenhäusern galt das meist unausgesprochene Unternehmensmotto, dass unzufriedene Patienten sich im Krankheitsfall gerne an andere Kliniken wenden dürfen, da man auf sie „problemlos verzichten“ könne. So herrschte in der Vergangenheit vielfach auch die Auffassung, dass das Thema „Klinik-Marketing“ ausschließlich für den Geschäftsfeldaufbau von Consulting-Unternehmen relevant ist, wie es der Verwaltungsleiter eines Krankenhauses formuliert hat.

Der massive Umbau des Gesundheitsmarktes bringt dabei nicht nur auf Anbieterseite, sondern gleichermaßen auch im wissenschaftlichen Umfeld gravierende Veränderungen mit sich. Das Ziel der vorliegenden Ausführungen ist daher zum einen darin zu sehen, Studierenden der immer wichtiger werdenden gesundheitsökonomischen Ausbildungsrichtungen an Universitäten und Fachhochschulen, aber auch anderen Lesern mit unterschiedlichem Informationsgrad einen komfortablen Einstieg in die aktuelle und spannende Thematik „Marktorientierung im Krankenhaus“ zu ermöglichen. Zum anderen soll damit ein Weg für Krankenhausleitungen und Beratungsgesellschaften aufgezeigt werden, wie sie mit den drastisch geänderten und an Dynamik und Härte zunehmenden Wettbewerbsbedingungen umgehen können, um somit die Existenz ihrer Einrichtung bzw. die ihrer Klienten nicht nur zu sichern, sondern sogar nachhaltig zu verbessern.

Vor diesem Hintergrund ist die besondere Schwierigkeit der vorliegenden Ausführungen darin zu sehen, dass der Terminus „Marketing" – auf den Krankenhausbereich angewendet – besonders in Deutschland noch vergleichsweise sehr jung ist und deshalb (noch) kein einheitlicher Konsens zu diesem Thema vorliegt. Als außerordentlich wertvoll erwiesen sich für mich deshalb die vielen ausgezeichneten Informationsquellen bei meinen Recherchen an der University of California, Berkeley (USA). Diese wurden ergänzt durch vertiefende Einblicke in den amerikanischen Klinikalltag, in dem die Orientierung am relevanten Markt seit geraumer Zeit das Handeln der verantwortlichen Entscheider sowohl auf Seiten des Managements, der Medizin und der Pflege bestimmt.

Ein weiterer wesentlicher Beitrag am Zustandekommen dieses Buches resultierte aus einer Vielzahl von oft stundenlangen, persönlichen Gesprächen mit den Geschäftsleitern, Verwaltungsdirektoren, Vorständen, Chefärzten und Angehörigen der Marketing- bzw. Public-Relations-Abteilungen von unterschiedlichen Krankenhäusern in Süddeutschland. Diese Expertenbefragungen wurden anhand von teilstrukturierten Leitfäden mündlich durchgeführt. Ergänzt wurden sie durch weitere weniger strukturierte Interviews mit verschiedenen Mitarbeitern von auf dem Gebiet des Gesundheitswesens tätigen Wirtschafts- und Unternehmensberatungsgesellschaften.

Zum Entstehen dieses Buches hat des Weiteren eine Vielzahl von Behörden und Ministerien, berufsständischen Vereinigungen und Interessenverbänden, Verbänden und Organisationen der Wirtschaft sowie Wirtschaftsforschungsinstituten und wissenschaftlichen Vereinigungen durch zahlreiche bedeutsame Informationen beigetragen.

Als sehr hilfreich erwies sich ebenso der persönliche Meinungsaustausch mit Angehörigen verschiedener Fakultäten jener Hochschulen, an denen die noch recht junge wissenschaftliche Disziplin „Krankenhaus-Management" (und damit auch der Teilbereich „Krankenhaus-Marketing") bereits Eingang in das Studienprogramm gefunden hat.

Persönlich auseinandergesetzt habe ich mich darüber hinaus mit den Standpunkten und Ansichten weiterer Krankenhausmitarbeiter, niedergelassener Ärzte, ehemaliger Krankenhauspatienten und Apotheker, um dem Leser ein abgerundetes, in sich logisches Bild des strategischen und operativen Krankenhaus-Marketing im allgemeinen und seines Stellenwertes sowie seiner Implementierung im besonderen vermitteln zu können.

Unter dieser Zielsetzung ist es sinnvoll, dem Leser nach einigen einleitenden Bemerkungen bereits im zweiten Kapitel die wichtigsten Grundlagen und Elementarzusammenhänge des marktorientierten Krankenhaus-Managements näher zu bringen. Im dritten Kapitel gilt es, die vier Dimensionen des Klinik-Marketing-Mix zu beleuchten. Auf dem Weg zum erfolgreichen Krankenhaus der Zukunft sind jedoch zwingend die gesetzlichen Grundlagen und Bedingungen für marktorientiertes Klinik-Management zu beachten, die im vierten Kapitel aufgezeigt werden. Im Zentrum des fünften Kapitels steht die Differenzierung der erfolgsrelevanten Zielgruppen des Krankenhaus-Marketing, bevor im sechsten Kapitel aufgezeigt wird, wie sich das Krankenhaus als erfolgreiche Marke positionieren kann. Im siebten Kapitel werden unter Berücksichtigung der vorangegangenen Ausführungen die erfolgsentscheidenden Aktivitäten zur Implementierung des Krankenhaus-Marketing in der Unternehmenspraxis ausführlich dargestellt. Das Buch schließt mit zusammenfassenden und zukunftsgerichteten Bemerkungen im achten Kapitel.

Vielmals danken möchte ich all denjenigen Personen und Institutionen, die durch ihre großzügige Informationsbereitschaft und Unterstützung wesentlich zum Entstehen dieses Buches beigetragen haben. Hervorheben möchte ich an dieser Stelle insbesondere Frau Annette Roschinsky, Herrn Stefan Roschinsky, Herrn Eduard Fuchshuber, Frau Simone Gerlinger sowie meine Gesprächspartner in den Krankenhäusern.

Augsburg, Juni 2005 Dr. Alexander G. Mayer

Inhaltsverzeichnis

Abbildungsverzeichnis

Tabellenverzeichnis

Abkürzungs- und Symbolverzeichnis

η	Honorar je erbrachte Leistung
κ	Kosten je erbrachte Leistung
α	Zahl der einweisenden Ärzte
ε	Zahl der Einweisungen je Patient
λ	Zahl der Leistungen je Patient
π	Zahl der Patienten im Krankenhaus
©	Copyright bzw. Urheberrecht
€	Euro
AHB	Anschlussheilbehandlung
AKM	Akademie für Krankenhaus-Management e. V.
Aufl.	Auflage
AZ	Augsburger Allgemeine
BAT	Bundes-Angestelltentarifvertrag
BCG	Boston Consulting Group
Bd.	Band
BFuP	Betriebswirtschaftliche Forschung und Praxis
BIK	Bayerisches Institut für Krankenhaus-Organisation und -Betriebsführung
BKG	Bayerische Krankenhausgesellschaft e. V.
BKK	Betriebskrankenkasse
BKR	Bayerisches Krankenhausregister
BMW	Bayerische Motorenwerke AG
BPflV	Verordnung zur Regelung der Krankenhauspflegesätze (Bundespflegesatzverordnung)
BQS	Bundesgeschäftsstelle Qualitätssicherung gGmbH
BRD	Bundesrepublik Deutschland
bspw.	beispielsweise
BWL	Betriebswirtschaftslehre
bzgl.	bezüglich
bzw.	beziehungsweise
CA	Clusteranalyse
ca.	circa
CD	Compact Disk
CI	Corporate Identity
CM	Conjoint Measurement
d. h.	das heißt
DBW	Die Betriebswirtschaft
DIN	Deutsches Institut für Normung e. V.

Diss.	Dissertation
DKG	Deutsche Krankenhausgesellschaft e. V.
DL	Dienstleistung
DM	Deutsche Mark
DMP	Disease Management Programm
Dr.	Doctor bzw. Doktor
DRG	Diagnosis Related Groups
DRK	Deutsches Rotes Kreuz
DV	Datenverarbeitung
DVD	Digital Versatile Disk (ursprünglich „Digital Video Disk“)
E	Einkommen des Krankenhauses
e. V.	eingetragener Verein
EDV	Elektronische Datenverarbeitung
EFQM	European Foundation for Quality Management
E-Mail	Electronic Mail
etc.	et cetera
EU	Europäische Union
evtl.	eventuell
EW	Einweiser
f	Funktion
f&w	Führen und wirtschaften im Krankenhaus
f.	und folgende Seite
FAZ	Frankfurter Allgemeine Zeitung
ff.	und die darauf folgenden (Seiten)
FH	Fachhochschule
FPÄndG	Gesetz zur Änderung der Vorschriften zum diagnose-orientierten Fallpauschalensystem für Krankenhäuser (Fallpauschalenänderungsgesetz)
FPG	Gesetz zur Einführung des diagnose-orientierten Fallpauschalensystems für Krankenhäuser (Fallpauschalengesetz)
FTD	Financial Times Deutschland
G-DRG	German Diagnosis Related Groups
GE	Geldeinheiten
ggf.	gegebenenfalls
gGmbH	gemeinnützige Gesellschaft mit beschränkter Haftung
GKV	Gesetzliche Krankenversicherung
GKV-NOG	GKV-Neuordnungsgesetz
GmbH	Gesellschaft mit beschränkter Haftung
GMG	Gesetz zur Modernisierung der gesetzlichen Krankenversicherung (GKV-Modernisierungsgesetz)

GNG	Gesundheitsneuordnungsgesetz
GQMG	Gesellschaft für Qualitätsmanagement in der Gesundheitsversorgung
GRG	Gesetz zur Strukturreform im Gesundheitswesen (Gesundheitsreformgesetz)
GSG	Gesetz zur Sicherung und Strukturverbesserung der gesetzlichen Krankenversicherung (Gesundheitsstrukturgesetz)
GUS	Gemeinschaft unabhängiger Staaten
Hrsg.	Herausgeber
HWG	Heilmittelwerbegesetz
I&C	Information & Communication
i. d. R.	in der Regel
i. e. L.	in erster Linie
i. e. S.	im engeren Sinn
i. S. v.	im Sinne von
i. S.	im Sinne
i. V.	im Vergleich
i. w. S.	im weiteren Sinn
ICE	Intercity Express
IGeL	Individuelle Gesundheitsleistungen
InEK	Institut für das Entgeltsystem im Krankenhaus gGmbH
IR-DRG	International Refined Diagnosis Related Groups
ISDN	Integrated Services Digital Network
ISO	International Office for Standardization
IT	Informationstechnologie
IV	Integrierte Versorgung
JCIA	Joint Commission International Accreditation
Jg.	Jahrgang
K	Kosten des Krankenhauses
KFPV	Verordnung zum Fallpauschalensystem für Krankenhäuser
KH	Krankenhaus
KHEntG	Gesetz über Entgelte für voll- und teilstationäre Krankenhausleistungen (Krankenhausentgeltgesetz)
KHG	Gesetz zur wirtschaftlichen Sicherung der Krankenhäuser und zur Regelung der Krankenhauspflegesätze (Krankenhausfinanzierungsgesetz)
KHNG	Gesetz zur Neuordnung der Krankenhausfinanzierung (Krankenhausneuordnungsgesetz)
KHStatV	Krankenhausstatistikverordnung
KIS	Klinik-Informationssystem

KK	Krankenkasse
KLR	Kosten- und Leistungsrechnung
KMA	Klinik Management Aktuell
Kripo	Kriminalpolizei
KTQ	Kooperation für Transparenz und Qualität im Krankenhaus
ku	Krankenhaus-Umschau
KV	Kassenärztliche Vereinigung
MBO	Muster-Berufsordnung
MDK	Medizinischer Dienst der Krankenversicherung
MDS	Mehrdimensionale Skalierung (aber auch: Medizinischer Dienst der Spitzenverbände der Krankenkassen e.V.)
Mio.	Million(en)
MP3	MPEG Audio Layer III
MPEG	Moving Picture Expert Group
Mrd.	Milliarde(n)
MVZ	Medizinisches Versorgungszentrum
NPO	Nonprofit-Organisation
Nr.	Nummer
o. Aufl.	ohne Auflagenangabe
o. J.	ohne Jahresangabe
o. Jg.	ohne Jahrgangsangabe
o. Nr.	ohne Nummernangabe
o. O.	ohne Ortsangabe
o. S.	ohne Seitenangabe
o. V.	ohne Verfasserangabe
OP	Operation
p	Preis
PC	Personal Computer
PDL	Pflegedienstleitung
PKV	Private Krankenversicherung
Pkw	Personenkraftwagen
PO	Profit-Organisation
PPR	Pflegepersonalregelung
PR	Public Relations
Prof.	Professor
PZ	Pharmazeutische Zeitung
Reha	Rehabilitation
S.	Seite
SB	Selbstbedienung
SBU	Strategic Business Unit

SEF	Strategischer Erfolgsfaktor
SGB V	Sozialgesetzbuch, Fünftes Buch
SGE	Strategische Geschäftseinheit
SGF	Strategisches Geschäftsfeld
SKT	Süddeutschen Klinik-Treuhand GmbH
StabG	Gesetz zur Stabilisierung der Krankenhausausgaben (Stabilisierungsgesetz)
SWOT	Strengths, Weaknesses, Opportunities, Threats
SWV	Strategischer Wettbewerbsvorteil
TCM	Traditionelle chinesische Medizin
TV	Television
U	Umsatz des Krankenhauses
u. a. O.	und andere Orte
u. a.	unter anderem / und andere
u. U.	unter Umständen
Univ.	Universität
USA	United States of America
USP	Unique Selling Proposition
usw.	und so weiter
UWG	Gesetz gegen den unlauteren Wettbewerb
Vgl.	Vergleiche
Vol.	Volume
VRIO	Value, Rareness, Imperfect Imitability, Organizational Specificity
vs.	versus
VW	Volkswagen AG
WHO	World Health Organization
Wido	Wissenschaftliches Institut der Allgemeinen Ortskrankenkassen
WISU	Das Wirtschaftsstudium
www	world wide web
z. B.	zum Beispiel
z. T.	zum Teil
zugl.	zugleich

1 Einführung

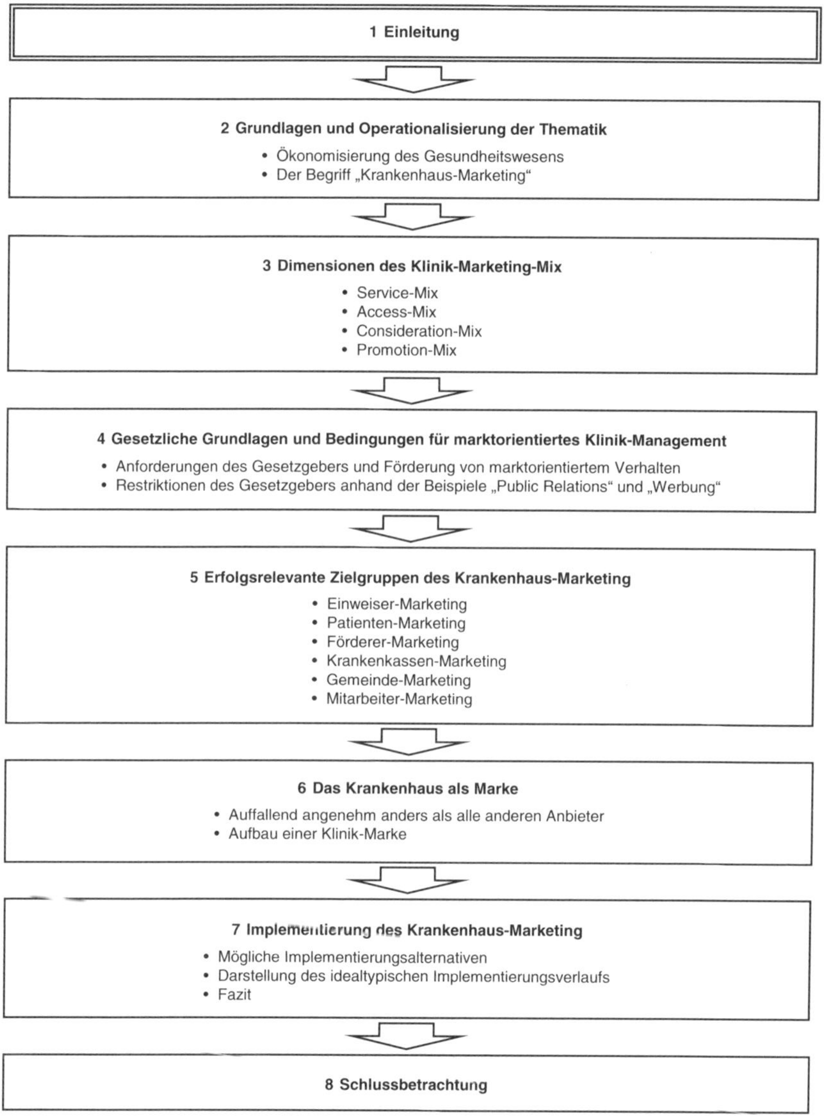

Abbildung 1: Orientierungshilfe für Kapitel 1

In unseren Krankenhäusern sind wir seit Jahren in der Lage, Sonden durch den Mund in den Magen einzuführen, um uns genaue Bilder von Magengeschwüren machen zu können, Minischeren durch Schläuche im Körper zu bewegen, um Zellgewebe für Analysezwecke zu entnehmen, und wir können ultrafeine Katheter durch Beinarterien direkt ins Herz dirigieren, um den Druck in den Herzkammern zu messen. Mittlerweile überträgt man auch Bilder live aus dem Operationssaal in Kliniken auf anderen Kontinenten, um medizinische Spezialkompetenzen virtuell einzubinden. Auch ist man auf dem besten Weg, menschliche Stammzellen etwa zur Behandlung von Herzinfarkten oder der Alzheimer-Krankheit einzusetzen und wirksame Impfstoffe gegen Gebärmutterhalskrebs auf den Markt zu bringen. Wir schaffen es jedoch oftmals nicht, Essen aus der Küche bis ins Krankenzimmer zu transportieren, ohne dass die Suppe kalt wird, oder den Patienten von der Eingangstür über Gänge und Stockwerke zu seinem Zimmer zu bringen, ohne ihn zu verlieren oder ihn vollständig zu verunsichern. Wir geben hohe Summen aus, um Krankenhaus-Jubiläen zu feiern, sind aber häufig nicht fähig, Gelder für elementare Marktforschungszwecke locker zu machen, um die Wünsche und Bedürfnisse der Zielgruppen zu identifizieren. Wir setzen hochwirksame Pharmazeutika, ausgefeilte Diagnose- und überaus effektive Behandlungsmethoden ein, die noch vor wenigen Jahren unbekannt, ja sogar undenkbar waren. Unsere Krankenhäuser managen wir jedoch in weiten Teilen nach wie vor mit überholten Philosophien, unzeitgemäßen Methoden und ineffizienten Prozessen, die bereits vor vielen Jahren entwickelt wurden.[1]

Diese einführenden Beispiele mögen an dieser Stelle genügen, um das Dilemma, in welchem sich die Krankenhäuser in der heutigen Zeit befinden, darzustellen. Man wirft ihnen auf der einen Seite vor, zu viele Betten vorzuhalten, andererseits kommt es vor, dass Patienten wegen überlasteter Kapazitäten von den Krankenhäusern nicht aufgenommen werden können und somit von einem Haus ins andere verschoben werden (Stichwort: „Krankenhaus-Rallye"). Auch werden die Krankenhäuser beschuldigt, an Not leidenden Menschen ihr Geld zu verdienen und gleichzeitig durch Missmanagement Krankenversicherungs- und Steuergelder sowie Spenden ineffizient einzusetzen. Des Weiteren hält man ihnen vor, zuviel Personal zu beschäftigen und den Zielgruppen dennoch keinen zufrieden stellenden Service zu bieten.[2] Dieser Konflikt wird durch die bereits in Kraft getrete-

1) In Anlehnung an Mages 1985, S. 26 sowie Vetter 2005, S. 34. Wichtige Stationen der medizinischen Entwicklung sind beispielsweise bei Küster 1993, S. 48 dargestellt.
2) Vgl. Tyson 1979, S. 35.

nen bzw. die für die Zukunft geplanten gesetzlichen Reformierungen im Bereich des Gesundheitswesens dahingehend verstärkt, als dass dadurch mehr Wettbewerb im Markt der „typischen" Krankenhausleistungen nicht nur zugelassen, sondern vielmehr gefördert wird. So sehen sich die Krankenhäuser heute mit einer Reihe von unterschiedlichsten internen und externen Herausforderungen (siehe Abbildung 2) konfrontiert, die sie rasch in Griff bekommen müssen, um ihre Existenz nachhaltig zu sichern.

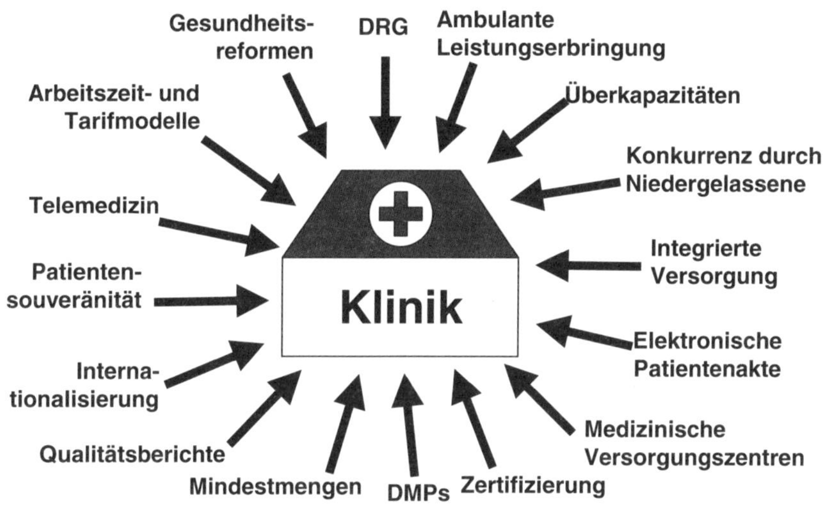

Abbildung 2: Aktuelle Herausforderungen für Krankenhäuser

Wie naturgemäß jeder Konflikt bergen auch die vorliegenden Herausforderungen sowohl Chancen als auch Risiken in sich und sind Voraussetzung für organisatorischen Wandel[3] und nachhaltig erfolgsorientierte Entwicklung. Ihre unangenehmen Folgen lassen sich durch den Einsatz eines geeigneten Instrumentariums mindern und vielfach sogar vermeiden, während die Verstärkung der positiven Konfliktwirkungen mit demselben Rüstzeug erreicht und gefördert werden kann. Von essentieller Bedeutung ist somit der richtige Umgang mit der Konfliktsituation. Er entscheidet über den dauerhaften Erfolg der Kliniken im Markt für Krankenhausleistungen.

Als sehr aktuelle Wissenschaft bietet an dieser Stelle Krankenhaus- bzw. Klinik-Marketing seine viel versprechenden Dienste an, um die

3) Vgl. Staehle 1994, S. 371.

Orientierung an den Gegebenheiten und Bedürfnissen des jeweiligen Marktes zu erhöhen. Die vielen Kliniken, in denen moderne Instrumente des Marketing bereits erfolgreich zum Einsatz kommen, zeigen, dass diese Versprechen auch gehalten werden können. Sich dieses Instrumentarium zunutze zu machen bedeutet allerdings, sich von einer Reihe alter Verhaltensmuster zu befreien und die Strukturen in den Kliniken sowie im gesamten Gesundheitsmarkt zu modifizieren. Unter dem Postulat der Orientierung an den eigentlichen Anforderungen des Marktes wird somit auch die Zukunft derjenigen Krankenhäuser entscheidend determiniert werden, die sich bislang strikt gegen jegliche Öffnungen wehren bzw. deren Träger stattfindende marktliche Veränderungen noch immer nicht wahrhaben und auf adäquate Weise reagieren wollen.

2 Grundlagen und Operationalisierung der Thematik

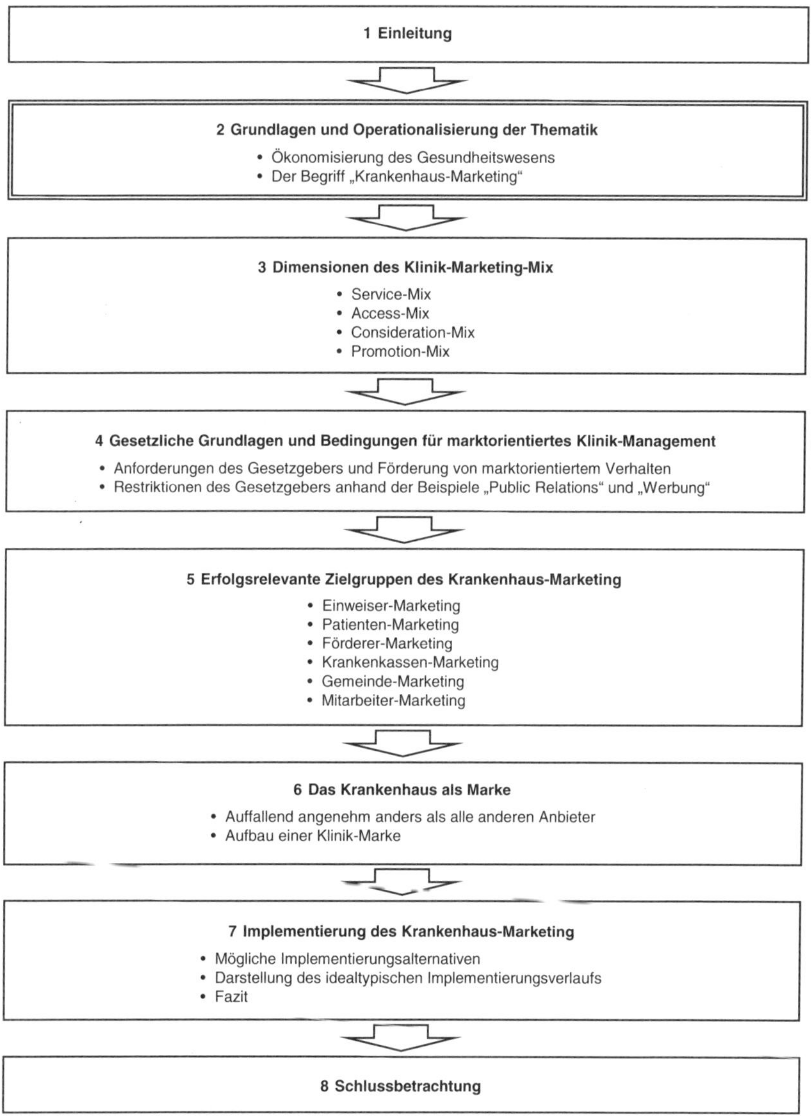

Abbildung 3: Orientierungshilfe für Kapitel 2

Grundlegende Zusammenhänge zu verdeutlichen ist das Ziel des vorliegenden Kapitels. Es dient dem besseren Verständnis der folgenden Ausführungen zu den gesetzlichen Hintergründen und Zielgruppen des Klinik-Marketing sowie den sich anschließenden Positionierungs-Themen. Schließlich erleichtert es die Nachvollziehbarkeit der im Rahmen der Implementierung von Marketing im Krankenhaus diskutierten Konzeption. Dementsprechend soll der Leser im ersten Abschnitt dieses Kapitels auf verständliche Weise an das Thema herangeführt und der zu beschreibende Sachverhalt umfassend abgegrenzt werden. Auf dieser Grundlage aufbauend, wird der Begriff „Krankenhaus-Marketing" sorgfältig hergeleitet.

2.1 Ökonomisierung des Gesundheitswesens

Sinn und Zweck der vorliegenden Ausführungen ist es, zwei sehr unterschiedliche wissenschaftliche Disziplinen einander anzunähern, welche in der Vergangenheit nur sehr wenige Berührungspunkte miteinander hatten. Die Rede ist von den beiden Forschungsbereichen „Marketing" und „Ökonomie des Gesundheitswesens". Die eher rudimentär vorhandenen Gemeinsamkeiten beider Fachrichtungen waren in Deutschland bisher darauf beschränkt, dass beide für sich betrachtet in Theorie und Forschung bereits intensiv behandelt wurden. Das die beiden Richtungen trennende Element jedoch schien bis vor wenigen Jahren dominierend gewesen zu sein; eine Verquickung war demzufolge nur sehr schwer bzw. gar nicht vorstellbar. Der Begriff „Marketing" hatte lange Zeit den Beigeschmack des Verkaufens bzw. des „Andrehens" von Produkten, welche vom Kunden gar nicht gewünscht wurden. Vielfach wird er noch heute ausschließlich mit Waschmittelreklame und Zahnpastawerbung assoziiert. Der Vorwurf, Marketing würde die Kunden manipulieren, trifft jedoch nicht zu. Vielmehr ist es eine (Teil-)Aufgabe des Marketing, Kunden über die Vorteilhaftigkeit einer bestimmten Produkt- oder Dienstleistungswahl zu informieren und ihnen den aus einer Pro-Entscheidung resultierenden persönlichen Nutzen vor Augen zu führen.

Dieses Näherbringen eines mit einer Verhaltensalternative verbundenen Vorteils auf den Gesundheitsbereich – und damit auch auf das Gebiet von Krankenhausleistungen – zu übertragen, schien jedoch lange Zeit nicht denkbar. Bei einigen Vertretern der älteren Medizinergeneration ist Marketing im Gesundheitswesen aber auch heute noch verpönt. Die allgemeine Befürchtung ist, dass das auf diesem Gebiet vorherrschende ethisch-moralische Moment der Hilfeleistung an den bedürftigen Menschen zu sehr darunter leiden könnte. Ein weiteres Gegenargument bezieht sich auf die mögliche ökonomische Ausbeutung und Interessensvernachlässigung Not leidender Patienten.

Allein die zweite der oben genannten Disziplinen, also die Anwendung von ökonomischen Maßstäben auf den Gesundheitsbereich generell, zeigt, dass dies sehr wohl sozialverträglich, zum Vorteil des einzelnen Patienten und ebenso zum Nutzen der gesamten Gesellschaft geschehen kann. Neben der Sicherstellung der Effektivität (also der Realisierung eines bestimmten Zielerreichungsgrades ohne Messung des dafür benötigten Inputs) der medizinischen Leistungen ist als wesentliche Aufgabe dieser Gesundheitsökonomie die Effizienz[4] der Leistungserbringung von herausragender Bedeutung. Genau diese Untersuchungen des Verhältnisses von Zielerträgen (Output) zu den zur Erreichung dieser Ziele erforderlichen Mittel (Input) können gewährleisten, dass viele unwirtschaftlich eingesetzte Ressourcenströme ausgemacht, umgeleitet und an anderer Stelle möglicherweise weitaus sinnvoller eingesetzt werden können.

$$\text{Effizienz} = \frac{\text{Output}}{\text{Input}}$$

Das oben skizzierte abschreckende Szenario vom unmündigen, überrumpelten Kunden bzw. Patienten ist jedoch nicht die zwangsläufige Konsequenz, wie uns die bereits mehrere Jahrzehnte alte Geschichte des Krankenhaus-Marketing in den USA zeigt. Obwohl an dieser Stelle ausdrücklich darauf hingewiesen werden soll, dass das amerikanische Gesundheitssystem nur bis zu einem gewissen Grad mit dem deutschen verglichen werden kann, hat dort die Kombination aus Marketing und Krankenhauswesen dazu geführt, dass der Patient mündiger und selbstbewusster geworden ist und das Bemühen um die Patienten zugenommen hat. Doch auch in Deutschland ist eindeutig festzustellen, dass Souveränität, Aufgeklärtheit und Entscheidungsfreude der Patienten in den letzten Jahren signifikant angestiegen sind. So nehmen immer mehr Patienten aktiv Einfluss darauf, wie und wo sie therapiert werden. Aus Patienten werden Konsumenten – aktive Nachfrage verdrängt passive Vermittlung. Gleichzeitig zeigt die noch sehr fragmentarische Existenz des Krankenhaus-Marketing in der Bundesrepublik Deutschland bereits erste Resultate. Unter dem Postulat des patienten- bzw. marktorientierten Denkens und Handelns wird – zumindest in Ansätzen erfolgreich – versucht, die Wünsche der Kunden besser und schneller als früher zu erkennen, und

4) Zu den Einflussfaktoren von Effizienz siehe beispielsweise Henle 1993, S. 68.

man ist bestrebt, diese soweit sinnvoll und möglich zu erfüllen. Aus Krankenhäusern werden folglich Produzenten, und es gilt, mit den hervorgebrachten Erzeugnissen zum ganzheitlichen Wohlbefinden der Konsumenten beizutragen.

Im Rahmen der vorliegenden Ausführungen soll jedoch kein Marketingkonzept für ein bestimmtes Krankenhaus entworfen werden. Es soll vielmehr versucht werden, den Begriff „Krankenhaus-Marketing“ zu operationalisieren und eine idealtypische Vorgehensweise zu generieren, wie ein generell gültiges Konzept des Klinik-Marketing – also der bedarfs- und zielgruppenorientierten Unternehmensführung – im Krankenhaus eingeführt werden kann. Ein generell gültiges Konzept muss jedoch zwangsläufig an einigen Stellen abstrahieren und in grundsätzlichen Zügen entworfen werden, damit seine Allgemeingültigkeit gewahrt bleibt. Eingesetzt werden können soll das Implementierungsprinzip für möglichst jede Art von Krankenhaus – ob öffentlich, freigemeinnützig oder privat – und jeweils unabhängig von seiner Größe, seiner Lage sowie seinem Versorgungsauftrag.

Die besondere Schwierigkeit der vorliegenden Ausführungen liegt hauptsächlich darin begründet, dass Krankenhaus-Marketing im Allgemeinen und die systematische Implementierung von Marketing im Krankenhaus im Besonderen noch sehr jungfräuliche Gebiete darstellen. Die Konsequenz daraus ist, dass es bisher nur vergleichsweise wenig Literatur in Deutschland gibt, auf welche man sich stützen könnte. Die in einigen anderen Ländern – und dabei besonders in den USA – weitaus stärker verbreiteten und qualitativ hochwertigen Informationen zu diesem Forschungsgebiet sind, wie bereits erwähnt, wegen der nicht gegebenen Kongruenz der jeweiligen Gesundheitssysteme überwiegend bei grundlegenden Sachverhalten von Nutzen.

Nicht nur in der Theorie, sondern auch in der Krankenhauspraxis gibt es noch wenig diesbezügliche Erfahrungen, da sich Kliniken bislang vor allem mit Controllingfragen, Finanzierungsproblemen, Investitionsherausforderungen, Personalthemen sowie den neuen Entgeltformen beschäftigen. Krankenhaus-Marketing wird darüber hinaus oft noch nicht als notwendig angesehen und daher vielfach mit dem Hinweis auf die ethisch-moralische Problematik oder auf werberechtliche Restriktionen abgelehnt.

Die vielen verschiedenen, oftmals falschen und widersprüchlichen Vorstellungen vom Begriff „Krankenhaus-Marketing“ leisten einen weiteren Beitrag zur allgemeinen Konfusion zu diesem Thema. Genau diese zu beseitigen, ist Ziel des nachfolgenden Abschnitts.

2.2 Der Begriff „Krankenhaus-Marketing"

Unter einem *Krankenhaus* sind per Legaldefinition nach § 2 des Krankenhausfinanzierungsgesetzes (KHG) „Einrichtungen, in denen durch ärztliche und pflegerische Hilfeleistungen Krankheiten, Leiden oder Körperschäden festgestellt, geheilt oder gelindert werden sollen oder Geburtshilfe geleistet wird und in denen die zu versorgenden Personen untergebracht und verpflegt werden können"[5] zu verstehen.

Etwas ausführlicher definiert das SGB V (Sozialgesetzbuch, fünftes Buch) Krankenhäuser als „Einrichtungen, die

- der Krankenhausbehandlung oder Geburtshilfe dienen,
- fachlich-medizinisch unter ständiger ärztlicher Leitung stehen, über ausreichende, ihrem Versorgungsauftrag entsprechende diagnostische und therapeutische Möglichkeiten verfügen und nach wissenschaftlich anerkannten Methoden arbeiten,
- mit Hilfe von jederzeit verfügbarem ärztlichem, pflege-, funktions- und medizinisch-technischem Personal darauf eingerichtet sind, vorwiegend durch ärztliche und pflegerische Hilfeleistung Krankheiten der Patienten zu erkennen, zu heilen, ihre Verschlimmerung zu verhüten, Krankheitsbeschwerden zu lindern oder Geburtshilfe zu leisten, und in denen
- die Patienten untergebracht und verpflegt werden können"[6].

Als weitere Aufgaben der Krankenhäuser sind vielfach die medizinische Forschung sowie oftmals auch die Ausbildung von medizinischem Personal (z. B. Universitätskliniken) zu nennen.

Die Versorgung der Bevölkerung mit Krankenhausleistungen (z. B. Diagnose, Therapie, Pflege, Isolierung bei ansteckenden Krankheiten) wird meist *stationär*, also mit Unterbringung und Verpflegung, aber auch *vorstationär* (zur Klärung der Notwendigkeit einer vollstationären Behandlung und gegebenenfalls deren Vorbereitung), *nachstationär* (zur Sicherung des Behandlungserfolges), *teilstationär* (z. B. stationäre Behandlung ohne Übernachtung, Wochenendkliniken, Nachtkliniken, Kurzzeitpflegestationen) oder *ambulant* (zur Vermeidung der vollstationären Behandlung im Interesse der Patienten und der Wirtschaftlichkeit) durchgeführt.

Unterschieden werden können Krankenhäuser nach öffentlicher, freigemeinnütziger oder privater Trägerschaft. *Öffentliche Krankenhäuser* werden von einer kommunalen Gebietskörperschaft, einem Bundesland, der

5) § 2 KHG vom 29.06.1972 in der Fassung vom 23.12.1985, zitiert in: Deutsche Krankenhausgesellschaft 1994, S. 84.

6) § 107 Abs. 1 SGB V in der Fassung vom 20.12.1988, zitiert in: Deutsche Krankenhausgesellschaft 1994, S. 84.

Bundesrepublik Deutschland oder einer sonstigen Körperschaft des öffentlichen Rechts getragen. *Freigemeinnützige Krankenhäuser* werden dagegen von religiösen, kirchlichen, humanitären oder sozialen Vereinigungen, Verbänden und Stiftungen betrieben, während *private Krankenhäuser* von privaten Trägern in privater Rechtsform nach dem erwerbswirtschaftlichen Prinzip geführt werden.[7]

Alle drei Unternehmensformen verfolgen die Formalziele „Substanzerhaltung“ und „Liquidität“. Für die öffentlichen und freigemeinnützigen Krankenhäuser gilt darüber hinaus das Ziel „Eigenwirtschaftlichkeit“. Bei den privaten Krankenhäusern hingegen werden die genannten Formalziele durch das erwerbswirtschaftliche Prinzip[8] und damit die Gewinnerzielungs- und Rentabilitätsmaxime ergänzt. Die wesentlichsten Unterscheidungskriterien werden durch Daten der Deutschen Krankenhausgesellschaft e. V. aus dem Jahr 2001 ergänzt und sind Tabelle 1 zu entnehmen.

Die früher oftmals vorgenommene Aufteilung der Krankenhäuser in *Akutkrankenhäuser* (zur Versorgung akut Erkrankter) und *Sonderkrankenhäuser* (mit speziellen Aufgaben und zur Aufnahme bestimmter Personengruppen oder zur Durchführung besonderer Versorgungsmaßnahmen oder Behandlungsverfahren wie z. B. Rehabilitationskliniken) wird durch eine Neugliederung gemäß der Systematik der Krankenhausstatistikverordnung (KHStatV) ersetzt.[9]

7) Vgl. Deutsche Krankenhausgesellschaft 2003, S. 11.
8) Vgl. Haberstock 1987, S. 11.
9) Vom 10. April 1990.

	Öffentliche Krankenhäuser	Frei-gemeinnützige Krankenhäuser	Private Krankenhäuser
Kapitaleigentum	Gemeineigentum	Eigentum von Teilen der Gesellschaft	Privateigentum
Formale Ziele des Krankenhauses	• Substanzerhaltung • Liquidität • Eigenwirtschaftlichkeit	• Substanzerhaltung • Liquidität • Eigenwirtschaftlichkeit	• Substanzerhaltung • Liquidität • Gewinnerzielung
Entscheidung über Leistungserstellung	Plandeterminierte Leisungserstellung	• Selbstbestimmung • Marktorientierung	• Selbstbestimmung • Markt orientierung
Anzahl der allgemeinen Krankenhäuser[10]	723	804	468
Bettenzahl in den allgemeinen Krankenhäusern[11]	276 754	198 205	41 283

Tabelle 1: Unterscheidung der Krankenhäuser anhand des Trägerschaftskriteriums (numerische Daten von 2001)

10) Deutsche Krankenhausgesellschaft 2003, S. 14. Während die Zahl der privaten Krankenhäuser seit Jahren steigt, gehen öffentliche und frei-gemeinnützige Kliniken deutlich zurück. Verschiedenen Prognosen zufolge werden in den nächsten Jahren ca. 20-30 % der Krankenhäuser bedingt durch weitere Reformierungen des deutschen Gesundheitswesens schließen müssen (vgl. Lauterbach zitiert in Ruess 2002, S. 91 sowie BCG zitiert in Ramthun 2003, S. 43). So wird angenommen, dass sich die Zahl der öffentlichen Häuser von 2004 bis 2015 nahezu halbieren wird (vgl. o. V. 2004f) und dass bis 2020 ca. 45 % der Bettenkapazitäten von Privatkliniken gestellt werden (vgl. Ruess 2002, S. 91; ähnlich auch Stehr 2005, S. 28).

11) Deutsche Krankenhausgesellschaft 2003, S. 14.

Krankenhäuser werden seitdem differenziert in *Allgemeine Krankenhäuser* und *Krankenhäuser mit ausschließlich psychiatrischen oder psychiatrischen und neurologischen Betten sowie reine Tages- und Nachtkliniken*. Die früher in die Krankenhausstatistik integrierten Vorsorge- und Rehabilitationseinrichtungen befinden sich jetzt völlig eigenständig auf einer Ebene mit den Krankenhäusern.[12]

Schließlich lassen sich zumindest die allgemeinen Krankenhäuser anhand unterschiedlicher Versorgungsstufen gegeneinander abgrenzen, wie es in Tabelle 2 dargestellt ist.

Von dem im Einzelfall vorhandenen *Wettbewerb* zwischen zwei vergleichbaren benachbarten Krankenhäusern abgesehen, gab es in der Vergangenheit keine Konkurrenz für die einzelne Klinik. Wie weiter oben erwähnt, wird jedoch durch die verschiedenen bereits in Kraft getretenen bzw. sich für die Zukunft ankündigenden Gesundheitsreformgesetze der Wettbewerb im Markt der bisherigen, „typischen" Krankenhausleistungen gefördert werden. Verfechter der Marktwirtschaft erhoffen sich durch verstärkten Wettbewerb – zumindest langfristig – sinkende Kosten[13] sowie ein insgesamt effizienteres Gesundheitssystem. Im Wettbewerb in diesem Markt werden zukünftig nicht nur die Krankenhäuser untereinander, sondern auch eine Vielzahl weiterer Anbieter von Gesundheitsleistungen in Form von niedergelassenen Ärzten, Gemeinschaftspraxen, Tageskliniken, Medizinischen Versorgungszentren (MVZ) und anderen zu finden sein.

Diese Leistungsanbieter „verkaufen" ihre Produkte (das heißt Dienstleistungen) in Gestalt von Krankheitsbehandlungen sowie gegebenenfalls Unterkunft, Verpflegung usw. an ihre jeweiligen Kunden (das heißt Patienten), vergleichbar klassischen Firmen. Es finden somit auch hier *Austauschprozesse* statt, welche nicht – wie in der Vergangenheit in der Regel geschehen – als unbeeinflussbar hingenommen werden sollten, sondern sehr wohl von allen Marktteilnehmern zur Sicherung ihrer eigenen Existenz entscheidend mitbestimmt werden können und müssen. Es liegt deshalb nahe, betriebswirtschaftliche Maßstäbe und Instrumente auch auf Kliniken als wesentliche Teilgruppe der oben genannten Leistungsanbieter anzuwenden, um nicht nur deren medizinischen effektiven, sondern auch ihren ökonomisch erfolgreichen Bestand dauerhaft sicherzustellen. Eines dieser Instrumente stellt das Marketing dar.

12) Vgl. Deutsche Krankenhausgesellschaft 1994, S. 31 f.
13) Vgl. Altman/Brecher/Henderson/Thorpe 1989, S. 30.

Versorgungsstufe	Bezeichnung	Ausstattung[14]	Bettenzahl[15]
I	Grundversorgung	Chirurgie und/oder Innere Medizin	bis zu 250
II	Regelversorgung	Chirurgie und Innere Medizin; eventuell zusätzlich: Gynäkologie, Geburtshilfe, Hals-Nasen-Ohren-Heilkunde, Augenheilkunde, Urologie, Orthopädie	bis zu 350
III	Schwerpunktversorgung	Wie Stufe II, eventuell zusätzlich: Pädiatrie, Neurologie, Mund-Kiefer-Gesichtschirurgie, psychiatrische Fachabteilungen	bis zu 650
IV	Zentralversorgung	Über in Leistungsstufe III wesentlich hinausgehendes Angebot; hoch differenzierte medizinisch-technische Einrichtungen	ab 650

Tabelle 2: Unterscheidung der Krankenhäuser anhand des Versorgungsstufenkriteriums

Etwas schwieriger gestaltet sich hingegen die Definition von Marketing und seinen Inhalten. So sind mit *Marketing* weder auf wissenschaftlicher Seite (als fester Bestandteil der BWL) noch bei den Akteuren in der Unternehmenspraxis kongruente Vorstellungen verknüpft. Einigkeit herrscht nur dahingehend, dass sich Marketing auf die Existenz von Märkten bezieht.[16] Als relevante Märkte kommen diesbezüglich jedoch nicht nur die organisationsexternen obligatorischen Absatzmärkte, sondern ebenfalls

14) Bayerisches Staatsministerium für Arbeit und Sozialordnung, Familie, Frauen und Gesundheit 2005, S. 5.
15) Vgl. Altenstetter 1985, S. 50.
16) Vgl. Halinen/Törnroos 1995, S. 501.

die außerhalb der Organisation liegenden Beschaffungsmärkte sowie organisationsinterne Märkte in Betracht. Während aus den Beschaffungsmärkten sämtliche zur Aufgabenerfüllung und Zielerreichung erforderlichen Versorgungsobjekte bezogen werden,[17] umfasst der Absatzmarkt die Abnehmer von erbrachten Leistungen, die Wettbewerber sowie die Beziehungen zwischen Wettbewerbern und Abnehmern.[18] Beschaffungsmärkte dienen dem Bezug von für die Wertschöpfung in der Organisation benötigten Faktoren wie etwa Know-how, Ausgangsmaterialien, Vorprodukten sowie Arbeitskräften. Die sich als Output der Organisation ergebenden Waren- bzw. Dienstleistungsströme sind hingegen auf die jeweiligen Absatzmärkte gerichtet. Demgegenüber zielt das interne Marketing auf die teleologische und planvolle Ausgestaltung der zwischen den verschiedenen Organisationseinheiten (z. B. Sparten, Abteilungen, Mitarbeitern) bestehenden Austauschbeziehungen des internen Marktes.[19] Oftmals stark vernachlässigt ist die zielorientierte Definition der Intraorganisationsbeziehungen von maßgeblicher Bedeutung, weil von ihr die effektive und effiziente Funktionsweise des gesamten Unternehmens abhängt.

Die simultane Berücksichtigung von beschaffungs- und absatzmarktspezifischen Sachverhalten ist deshalb wichtig, da die marktlichen Austauschpartner stets durch Kunden-Lieferanten-Beziehungen verbunden sind und jedes Unternehmen idealtypisch als Käufer sowie gleichzeitig auch als Verkäufer in Erscheinung tritt. Betroffen sind hierbei generell nicht nur existierende, bereits bearbeitete, sondern ebenso potenzielle Märkte,[20] so dass das oberste Ziel des Marketing letztendlich in der Entwicklung und dem Management von Austauschbeziehungen zwischen den Marktbeteiligten liegt.[21]

Obwohl der Begriff „Marketing" in unterschiedlichsten Zusammenhängen und verschiedensten Verständnisvarianten anzutreffen ist,[22] kann in einer ersten thematisch-inhaltlichen Annäherung darunter im Grunde genommen die marktorientierte Unternehmensführung[23] oder allgemeiner die Ausrichtung der Aktivitäten einer Organisation an den Gegebenheiten des jeweiligen Marktes verstanden werden.[24] Dabei beinhaltet der Begriff

17) In Anlehnung an Lippmann/Meyer 1992, S. 198 f.
18) Vgl. Meffert 1986a, S. 25.
19) In Anlehnung an Stauss 1997, S. 718.
20) Vgl. Meffert 1986a, S. 31.
21) Vgl. Möller/Wilson 1995, S. 1.
22) Zur schleichenden Erosion des Marketingbegriffes vgl. Disch 1998, S. 332-337.
23) Vgl. Fischer 1994, S. 291 sowie Meffert 2000, S. 3. Eine Auseinandersetzung mit dem Begriff „Marktorientierung" findet sich bei Siguaw/Simpson/Baker 1998, S. 99-111.
24) Vgl. Mayer 1996c, S. 5. Eine umfassende Darstellung unterschiedlich konkreter Marketingdefinitionen findet sich beispielsweise bei Meffert 1986a, S. 31-34.

„Organisation“ nicht nur die vielfach im Vordergrund stehenden, kommerziell ausgerichteten Unternehmen, die mit ihren Handlungen das Ziel der Profitmaximierung verfolgen. Die sehr basal angelegte Marketingdefinition schließt vielmehr auch gemeinnützige Institutionen (z. B. Vereine, Kirchen, Parteien, Gewerkschaften) ein, die in erster Linie ideelle und weniger monetäre Gewinne anstreben.[25] Schließlich kann Marketing als „die bewusst marktorientierte Führung des gesamten Unternehmens oder marktorientiertes Entscheidungsverhalten in der Unternehmung“[26] zusammengefasst werden. „Marketing bedeutet dementsprechend Planung, Koordination und Kontrolle aller auf die aktuellen und potenziellen Märkte ausgerichteten Unternehmensaktivitäten.“[27] In deren Mittelpunkt wiederum steht die dauerhafte Befriedigung der jeweiligen internen und externen Marktbedürfnisse. Mit anderen Worten meint Marketing für einen Anbieter generell nichts anderes, als in den (relevanten) Markt hineinzugehen und sich an dessen Gegebenheiten orientiert zu verhalten. Wird der Marketingbegriff auf den Gesundheitsbereich übertragen, so stellen Anbieter (z. B. Krankenhäuser) diejenigen Unternehmen dar, die sich an den Bedürfnissen ihrer Kunden (d. h. Patienten), aber auch Kooperationspartner (z. B. niedergelassene Ärzte) orientieren müssen, um ihre eigene betriebswirtschaftliche Existenz dauerhaft zu sichern und gleichzeitig den an sie gerichteten Forderungen nach hoher medizinischer Leistungsqualität gerecht zu werden.

Die Entwicklung vom simplen Verkaufen bis hin zur marktorientierten Organisation erstreckte sich über viele Jahre und lässt sich idealtypisch in fünf Phasen[28] (dargestellt in Abbildung 4) unterteilen. Der Begriff „Marketing“ wurde ursprünglich ausschließlich im kommerziellen Bereich verwendet. Nach und nach ging man – nicht zuletzt angesichts des verstärkten Bewusstseinswandels in der Bevölkerung gegenüber sozialen Problemen und gesellschaftlichen Herausforderungen – jedoch dazu über, ihn auch auf andere, nicht profitorientierte Austauschmärkte zu übertragen.[29] Der daraus abgeleitete Begriff *Social Marketing* (deutsche Version: Sozio-Marketing) hat sich ebenfalls wie die häufig synonym verwendete Bezeichnung *Nonprofit-Marketing* mittlerweile fest im allgemeinen Sprachgebrauch etabliert. „Nonprofit“ bedeutet in diesem Zusammenhang, dass

25) Vgl. Hillebrecht 1995, S. 117. Eine detaillierte Auseinandersetzung mit Sozio-Marketing bzw. mit nichterwerbswirtschaftlichem Marketing findet sich bei Holscher/Meyer 1990, S. 221-262.
26) Meffert 1986a, S. 29.
27) Meffert 1986a, S. 31.
28) Vgl. Kotler/Mindak 1985, S. 314.
29) Vgl. Meffert 2000, S. 1276.

bei den das Nonprofit-Marketing einsetzenden gemeinnützigen Institutionen wie Kirchen, Gewerkschaften, Vereinen, Parteien, Blutspendeorganisationen, der AIDS-Hilfe, dem Müttergenesungswerk, der Caritas, der Kriegsgräberfürsorge etc. nicht Gewinnerzielung oder gar -maximierung, sondern so genannte „höhere“ Werte – also eher ein ideeller Gewinn und ein Nutzenzuwachs der gesamten Gesellschaft – im Vordergrund stehen.[30] Diese und andere Nonprofit-Organisationen sehen sich mit der Schwierigkeit konfrontiert, ihre Existenz trotz vielfach sinkender öffentlicher Zuschüsse und anderer Einnahmen dauerhaft zu sichern und den Regelbetrieb zu erhalten.[31]

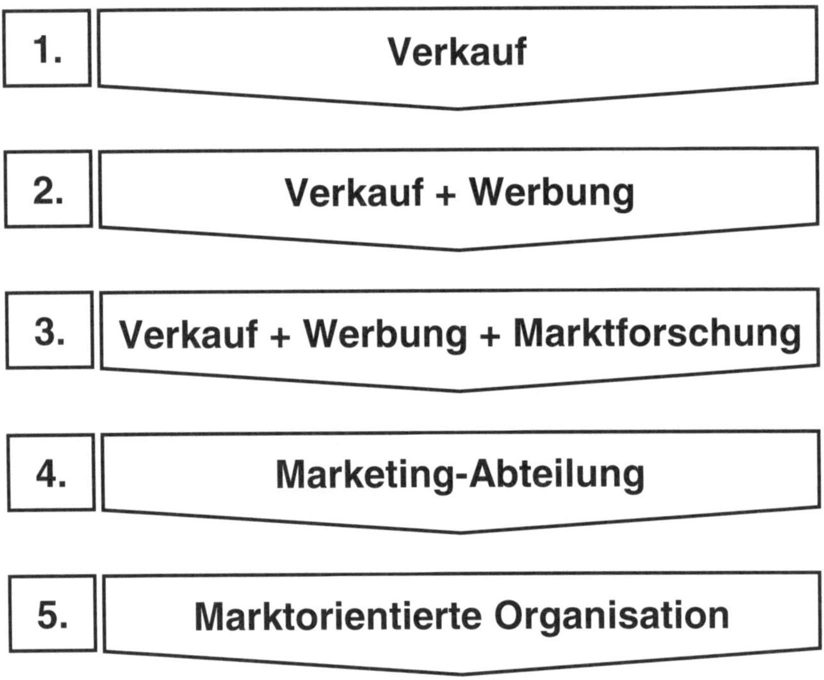
1.
Verkauf
2.
Verkauf + Werbung
3.
Verkauf + Werbung + Marktforschung
4.
Marketing-Abteilung
5.
Marktorientierte Organisation

Abbildung 4: Die fünf Entwicklungsphasen des Marketing

Sozio-Marketing kann deshalb als Marketing der sozialwirtschaftlich tätigen Einzelwirtschaften bezeichnet werden. Diese sind dadurch konkretisiert, dass sie ihre Leistungen vollständig oder zumindest hauptsächlich im Interesse von Dritten erbringen und kein adäquates Entgelt von den

30) Vgl. Hillebrecht 1995, S. 117.
31) Vgl. Kotler/Bliemel 2001, S. 49.

Empfängern der Leistung verlangen.[32] Da Kliniken für jede von ihnen erbrachte Leistung jedoch ein solches Entgelt – entweder dem Patienten selbst (z. B. Eigenanteil) oder dessen Krankenkasse – berechnen, können sie nicht zu den sozialwirtschaftlich tätigen Einzelwirtschaften gezählt werden. Dies gilt in verstärktem Maße für diejenigen Häuser, welche sich zukünftige Einkommensquellen in Form von Wahlleistungen (z. B. für TV, Telefon, Faxanschluss, Internet, Einzelzimmer, Menüwahl, Tageszeitung, Chefarztbehandlung) in großem Umfang erschließen wollen oder dies bereits getan haben. Vom Nonprofit-Marketing ohnehin nicht betroffen sind deshalb die privaten Kliniken, da sie – wie in Tabelle 1 erwähnt – Gewinnstreben als Formalziel verfolgen. Entgegen der häufig anzutreffenden Meinung unterliegen Krankenhäuser somit nicht dem Sozio-Marketing bzw. Nonprofit-Marketing.

Problemlos ist demgegenüber jedoch die Zuordnung der Krankenhäuser zu den *Dienstleistungs-Marketing* betreibenden Institutionen. Bei den Dienstleistungen[33] handelt es sich generell um abstrakte, immaterielle, nicht lagerfähige, fast nie transportierbare, häufig individuell zu erbringende und oftmals personalintensive Leistungen. Sie sind darüber hinaus und auch aufgrund der genannten Merkmale nur sehr schwer standardisierbar, mit Qualitätsschwankungen verbunden[34] und bei Unzufriedenheit des Empfängers mit der Leistung nicht umtauschbar. Die Beziehung zwischen Erbringer und Empfänger der Dienstleistung ist allein schon deshalb intensiv und unmittelbar, weil der Leistungsempfänger bei der Leistungserbringung meist selbst beteiligt ist und Produktion sowie Absatz bzw. Konsum der Dienstleistung zeitlich, aber auch örtlich zusammenfallen, was als „uno-actu-Prinzip“[35] bezeichnet wird.

Idealtypisch kann nach sach- und personenbezogenen Dienstleistungen in Abhängigkeit vom Empfänger der jeweiligen Dienstleistung unterschieden werden. Diese wiederum lassen jeweils eine weitere Unterteilung in Potenzial-, Prozess- und Ergebnisgrößen zu.[36]

Im Falle der Krankenhäuser handelt es sich um personenbezogene Dienstleistungen, deren Potenzialgröße z. B. aus Vorhalteleistungen wie etwa der Bereitstellung von Krankenbetten, Diagnoseeinrichtungen, Behandlungsräumen unabhängig von ihrer Nachfrage zu einem bestimmten in der Zukunft liegenden Zeitpunkt oder der ständigen Besetzung der

32) Vgl. Holscher/Meyer 1990, S. 230 f.
33) Vgl. Meffert 1986a, S. 44.
34) Vgl. Kotler/Bliemel 2001. S. 775.
35) Herder-Dorneich/Sieben/Thiemeyer 1981, S. 31.
36) Vgl. Meyer 1990, S. 177 ff.

Notaufnahme mit medizinischem Bereitschaftspersonal unabhängig von der Anzahl der tatsächlich auftretenden Notfälle besteht. Als typische Prozessgrößen wären beispielsweise die Krankheitsbehandlung selbst sowie die Unterbringung der Patienten auf den Stationen zu nennen. Krankenhäuser dienen jedoch primär dem Zweck der Behandlung von Krankheiten und der möglichst vollständigen Wiederherstellung der Gesundheit der Patienten. Der letztgenannte Punkt kann schließlich als Ergebnisgröße der Krankenhausdienstleistung bezeichnet werden. Abbildung 5 soll die unterschiedlichen Ausprägungen der Dienstleistungen noch einmal überblicksartig veranschaulichen.

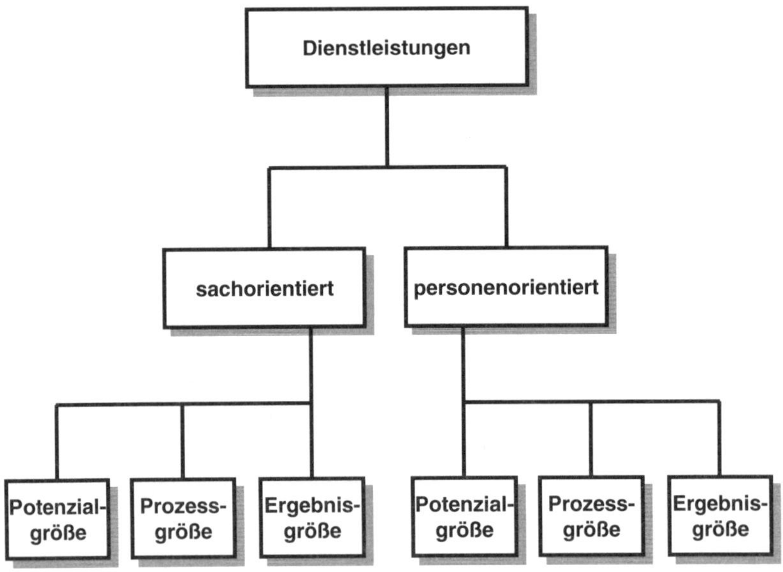

Abbildung 5: Strukturierung des Dienstleistungskomplexes

Dienstleistungen können sowohl von Nonprofit-Organisationen (NPO) als auch von profitorientierten Unternehmen angeboten werden. Im Fall der Profit-Organisationen kommt dem Marketing traditionell eine sehr hohe Bedeutung zu, da es – streng genommen – im System der Marktwirtschaft für diese Art von Unternehmen konzipiert wurde.[37] Die mittlerweile stark angestiegene Bedeutung[38] des tertiären volkswirtschaftlichen Sektors in der Bundesrepublik Deutschland verhalf dem Dienstleis-

37) Vgl. Purtschert 1994, S. 793.
38) Vgl. Siebert 1992, S. 178 f.

tungs-Marketing quasi automatisch zu einer entsprechend bedeutenden Position sowohl in der Volkswirtschaft als auch innerhalb der einzelnen Profit-Organisationen.

Im Marketing der Nonprofit-Organisationen hat das Dienstleistungs-Marketing generell einen sehr hohen Stellenwert und deckt dort zwei der insgesamt drei Hauptbereiche ab. Es sind dies sowohl der Innenbereich (z. B. Mitarbeit und Know-how in der Organisation, Förderung der Mitglieder) als auch der Outputbereich (z. B. PR, Image, Leistungsabgaben). Der dritte Hauptbereich des Marketing in Nonprofit-Organisationen, der Inputbereich (z. B. Beschaffung von Personal und Kapital), zählt jedoch nicht dazu.[39]

Abbildung 6 zeigt Dienstleistungs-Marketing als wesentlichen Bestandteil der Marketing-Aktivitäten in Nonprofit-Organisationen. Der jeweilige Stellenwert des Dienstleistungs-Marketing kann jedoch von Organisation zu Organisation deutlich variieren.

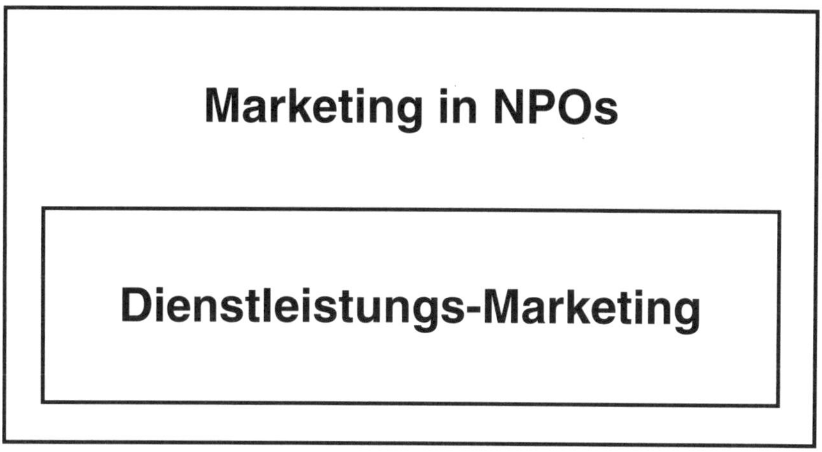

Abbildung 6: Dienstleistungs-Marketing als wesentlicher Bestandteil der Marketing-Aktivitäten in Nonprofit-Organisationen

Im Gegensatz zu klassischen Unternehmen (und damit auch zu klassischen Dienstleistern) agieren Krankenhäuser in verschiedener Hinsicht unter modifizierten bzw. erschwerten *Marktbedingungen*. Nicht nur, dass der Bedarf des Patienten an angebotenen Krankenhausleistungen wie Krankheitsbehandlung, Unterkunft und Verpflegung häufig nicht oder

39) Vgl. Purtschert 1994, S. 796.

nur sehr schwer vorhergesehen werden kann, sondern dass die Inanspruchnahme der Klinik-Kernleistungen von ihm tatsächlich wohl auch kaum gewünscht wird.[40] Die in der Volkswirtschaftslehre vielfach getroffene Prämisse über den Menschen als nutzenmaximierenden homo oeconomicus, dessen persönlicher Nutzen also durch verstärkten Konsum von Gütern – und folglich auch von Dienstleistungen – zunimmt, [41] trifft auf den Patienten ergo nicht zu.

Die niedergelassenen Ärzte sind die typischen Einweiser (EW) der Patienten und agieren somit als Vermittler bzw. Broker der Krankenhausdienstleistungen, ohne dass sie von der Klinik selbst dafür entlohnt werden oder bei dieser angestellt sind.[42] Eine Einflussnahme der Krankenhäuser auf die Anzahl und Art der einzuweisenden Krankheitsfälle durch die niedergelassenen Ärzte ist – zumindest über die Zahlung eines klassischen und vor allem gesetzlich zulässigen „Vermittlungshonorars“ – ausgeschlossen. Dennoch gibt es Kliniken, die ihren Einweisern verdeckte Prämien bzw. unzulässige Patienten-Kopfgelder[43] zukommen lassen, die beispielsweise als Aufwandsentschädigungen, Bearbeitungsgebühren[44] oder ähnliche Vergütungen für Verwaltungskosten getarnt sind. Im reformierten Gesundheitssystem der Bundesrepublik Deutschland ist es den Einweisern ferner nicht mehr möglich, den Krankenkassen (KK) für die eigentlichen Vermittlungsleistungen Honorare in Rechnung zu stellen. Ihr Entgelt erhalten die Einweiser somit ausschließlich für die von ihnen am Patienten erbrachten Leistungen. Entgelte dieser Art erhalten sie von der Kassenärztlichen Vereinigung (KV), in der die vertraglich zur Kassenpraxis zugelassenen Ärzte zusammengeschlossen sind. Diese Vereinigung trifft Übereinkünfte mit den Krankenkassen bezüglich der Gesamtvergütung der Ärzte und nimmt diese gebündelten ärztlichen Honorarströme von den Krankenkassen entgegen. Diese Gesamtvergütung wird von der KV aufgesplittet und koordiniert gegen Vorlage der Einzelleistungsnachweise an die niedergelassenen Ärzte weitergeleitet.[45] Auch hierbei bestehen keinerlei Einwirkungsmöglichkeiten von Seiten der Krankenhäuser, mit denen sie das Einweisungsverhalten der Niedergelassenen zu ihrem Vorteil gestalten könnten.

---

40) Vgl. Tyson 1979, S. 35.
41) Vgl. Hanusch/Kuhn 1991, S. 12.
42) Vgl. Tyson 1979, S. 35.
43) Vgl. o. V. 2003a.
44) Beispielsweise hat 1995 eine Klinik im Allgäu ihren Einweisern 100,- DM Bearbeitungsgebühr für die „Befunderstellung und Befundübermittlung sowie die Qualitätssicherung für Kurzzeit- und minimalinvasive Chirurgie“ (vgl. o. V. 1995c) angeboten. Manche Kliniken unterstützen ihre Einweiser stattdessen bei der Ansiedelung in Krankenhausnähe oder binden sie im Rahmen der integrierten Versorgung ein (vgl. Schlüchtermann/Albrecht 2003, S. 125).
45) Vgl. Lampert 1994, S. 243.

Erschwerte Marktbedingungen resultieren des Weiteren daraus, dass die Patienten nur über sehr unzureichende Informationen hinsichtlich des Preis-Leistungs-Verhältnisses der in den einzelnen Krankenhäusern angebotenen Produkte bzw. Dienstleistungen verfügen. Vor allem in der Vergangenheit war es für die Patienten zumeist unüblich bzw. unmöglich, sich etwa über die Qualität des ihnen zur Auswahl stehenden medizinischen Leistungsangebots zu erkundigen. So informierten sich Patienten im Normalfall auch nicht vor der Inanspruchnahme einer Klinikleistung bei verschiedenen alternativen Leistungsanbietern, da es für sie schwierig ist, die Güte und den Wert der Leistung tatsächlich zu beurteilen.[46] Besonders die Qualität eines Krankenhauses und der von diesem angebotenen Dienstleistungen war für die Patienten lange Zeit nicht mit derjenigen einer anderen Klinik vergleichbar. Die Situation hat sich in den letzten Jahren dahingehend verändert, dass unabhängige Institutionen zunehmend versuchen, die Anbieter von Gesundheitsleistungen anhand vorab definierter Kriterien miteinander zu vergleichen und die Ergebnisse der Öffentlichkeit zugänglich zu machen (z. B. Focus-Listen). Auch die seit 2005 vom Gesetzgeber vorgeschriebenen Qualitätsberichte[47] der einzelnen Krankenhäuser stärken die Informiertheit potenzieller Patienten von Kliniken sowie deren Souveränität gegenüber den Anbietern von Gesundheitsleistungen. Doch können derartige Quellen lediglich einen bestimmten Informationsbedarf decken. Aufgrund der dienstleistungstypischen, zu erwartenden individuellen Behandlungsqualität kann eine Vielzahl, den einzelnen Krankheitsfall determinierenden Einflussfaktoren nicht antizipiert werden.

Die unvollkommene Markttransparenz ist darüber hinaus noch dadurch gekennzeichnet, dass üblicherweise ein Dritter – also die gesetzliche Krankenversicherung (GKV) – die Bezahlung der in Anspruch genommenen Leistungen für den weitaus größten Teil der Kunden übernimmt.[48] Dies entspricht in der Bundesrepublik Deutschland einem Anteil von knapp 90 %[49] der Bevölkerung. Die Patienten haben in diesem Fall bei der Inanspruchnahme von Leistungen des Krankenhauses – abgesehen von einem zumeist geringen Eigenanteil – in der Regel keinerlei Kosten zu tragen.[50] Selbst diese Eigenbeteiligung, die der Patient direkt an das Krankenhaus (KH) zahlen muss, hat mehr die Aufgabe, dem Krankenhaus variable

46) Vgl. Schlinger 1994, S. 470.
47) Vgl. Schönfels 2003, S. 42; o. V. 2004a, S. 1 sowie Drösler 2004, S. 118.
48) Vgl. Tyson 1979, S. 35 f.
49) Dieser Anteil bewegt sich seit mehreren Jahren ungefähr auf diesem Niveau. Vgl. beispielsweise Andersen Consulting 1993, S. 60.
50) Vgl. Breyer/Zweifel 1992, S. 300.

Kosten (z. B. für Verpflegung) abzunehmen, welche von den Patienten zu Hause ohnehin hätten selbst getragen werden müssen.[51] Dies hat jedoch zur Konsequenz, dass die tatsächlich anfallenden Kosten für die vom Krankenhaus erbrachten Leistungen sowie die von den Krankenkassen dafür zu zahlenden Vergütungen für die meisten Patienten weiterhin im Verborgenen bleiben.

Für die geringe Zahl der Mitglieder der privaten Krankenversicherung[52] (PKV) dagegen sind Art und Höhe der verursachten Kosten zumeist bekannt, da sie diese zunächst selbst tragen und sich anschließend von ihrer Versicherung rückerstatten lassen. In einigen Fällen sind die privaten Krankenversicherungen jedoch dazu übergegangen, ihren Versicherten so genannte Krankenhaus-Schecks auszuhändigen, die vor einer planbaren Behandlung in der Klinik abgegeben werden, sodass die Rechnungsbegleichung hinsichtlich der Gesundheitsdienstleistungen direkt zwischen der Versicherungsgesellschaft und dem Krankenhaus erfolgen kann.

Abbildung 7 fasst den zugrunde liegenden Sachverhalt eingängig zusammen und stellt dabei die institutionellen Interdependenzen zwischen den einzelnen Akteuren im Markt der typischen Krankenhaus-Kernleistungen anschaulich dar. Zu beachten ist dabei, dass diese für den vorliegenden Einsatzzweck abstrahierende Darstellung allerdings nicht das vollständige Gesundheitssystem der Bundesrepublik Deutschland abbilden kann. So fehlen beispielsweise Apotheken, Pharmaproduzenten, Hersteller medizinischer Geräte sowie die zwischen diesen und anderen Marktbeteiligten bestehenden Vereinbarungen sowie transferierten Finanz- und Dienstleistungen.

---

51) Vgl. Bundesministerium für Gesundheit 1993, S. 83. Die Patienten zahlen 10,– €/Tag für maximal 28 Tage pro Jahr (Drewes 2003a, S. 6 sowie o. V. 2003s, S. 6).

52) 1993 waren nach einer Schätzung des Instituts der Deutschen Wirtschaft Köln auf Basis des PKV-Zahlenberichts von 1992/93 ca. 6,9 Millionen Mitglieder in der PKV vollversichert, Quelle: Institut der Deutschen Wirtschaft Köln 1994, Tab. 95.

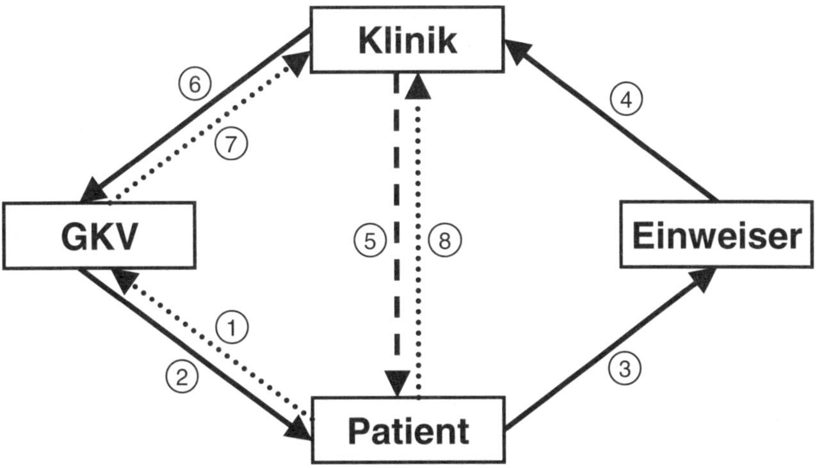

Abbildung 7: Institutionelle Interdependenzen im Markt für Krankenhausleistungen bei Mitgliedschaft in der gesetzlichen Krankenversicherung

Erklärung der Pfeile aus Abbildung 7:

- ··········▶ Finanzleistungen
- – – – –▶ Dienstleistungen
- ———▶ Arrangements

Erklärung der nummerierten Interdependenzen aus Abbildung 7:

① Mitgliedsbeiträge des Patienten
② Aushändigung der Versichertenkarte
③ Weitergabe der Versichertenkarte
④ Einweisung des Patienten
⑤ Klinikleistung am Patienten
⑥ Nachweise für erbrachte Klinikhausleistungen
⑦ Vergütung der erbrachten Klinikleistungen
⑧ Eigenanteil des Patienten

Die erschwerten Marktbedingungen zusammengefasst, lässt sich der eindeutige Schluss ziehen, dass es sich beim Markt für Krankenhausleistungen um keinen vollkommenen Markt handelt. Weil die Patienten unter Umständen die im Krankenhausmarkt angebotenen Güter räumlich (z. B. nahe gelegenes vs. weiter entferntes Krankenhaus), persönlich (z. B. Freundschaft mit dem Chefarzt), zeitlich (z. B. Verfügbarkeit freier Betten vs. Warten auf deren Freiwerden) und/oder sachlich (z. B. unterschiedliche Behandlungsmethoden beim identischen Krankheitsbild bzw. bei gleicher Diagnose) präferieren, ist bereits eine der beiden Bedingungen für den vollkommenen Markt – das Vorhandensein homogener Güter – nicht gegeben.[53] Auch die zweite Anforderung – die vollständige Markttransparenz – ist aus mikroökonomischer Sichtweise, wie bereits oben erwähnt, ebenfalls nicht erfüllt, da den Nachfragern nach Krankenhausleistungen nicht das gesamte Güterangebot und die dazugehörenden Preise bekannt sind.[54] Die Tatsache, dass – von einem vergleichsweise geringen Eigenanteil[55] abgesehen – diese Preise nicht unmittelbar von den Patienten bezahlt werden müssen, führt dazu, dass die Preisbildung anders abläuft als im klassischen Wettbewerbsmarkt.[56]

Unter Einbeziehung dieser Besonderheiten kann nun der Begriff *Krankenhaus-* bzw. *Klinik-Marketing* fixiert werden. Marketing im Krankenhausbereich wurde lange Zeit als unpersönlicher und wenig zielgerichteter Überredungsversuch angesehen oder auch mit Public Relations (PR) gleichgesetzt. Es wurde deshalb und wegen seines unmittelbaren Zusammenhangs mit den Instrumentarien der Preisgestaltung und Werbung als im medizinischen Umfeld ethisch nicht vertretbar abgelehnt und darüber hinaus noch nicht einmal von den Krankenkassen unterstützt oder gar die mit Marketing-Aktivitäten einhergehenden Kosten übernommen.[57] Aufgrund der mangelnden Vertrautheit mit dem Thema wird Krankenhaus-Marketing noch heute vielfach als eine nette Idee mit interessanten Möglichkeiten, aber nicht als eine Hauptaufgabe des Top-Managements einer Klinik angesehen. Wie in klassischen Unternehmen sollte Marketing jedoch auch in Krankenhäusern auf der gleichen hierarchischen Ebene stehen wie beispielsweise das Finanzressort.[58]

53) Vgl. Hanusch/Kuhn 1991, S. 66 f.
54) Vgl. Schumann 1987, S. 178.
55) Interessierte an den finanzwissenschaftlichen Aspekten solcher Selbstbeteiligungen seien auf Andel (1992), S. 228 verwiesen.
56) Vgl. Breyer/Zweifel 1992, S. 300.
57) Vgl. Milch 1981, S. 39.
58) Vgl. Clarke 1981, S. 270 f.

Wie sich bei verschiedenen Studien zu Marketing in Krankenhäusern[59] herausgestellt hat, ist diese ablehnende oder unterschätzende Haltung in einigen Häusern noch heute anzutreffen. Ablehnung erfährt Krankenhaus-Marketing jedoch nicht nur von Seiten der Verwaltung, sondern nicht zuletzt durch ärztlich tätige Mitarbeiter.[60] Aber auch Angehörige des Pflegedienstes nehmen bisweilen noch einen abweisenden Standpunkt gegenüber dieser gerade in Deutschland noch relativ jungen Disziplin ein.

Obwohl es heute im Gesundheitsbereich nur sehr wenige Managementdisziplinen gibt, die so missverstanden oder gar missbraucht werden wie das Marketing,[61] wird es dennoch allgemein zunehmend als effektives Instrumentarium der Krankenhausleitung sowie ihrer beratend tätigen Stabsstellen angesehen.[62] Dies liegt daran, dass Krankenhaus-Marketing – falls richtig und professionell angewendet – weitreichende positive ökonomische Auswirkungen auf die einzelne Klinik[63] und auch auf die Zufriedenheit ihrer Zielgruppen hat. Dementsprechend findet in vielen Kliniken gerade ein vorsichtig vonstatten gehender Umwandlungsprozess vom ehemals primär produktionsorientierten zum fortschrittlicheren marktorientierten Krankenhaus statt.[64] Als Gründe für diese Entwicklung können beispielsweise explodierende Krankenhauskosten bei gleichzeitigem Überangebot an Klinikleistungen und den daraus resultierenden unausgelasteten Kapazitäten, erhöhte Bedeutung der Kundenzufriedenheit, zunehmende Konkurrenz durch alternative Anbieter, veränderte Patient-Arzt-Beziehungen, wachsendes Interesse an Prävention und steigende Patientenansprüche angesehen werden.[65] Nicht zuletzt sind viele Krankenhäuser durch Einführung der DRGs heute mehr denn je gezwungen, sich um bestehende, aber auch um neue Patientenpotenziale zu bemühen.

Klinik-Marketing bedeutet schließlich die Entwicklung einer geeigneten Organisationsform und die Gestaltung eines Krankenhaus-Umfelds, aus denen kreative, effektive und effiziente Ideen, Pläne und Aktivitäten für ausgefeilte und gut miteinander koordinierte Programme gewonnen werden können. Das Wesentliche an dieser Entwicklung ist das daraus resultierende Verständnis, dass diese Programme und Aktivitäten

59) Siehe hierzu beispielsweise Mayer 1996b, S. 77-106.
60) Vgl. Pena/Glesnes-Anderson 1985, S. 160.
61) Vgl. Kaufman 1985, S. 35.
62) Vgl. Berkowitz/Flexner 1981, S. 87.
63) Vgl. Garton 1979, S. 58.
64) Vgl. McDevitt 1992, S. 9.
65) Vgl. Robinson/Whittington 1979, S. 40 f.

immer bedarfsorientiert bzw. auf die entsprechenden Zielmärkte des Krankenhauses gerichtet sein müssen. Darüber hinaus müssen sie unmittelbar auf die jeweiligen Bedürfnisse der Konsumenten von Krankenhausleistungen abgestimmt sowie wettbewerbsfähig sein und obendrein gegenüber der Öffentlichkeit kommuniziert werden.[66]

Klinik-Marketing ist die ganzheitliche Ausrichtung sämtlicher Krankenhausaktivitäten an den Anforderungen und Potenzialen des relevanten Marktes.

Marketing ist somit nichts Unehrenhaftes oder Unanständiges, sondern stellt vielmehr eine schlagkräftige und differenzierte Tool-Box dar, die dazu dient, die Gesundheit und das Wohlbefinden der Menschen zu verbessern, indem sie die Öffentlichkeit auf angebotene Leistungen aufmerksam macht und diese Leistungen immer wieder in einem kybernetischen Regelkreis, entsprechend den sich wandelnden Bedürfnissen und Wünschen der Patienten, modifizieren hilft. Dadurch stellt es die Wettbewerbsfähigkeit, Substanzerhaltung sowie Liquidität und letztendlich die Lebensfähigkeit des Krankenhauses sicher.[67] Es kann daher keinesfalls auf eine einzelne Abteilung beschränkt bleiben,[68] sondern erstreckt sich vielmehr zwangsläufig auf das gesamte Haus und jeden einzelnen Mitarbeiter. Auch ist es demnach keine statische Institution des Hauses, sondern vielmehr ein umfassender wechselseitiger Prozess, bei dem die Wünsche und Bedürfnisse aller erfolgsdeterminierenden Zielgruppen eines Krankenhauses in Erfahrung gebracht, verstanden[69] und im Rahmen partnerschaftlich angelegter Win-win-Konstellationen realisiert werden sollen.

66) Vgl. Simon 1981, S. 56.
67) Vgl. Gray 1988, S. 77.
68) Vgl. MacStravic 1994, S. 36.
69) Vgl. Cooper/Robinson 1982, S. 1.

3 Dimensionen des Klinik-Marketing-Mix

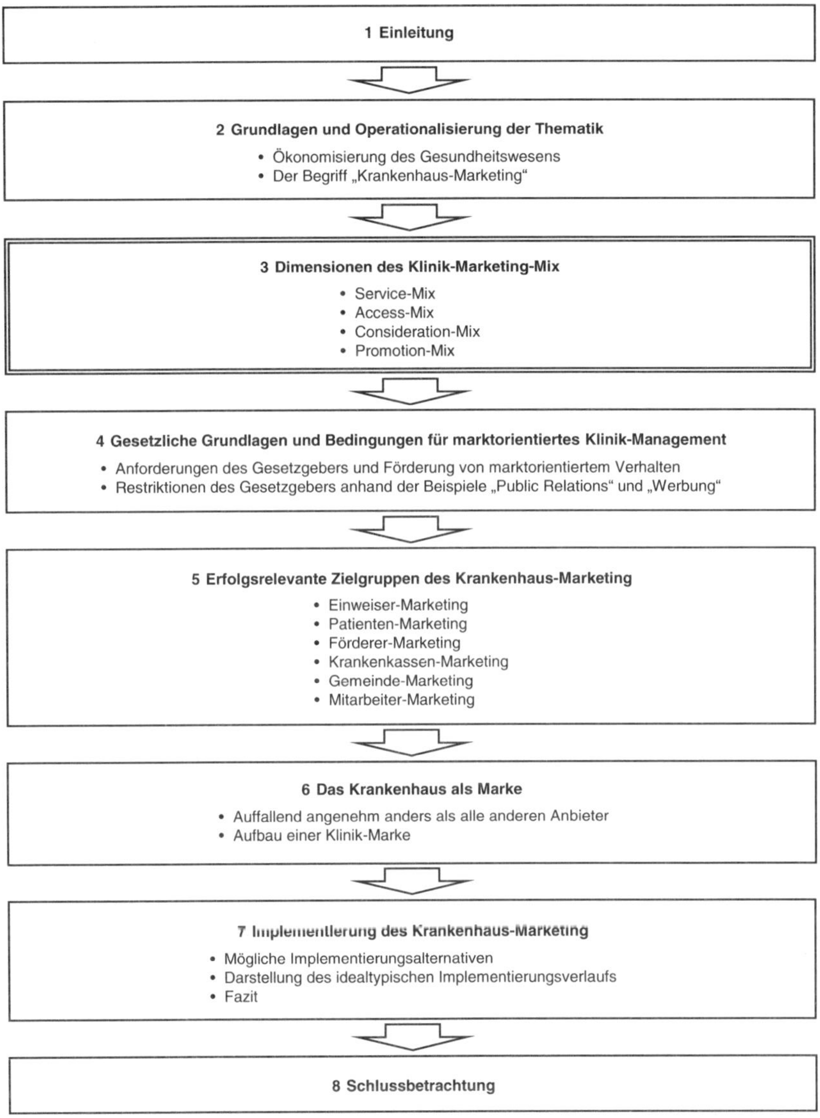

Abbildung 8: Orientierungshilfe für Kapitel 3

Ähnlich wie beispielsweise im klassischen Konsumgütermarketing lässt sich auch im Falle des Krankenhaus-Marketing ein instrumentaler Marketingansatz in Form des *Klinik-Marketing-Mix* mit den vier Bestandteilen „Product" (Produkt-Mix), „Place" (Distributions-Mix), „Price" (Kontrahierungs-Mix) und „Promotion" (Kommunikations-Mix) ausmachen. Zusammen mit den Unternehmenszielen und der Marketing-Strategie bilden sie die Marketingkonzeption, die sich in Gebäudeform darstellen lässt (siehe Abbildung 9). Es bietet sich allerdings an, die originäre Benennung einiger dieser Dimensionen[70] zu modifizieren.

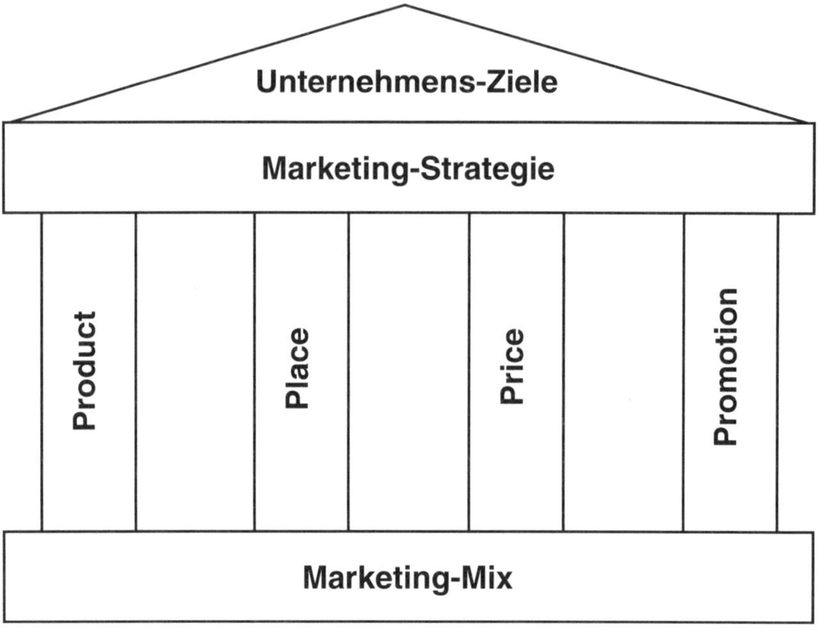

Abbildung 9: Struktur und Bestandteile des Marketing-Gebäudes

Demzufolge wird „Product" durch den geeigneteren Begriff „Service" ersetzt, da bei Kliniken und anderen Institutionen des Gesundheitswesens vornehmlich Service- bzw. Dienstleistungen und weniger Produkte im engeren Sinne im Vordergrund stehen. Auch der Ausdruck „Place" sollte durch die zweckmäßigere Vokabel „Access" substituiert werden, weil in diesem Zusammenhang weniger von klassischer akquisitorischer bzw. ver-

70) Vgl. Ireland 1979, 258 sowie Cooper 1979 zitiert in Keith 1985, S. 16.

trieblicher Distribution als vielmehr von genereller Erreichbarkeit des Leistungsanbieters durch die verschiedenen Zielgruppen gesprochen werden kann. Statt der Bezeichnung „Price“ kommt der an dieser Stelle eher angebrachte Terminus „Consideration“ zum Einsatz, da die rein monetären Preise für Gesundheitsdienstleistungen in der Regel bereits von vornherein festgelegt sind und es mehr um die Bedingungen für die Inanspruchnahme von Krankenhausleistungen geht. Aufgrund der Tatsache, dass „Promotion“ im Bereich der Gesundheitsökonomie ebenso wie in allen anderen Branchen eine herausragende Rolle bei der Information und Beeinflussung der jeweiligen Zielgruppen spielt, ist es angebracht, diesen allgemeingültigen Ausdruck unverändert zu übernehmen.

Mit Hilfe dieses derivierten, dem Gesundheitssektor angepassten Marketing-Mix werden die zur Erreichung der Marketingziele des Krankenhauses notwendigen Schritte konkret geplant,[71] und zwingend aufeinander abgestimmt,[72] weshalb es als taktische Komponente der Marketingstrategie[73] gilt. Letztendlich dient es besonders der direkten Beeinflussung der Kunden des Krankenhauses, der Patienten,[74] aber auch der anderen Zielgruppen. Zur Verdeutlichung des Sachverhalts gibt Tabelle 3 typische Instrumente des Krankenhauses für jede der vier Dimensionen bzw. Submixbereiche an.

71) Vgl. MacStravic 1980, S. 73.
72) Vgl. Meffert 2000, S. 969.
73) Vgl. Meffert 1986a, S. 116.
74) Vgl. Purtschert 1994, S. 794.

Dimensionen	Beispiele
Service	Leistungsgestaltung: Innovation, Variation, Eliminierung und Diversifikation bzgl. Prävention; Diagnose; Kuration; Rehabilitation; Pflege; Unterkunft; Verpflegung
Access[75]	• *Physische Erreichbarkeit*: z. B. Erreichbarkeit mit den öffentlichen Verkehrsmitteln oder dem Auto für Patienten und Besucher; Parkplätze • *Zeitliche Erreichbarkeit*: z. B. Nähe zu Wohnort und Arbeitsplatz, Öffnungszeiten für bestimmte Abteilungen; Untersuchungen ohne langfristige Anmeldung oder längere Wartezeiten • *Informatorische Erreichbarkeit*: z. B. durch Informationsaktivitäten; Öffentlichkeitsarbeit, Internet • *Akquisitorische Erreichbarkeit*: z. B. direkter klinikeigener Vertrieb; indirekter Absatz mittels Einweiser • *Psychologische Erreichbarkeit*: z. B. ansprechendes Ambiente; Wohlfühlatmosphäre
Consideration	• *Tatsächliche Preise*: z. B. Zuzahlungen; Transportkosten; Wahlleistungszuschläge; Parkgebühren; Opportunitätskosten wie etwa Einkommensausfall;[76] persönliche, organisatorische, familiäre und berufliche Kostenrisiken[77] • *Sonstige Konditionen*: z. B. Aufwand an Zeit für Anreise, Therapie, Gesundung;[78] Unannehmlichkeiten;[79] Risiken der sozialen, psychologischen, physiologischen, funktionellen und beruflichen Folgen
Promotion	Werbeaktivitäten und Öffentlichkeitsarbeit mittels Internet-Präsentation; Zeitungsanzeigen; Berichterstattung in den Medien; Tag der offenen Tür; Mailings; Messeauftritte; Fachvorträge; Krankenhauszeitungen und -broschüren; Logos; Hausfarben; Klinik-Videos; Qualitätsberichte; Advertorials

Tabelle 3: Typische Beispiele für die vier Dimensionen des Klinik-Marketing-Mix

75) Vgl. Ristino 1992, S. 72.
76) Vgl. MacStravic 1980, S. 30.
77) Vgl. Murphy/Enis 1986 zitiert in Hafer 1994, S. 454.
78) Vgl. Murphy/Enis 1986 zitiert in Hafer 1994, S. 454.
79) Vgl. Sapienza 1981, S. 290.

3.1 Service-Mix

Unter Service ist die gesamte, von der jeweiligen Klinik angebotene Bandbreite an Kern- und Nebenleistungen auf den Gebieten Prävention, Diagnose, Kuration, Rehabilitation, Pflege, Unterkunft, Catering etc. zu verstehen. Für die Entscheider in Krankenhäusern gilt es hierbei insbesondere, diese Leistungen so gut wie möglich auf die Erwartungen und Ansprüche der Patienten, Einweiser, Kooperationspartner, Krankenkassen und anderen erfolgsrelevanten Zielgruppen des Krankenhauses abzustimmen. Wichtig ist dabei, dass bei der Definition der Services nicht ausschließlich ressourcenorientiert gehandelt und den Kunden der Einfachheit wegen ein Leistungsspektrum offeriert wird, mit dem man bereits auf dem Markt ist und das man selbst pauschal für richtig erachtet, ohne vorher die Wünsche der Nachfrager erhoben bzw. die Angebote der Wettbewerber analysiert zu haben.

Als wichtige leistungspolitische Handlungsfelder des marktorientierten Krankenhaus-Managements gelten folgende Maßnahmen:[80]

- Leistungsinnovation,
- Leistungsvariation,
- Leistungseliminierung und
- Leistungsdiversifikation.

Wie im Falle jedes Unternehmens müssen auch in Kliniken kontinuierlich neue medizinische Kern-, aber auch Nebenprodukte durch *Leistungsinnovation* in das anzubietende Servicespektrum aufgenommen werden, ohne dass es zur zwingenden Eliminierung von bereits angebotenen Leistungen kommt. So gilt es etwa, den Kunden rasch neuartige und effektive Diagnose- und Behandlungsverfahren (z. B. TCM[81] als alternative Behandlungsform für ein bestimmtes Krankheitsbild zu den etablierten klassischen Heilverfahren) anzubieten, um von den Zielgruppen als fortschrittlich und innovativ wahrgenommen zu werden und dadurch seine Marktposition zu stabilisieren bzw. zu verbessern.

Produkt- bzw. leistungspolitisches Klinik-Management betrifft zum zweiten aber auch die Anpassung der Angebotsbandbreite an veränderte Markterfordernisse etwa aufgrund von geändertem Nachfrageverhalten (z. B. Anpassung der Essenszeiten an die Interessen der Patienten) bzw. von wechselndem Geschmack der Nachfrager (z. B. Berücksichtigung der

80) Vgl. Meffert 1986, S. 364-367.
81) Kurzbezeichnung für traditionelle chinesische Medizin.

Patientenwünsche bzgl. des Einsatzes ökologisch erzeugter Lebensmittel). Demzufolge sind zweckmäßige, auf die *Leistungsvariation* gerichtete Entscheidungen zu treffen, um den Fit zwischen Angebot und Nachfrage dauerhaft gewährleisten zu können. Wesentliche Anpassungsmaßnahmen bezwecken dabei eine Erhöhung der Attraktivität bei den bislang angesprochenen Nachfragern oder aber die Abstimmung der Produkte auf die Anforderungen neuer Marktsegmente, während die jeweilige Vorgängerleistung ausgesondert wird. Entsprechende Veränderungen können sich hierbei auf physische, funktionelle, substanzielle bzw. optische Eigenschaften beziehen oder können auf das Image, die Bezeichnung, das Erscheinungsbild bzw. mögliche Zusatzleistungen gerichtet sein. Leistungsvariation zielt darauf ab, das vom Krankenhaus angebotene Leistungsspektrum gegenüber dem Angebot anderer Wettbewerber zu profilieren.[82] Die hierfür erforderlichen Entscheidungsgrundlagen können sich dabei beispielsweise aus eigenen Marktforschungsaktivitäten sowie eingesetzten Instrumenten zur Kritikerhebung von Seiten der Patienten, Besucher, Einweiser oder Mitarbeiter ergeben.[83] Damit zeigt sich, dass kontinuierlich gewonnene Einschätzungen, Bewertungen und Anregungen von den erfolgsrelevanten Zielgruppen des Hauses von hoher Bedeutung sind.

Entscheidungen hinsichtlich der *Leistungseliminierung* als dem drittem produkt- bzw. leistungspolitischen Aktionsfeld sind in Kliniken hingegen dann zu treffen, wenn die Aufrechterhaltung des Produktangebotes der Realisierung von übergeordneten Zielen (z. B. Gewinnstabilisierung bzw. -erhöhung) im Wege steht. Durch Aussonderung von nicht an den Bedürfnissen und Wünschen des Marktes ausgerichteten Leistungen (z. B. Eliminierung veralteter, zeitaufwändiger, schmerzhafter oder vergleichsweise teurer Diagnosemethoden) werden vielfach kapitalintensive Kapazitäten (z. B. Flächen, Personal, Kapital) für lukrativere Klinikleistungen geschaffen, was wiederum mit sinkenden Opportunitätskosten verbunden ist.

Mit der *Leistungsdiversifikation* als viertem Teilbereich leistungspolitischer Entscheidungen eines Krankenhauses wird vor allem versucht, Wachstumsziele (z. B. eine lokal agierende Klinik mit Grundversorgungsauftrag bedient zukünftig ein überregionales Einzugsgebiet mit Schwerpunkt auf Naturheilverfahren) bei gleichzeitiger Risikoreduzierung zu erreichen. Indem additive Leistungen in neuen Märkten offeriert werden,

82) Vgl. Meffert 1986, S. 366.
83) Zur Etablierung eines Patienten-Monitoring siehe beispielsweise Nasaroff 1995b, S. 603-604 sowie Thill 1996, S. 201 ff.

lassen sich zusätzliche Gewinne realisieren. Hierzu kann es allerdings notwendig sein, neue Kooperationspartner einzubinden, wodurch es erstens zu Kapazitätserweiterungseffekten kommt und zweitens die nutzbare Wissensbasis erweitert wird.

Es ist dabei klar, dass die vier Instrumente des leistungspolitischen Krankenhaus-Managements nicht ausschließlich auf medizinische Angebote gerichtet sind, sondern sich ebenso auf die nichtmedizinischen Handlungsfelder beziehen. So wird in der international nicht nur für ihre hervorragende Medizinqualität bekannten Luxusklinik Bumrungrad im thailändischen Bangkok ein breites Angebot an unterschiedlich großen bzw. ausgestatteten Patientenzimmern angeboten. Das Angebot reicht dabei vom Standardzimmer bis hin zur „Royal Suite". Letztere ist durch ein sehr hochwertiges Interieur gekennzeichnet, das eher Erinnerungen an ein Fünf-Sterne-Hotel aufkommen lässt als an ein Krankenhaus. Sie hat eine „Wohnfläche" von 120 Quadratmetern und verfügt über separate Wohn-, Patienten-, Ess- und Gästezimmer. Die Suite ist ausgestattet mit King-Size-Betten, edlen Teppichen, wertvollen Vorhängen, einem Esstisch aus Granit für acht Personen, zwei großen Fernsehgeräten, zwei Videorecordern, zwei persönlichen Tresoren und Schnurlostelefonen. Das private Bad sowie die beiden Gäste-Bäder sind in ausgewähltem Marmor gehalten. Die komplett ausgestattete Küche ist teilweise aus Granit gefertigt und beinhaltet eine eigene Bar.

Die Patienten, die vielfach aus dem Ausland stammen, können im Krankenhaus individuell ausgerichtete Behandlungstermine vereinbaren und aus einer Reihe medizinischer Baukastenangebote wählen, die ihrerseits unverwechselbar als Marken im Gesundheitsmarkt positioniert sind. So werden etwa kardiologische, lasertechnische und medizinkosmetische Behandlungen sowie auf unterschiedliche Bedürfnisse zugeschnittene Checkup-Module (vom Einstiegsprogramm über das „Executive Program" bis hin zum „Comprehensive Checkup Program") zum Festpreis angeboten. Gleichzeitig können die mitgereisten Angehörigen bei der Klinik abwechslungsreiche Tempel- und Einkaufstouren sowie Strandausflüge buchen, die auch die Anreiseplanung durchführt, die Erledigung der Einreiseformalitäten übernimmt und etwa den Airport-Transfer mit dem jeweils gewünschten Fahrzeugmodell organisiert.

Auch auf dem kulinarischen Sektor sind viele Kliniken mittlerweile sehr bemüht, ihren Kunden eine attraktive Vielfalt zu bieten. Während im Bumrungrad Hospital etwa McDonald´s, Starbucks und ein Sushi-Shop zur Auswahl stehen, verfügt das Johns Hopkins Hospital in Baltimore/USA angefangen vom einfachen Snack-Lokal bis hin zur erlesenen Spezialitäten-Gastronomie sogar über elf unterschiedliche Restaurants und kann so eine große Geschmacksbandbreite abdecken. Das Ziel, den gesundheitsbedingten Klinikaufenthalt von Kindern so angenehm wie möglich zu gestalten, wird auch im Texas Children's Hospital in Houston/USA verfolgt, wo bereits vor Jahren eine McDonald's-Filiale integriert wurde.

3.2 Access-Mix

Bezüglich der Access-Dimension liegt die Aufgabe darin, den tatsächlichen und potenziellen Kunden, aber auch den anderen Zielgruppen Erreichbarkeit der Leistungen so weit wie möglich zu ermöglichen. Zu unterscheiden sind hierbei in erster Linie folgende Richtungslinien:[84]

- physische Erreichbarkeit,
- zeitliche Erreichbarkeit,
- informatorische Erreichbarkeit,
- akquisitorische Erreichbarkeit und
- psychologische Erreichbarkeit.

Dabei meint die *physische Erreichbarkeit*, dass die Klinik etwa von den Patienten und Besuchern gut mit dem Auto etc. angefahren werden können muss und dass nahe gelegene kostengünstige Parkplätze in ausreichendem Maß vorhanden sein sollten. Auch ist wichtig, dass das Haus problemlos mit den öffentlichen Nahverkehrsmitteln anzusteuern ist. Die Zugänglichkeit hinsichtlich weiterer Verkehrsmittel ist sicher wünschenswert, jedoch maßgeblich von der Lage des Krankenhauses abhängig. So präsentiert sich beispielsweise das Diakonissenhaus in der Nähe des Augsburger Hauptbahnhofs als „Krankenhaus mit ICE-Anschluss“,[85] während die AirportClinic ihrem Namen gerecht wird und – mitten im Münchner Flughafen positioniert – eine optimale Anlaufstelle für ausländische Patienten darstellt und diesen vom Krankenbett aus sogar den Blick aufs Rollfeld ermöglicht.[86]

Bei der *zeitlichen Erreichbarkeit* sind beispielsweise die Nähe zum Wohnort bzw. zum Arbeitsplatz sowie die Öffnungszeiten in bestimmten Abteilungen von zentraler Bedeutung. Die immer aufgeklärter werdenden und souveräner auftretenden Patienten setzen hervorragende Medizinqua-

84) Das klassische Distributions-Mix unterscheidet üblicherweise nach akquisitorischer und physischer Distribution.
85) Vgl. Schwer 2004a.
86) Vgl. Keller 2005, S. 6.

lität voraus und selektieren ihren Anbieter von Elektivleistungen daher nicht zuletzt nach dem Ausmaß der zu erwartenden Anmelde- oder Wartezeit. In den meisten Kliniken zeigt sich allerdings, dass derartige zeitliche Verzögerungen immer geringer ausfallen. Spätestens mit der flächendekkenden Implementierung der DRGs und der damit erzielten rückläufigen Verweildauer müssen Patienten für viele Services keine oder nur noch geringe Wartezeiten in Kauf nehmen.[87] Wie die Unternehmenspraxis zeigt, ist hingegen bzgl. der telefonischen oder persönlichen Erreichbarkeit von Klinikärzten für Anfragen durch die Einweiser noch Handlungsbedarf gegeben.

Bei der *informatorischen Erreichbarkeit* geht es in erster Linie um die Zugänglichkeit der Zielgruppen mittels diverser Informationsaktivitäten wie Öffentlichkeitsarbeit (PR), Advertorials in Zeitschriften, Zeitungsanzeigen, Sendungen im Regionalfernsehen, Internetdarstellungen,[88] Mailing-Aktionen, einem Tag der offenen Tür, um nur einige Beispiele zu nennen. Damit soll sichergestellt werden, dass das Krankenhaus seine (potenziellen) Patienten und andere Zielgruppen kontinuierlich mit den für sie relevanten Informationen versorgen kann. So ist die informatorische Erreichbarkeit in einigen kundenorientierten Krankenhäusern (z. B. Bumrungrad Hospital, Bangkok/Thailand) bereits so stark ausgeprägt, dass beispielsweise Patienten sogar konkrete Untersuchungs- bzw. Behandlungstermine sowie individuelle Kostenvoranschläge für bestimmte Medizinleistungen mit einem leicht zu bedienenden elektronischen Formular auf der Klinik-Homepage erfragen können. Neben einem informativen Internetauftritt gilt es jedoch auch, die Zielgruppen über die klassischen Informationskanäle zu erreichen. Hier einige exemplarische Überschriften von Pressemeldungen, mit deren Einsatz der Öffentlichkeit in der Vergangenheit interessierende Sachverhalte von Seiten einiger Kliniken nahe gebracht wurden: „Hessingpark-Clinic erweitert ihr Angebot – Neuer Wirbelsäulenspezialist“[89], „Untersuchungen ohne Furcht einflößende ‚Röhre‘“[90], „Ein gemeinsames Diabeteszentrum“[91], „Klinikum: Medizin wie im Vier-Sterne-Hotel“[92], „Partyservice aus der Klinikküche“[93], „Ein orthopädisches Kompetenzzentrum“[94], „Kindermedizin: Alles unter einem Dach“[95], „Fami-

87) Vgl. o. V. 2004dd.
88) Weitere Informationen zum Thema „Internet im Krankenhaus“ siehe Heuser/Lüthy 1998.
89) O. V. 2003b.
90) O. V. 2004b.
91) O. V. 2003d.
92) Schwer 2005.
93) Schwer 2004b, S. 28.
94) Kunz 2004, S. 33.
95) O. V. 2004d.

lien stehen im Mittelpunkt"[96] und „Komfortzimmer im Krankenhaus"[97]. Diese Beispiele veranschaulichen eindrucksvoll, dass die informatorische Erreichbarkeit die Voraussetzung für die Inanspruchnahme von Klinikleistungen darstellt. Eine Leistung, über die man keine Kenntnis besitzt, kann man nicht nachfragen. Umgekehrt gilt es jedoch ebenso sicherzustellen, dass die Zielgruppen bei Bedarf auf Informationen über die Klinik zugreifen können. So muss beispielsweise gewährleistet sein, dass die Distanzen zwischen Einweiser und Klinikarzt gering sind und ein wechselseitiger Informationsaustausch (z. B. kurze und sich auf die zentralen Inhalte beschränkenden Arztbriefe) in ausreichendem Maß möglich ist. In der Praxis beklagen viele Einweiser beispielsweise, dass sie nicht oder nicht genügend über das in der jeweiligen Klinik aktuell angebotene Leistungsspektrum informiert werden.

Das Ziel der *akquisitorischen Erreichbarkeit* liegt in erster Linie in der bedarfsgerechten und zielorientierten Definition der Absatzkanäle (Channel Policy) bzw. Absatzorgane für die Leistungen eines Krankenhauses. Je nachdem, ob vertriebliche Aufgaben unmittelbar von der Klinik oder von zwischengeschalteten Einweisern wahrgenommen werden, wird üblicherweise von direktem bzw. indirektem Absatz gesprochen. Indirekt-akquisitorischer Absatz durch niedergelassene Ärzte ist sicherlich der bedeutendste Bereich im Kontext der vertrieblichen Erreichbarkeit. So gilt es für Krankenhäuser, das Vertrauen möglichst vieler Einweiser zu gewinnen, um die Fallzahlen zu erhöhen, damit die Auslastung der eigenen Kapazitäten sicherzustellen und schließlich die Erlöse des Hauses zu maximieren. Immer mehr an Bedeutung gewinnt jedoch auch der direkte Absatz von Klinikleistungen. So können Interessenten (z. B. durch ärztliche Vorträge, Präsentationen bei Gesundheitstagen, Messeauftritte sowie Klinik-Vorführungen beim Tag der offenen Tür) ohne Umwege angesprochen und krankheits- sowie klinikspezifische Botschaften direkt gegenüber den potenziellen Kunden adressiert und somit Nachfragewirkungen erzeugt werden. Diese Beispiele zeigen, wie stark die akquisitorische Erreichbarkeit mit der informatorischen Erreichbarkeit gekoppelt ist. Andere attraktive Direktabsatz-Potenziale ergeben sich aufgrund der zunehmenden Internationalisierung im Gesundheitswesen. So beruhen die in vielen, vor allem größeren Kliniken seit längerer Zeit festzustellenden und teilweise recht erfolgreichen Akquisitionen in Ländern des Nahen Ostens oder GUS-

96) O. V. 2004e.
97) O. V. 2004c.

Staaten[98] nach Expertenaussagen vielfach auf bestehenden persönlichen Beziehungen zwischen Klinikmitarbeitern und Patienten.

Schließlich geht es bei der *psychologischen Erreichbarkeit* der Zielgruppen um die Schaffung einer mentalen Aufgeschlossenheit und emotionalen Zugänglichkeit. Erst durch entsprechende Aufmerksamkeit und bei gegebener Sympathie ist es dem Krankenhaus möglich, seine Botschaften zielgerichtet zu adressieren und sein Leistungsspektrum effektiv im anvisierten Markt zu platzieren. So spielt beispielsweise für Patienten und deren Besucher das im Krankenhaus vorherrschende, bewusst wahrgenommene Ambiente (z. B. Renovierungszustand, Farbeinsatz), aber auch die unbewusst empfundene Atmosphäre (z. B. Stimmung der Mitarbeiter und Arbeitsklima auf den Krankenstationen) eine entscheidende Rolle dafür, ob das Haus, seine Angestellten sowie die angebotenen medizinischen Leistungen als angenehm und vertrauenswürdig perzipiert werden. So berichten Patienten regelmäßig davon, dass sich ausgeprägte Launigkeit von ärztlich-medizinischen Entscheidern und hoher hierarchischer Druck auf sämtliche untergeordneten Ebenen überträgt und schließlich beim schwächsten Glied in der Kette – dem Patienten – in Form von Unzuverlässigkeit, Unfreundlichkeit und sogar Schroffheit zum Ausdruck kommt.

3.3 Consideration-Mix

Bei der Consideration-Dimension geht es darum, bestimmte Bedingungen für die Inanspruchnahme von Klinikleistungen zu definieren. Zu unterscheiden sind in diesem Zusammenhang

- tatsächliche Preise und
- sonstige Konditionen.

Im Rahmen der so genannten Gegenleistungspolitik treten natürlich die *tatsächlichen Preise*, etwa in Form von Zuzahlungen bzw. Eigenanteilen z. B. für den Verpflegungsaufwand, in Erscheinung. Auch spielen hier Transportkosten, die ein Patient oder Besucher für die An- und Abfahrt vom Krankenhaus aufbringen muss (z. B. Taxikosten, Bus- bzw. Straßenbahntarife), eine Rolle. Für das betroffene Krankenhaus mit positiven Wirkungen verbunden sind in diesem Kontext aber auch die immer häufiger erhobenen Gebühren für die Nutzung von klinikeigenen Parkplätzen und Parkhäusern, so dass die Verwaltungsabteilungen in manchen lukrativen Fällen bereits von „Parkhäusern mit angeschlossenem Krankenhaus“ sprechen.

---

98) Kurzbezeichnung für Gemeinschaft unabhängiger Staaten.

Ebenso sind Wahlleistungszuschläge (z. B. für Ein- bzw. Zweibettzimmernutzung, Komfortzimmer/Suite, Menüwahl, Tageszeitung, Chefarztbehandlung sowie für klinikseitig zur Verfügung gestellte Fernseher, Radios, Video-Recorder, DVD-,[99] CD-[100] und MP3-Player[101], Telefone, Faxgeräte, Laptops, Internet-Terminals) eine vom Patienten direkt zu tragende Kosten- und der Klinik unmittelbar zukommende Einnahmeposition.

Aus der Perspektive des einzelnen Patienten sind jedoch auch so genannte Opportunitätskosten beispielsweise in Form von Einkommensausfall von nicht zu unterschätzender monetärer Bedeutung. Für ihn stellen sie eine weitere elementare Komponente des von ihm für die Krankenhausbehandlung zu entrichtenden Preises dar. So können die Opportunitätskosten etwa für einen Freiberufler umso größer ausfallen, je länger sein Klinikaufenthalt dauert. So geht die weitgehende Unvorhersagbarkeit des Krankheitsverlaufs für den Patienten mit unmittelbaren Kostenrisiken einher, die sich auf seine persönliche, organisatorische, familiäre und berufliche Situation auswirken können.

Neben den direkten Kosten und Kostenrisiken müssen auch die *sonstigen Konditionen*, also nicht-monetäre Preise von den Zielgruppen einkalkuliert werden, die mentaler Natur sind und die sich aus erwarteten Unannehmlichkeiten oder wahrgenommenen Einschränkungen ergeben. Darunter fällt etwa der unkalkulierbare Zeitaufwand für das Warten auf die Bereitstellung von Diagnoseeinrichtungen, Therapie, Gesundung, An- und Abreise, Laufzeit vom und zum Parkplatz, um nur einige zu nennen. Zu den sonstigen Kosten zählen in diesem Zusammenhang aber ebenso die Risiken der möglichen sozialen (z. B. unzureichende gesellschaftliche Reintegration nach schwerer Krankheit, Ausgrenzung bei Behinderung), psychologischen (z. B. individuelle Selbstwertminderung nach Implantierung eines lebenserhaltenden Herzschrittmachers), physiologischen (z. B. unzureichende organische Interaktionsleistungen), funktionellen (z. B. Einschränkung der körperlichen Belastungsfähigkeit oder Senkung der geistigen Kapazitätsgrenzen nach Operationen) und beruflichen (z. B. Arbeitsplatzverlust nach langer Krankheitsdauer) Folgen.

Klinik-Entscheider müssen wissen, dass die sonstigen Konditionen die mögliche Pro- bzw. Kontra-Entscheidung des Patienten bzgl. eines bestimmten Krankenhauses maßgeblich beeinflussen können. Hemm-

99) Kurzbezeichnung für Digital Versatile Disk (ursprünglich „Digital Video Disk").
100) Kurzbezeichnung für Compact Disk.
101) Kurzbezeichnung für Moving Picture Expert Group Audio Layer III.

schwellen und Vorbehalte gegenüber der einzelnen Klinik, ihrer Mitarbeiter sowie der jeweils angebotenen Behandlungsmethoden resultieren aus Erwartungswerten[102] hinsichtlich potenziell anfallender Kosten bzw. eintretender Nachteile, die sich wiederum aus eigenen Erfahrungen, persönlichen Schilderungen, klinikeigenen Qualitätsberichten, medialen Darstellungen etc. herausbilden.

In diesem Zusammenhang spielen auch die seit einiger Zeit vieldiskutierten und z. T. bereits eingesetzten Garantien auf erbrachte medizinische Dienstleistungen eine wichtige Rolle. Patienten werden idealtypisch – eine auf sonstige Beurteilungskriterien gerichtete Übereinstimmung vorausgesetzt – demjenigen Krankenhaus den Vorzug geben, in dem sie eine für sie nutzenmaximierende Garantie z. B. auf Mindesthaltbarkeit endoprothetischer Implantate oder Gewährleistung gegen Verschlechterung ihres Krankheitsbildes erhalten.

Generell ist bei der Festlegung der „Preise" ist unbedingt darauf zu achten, dass ein Kompromiss zwischen dem Wunsch der Patienten, einen möglichst niedrigen Preis zu zahlen, und den wirtschaftlichen Interessen des Krankenhauses gefunden wird. Der für die Patienten angenehmste fiktive Preis p – nämlich p gleich Null – ist gleichzeitig der uninteressanteste Preis aus der Sicht der Klinik. Eine Maximierung des Patientennutzens über den Preis ist somit ökonomisch für das Krankenhaus kein rationales Marketingziel, da sich dieser nur bei völliger Nicht-Berücksichtigung des Effizienzkriteriums erreichen lässt. In der Unternehmenspraxis gilt es daher einen individuell auszutarierenden Mittelweg im Spannungsfeld aus den Wünschen der Kunden, dem Verhaltensmuster der Wettbewerber sowie der eigenen Kostenposition zu definieren[103] (siehe Abbildung 10) und im Rahmen von regelmäßigen Audits auf seine Eignung zur eigenen Nutzenoptimierung hin zu verifizieren.

---

102) Zu den statistisch-mathematischen und entscheidungstheoretischen Hintergründen von Erwartungswerten siehe Bamberg/Baur 1987 und Bamberg/Coenenberg 1992.

103) Vgl. Tucker 1966, S. 19.

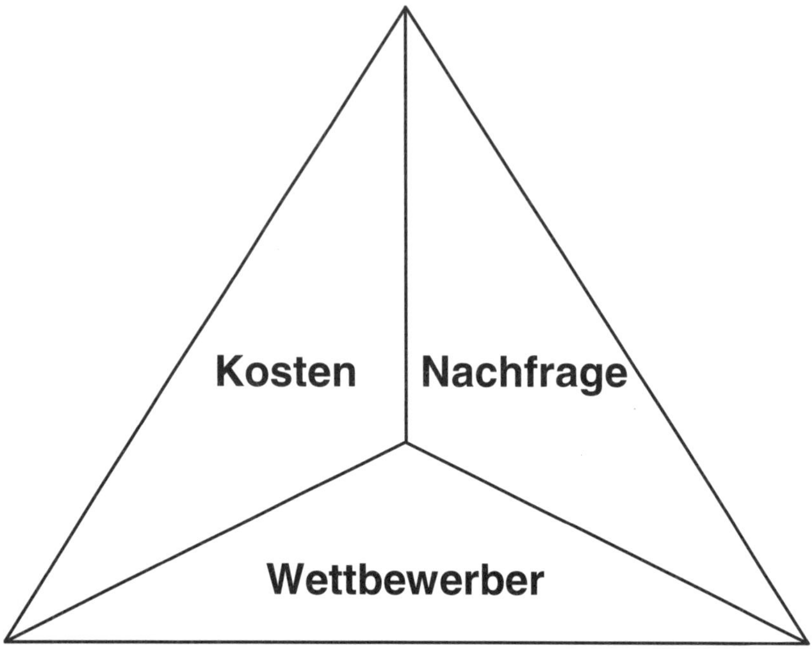

Abbildung 10: Tucker´sches „Magisches Dreieck der Preispolitik“

3.4 Promotion-Mix

Die Promotion-Dimension ist das letzte Teilgebiet des Klinik-Marketing-Mix. Mit den hier zusammenzufassenden Kommunikationsaktivitäten eines Krankenhauses wird wie in anderen Branchen auch ganz generell beabsichtigt, entsprechend der eigenen Intentionen Einfluss auf Meinungen, Einstellungen, Erwartungen und Verhaltensweisen von Marktteilnehmern zu nehmen.[104] Zu diesem Zweck kommt es zur teleologischen Gestaltung der auf den relevanten Markt gerichteten Informationen, die mit Hilfe der beiden folgenden Kommunikationsinstrumente übermittelt werden:[105]

- Werbung und
- Öffentlichkeitsarbeit.

104) Vgl. Meffert 1986, S. 443.

105) In der Grundaussage vgl. Schineis 1992, S. 108. Hingegen unterscheidet Meffert 1986, S. 119 im kommunikationspolitischen Kontext nach „persönlicher Verkauf“, „Werbung“, „Verkaufsförderung“ und „Öffentlichkeitsarbeit“.

Letztere bezieht sich stets auf einzelne Produkte oder Dienstleistungen des Krankenhauses und gilt als ein Instrument des Absatz- bzw. Beschaffungsmarketing.

Prinzipiell sollen durch *Werbung* Beziehungen zwischen Absatz- und Beschaffungsseite errichtet und aufrechterhalten werden, womit deutlich wird, dass werbliche Aktivitäten sowohl auf bereits vorhandene als auch auf potenzielle Zielgruppen gerichtet sind.[106] Je nachdem, welche Seite als Kommunikationsinitiator auftritt, kann dabei von Absatz- bzw. Beschaffungswerbung gesprochen werden.[107] Dementsprechend dienen werbliche Aktivitäten[108] dazu, das zur Verfügung stehende Leistungsspektrum (siehe „Service-Mix"), die gebotenen Bezugskonditionen (siehe „Consideration-Mix") sowie die möglichen Bezugsquellen (siehe „Access-Mix") gegenüber dem Markt und seinen Teilnehmern bekannt zu machen. Sie verfolgt letztendlich den Zweck, institutionelle Arrangements[109] in Form von Marktverträgen zu initiieren. Ferner gilt es, die Transparenz im Markt für Klinikleistungen zu erhöhen, den Patienten ihre Entscheidungsfindung zu erleichtern und somit den Erfolg einer Klinik sicherzustellen.

Konkret sollen mit werblich ausgerichteten Aktivitäten hiermit zum einen die möglichen Kunden der Klinikleistungen angesprochen und zur Nachfrage angeregt werden (Absatzwerbung). Zum anderen wird damit gleichzeitig aber auch das Ziel verfolgt, zur Bedarfsdeckung geeignete Beziehungen zu anbietenden Marktteilnehmern (z. B. potenziellen Mitarbeitern) aufzubauen (Beschaffungswerbung). Zu beachten ist, dass Werbeaktivitäten sowohl auf unmittelbarem als auch auf mittelbarem Weg durchgeführt werden können. So besteht die Möglichkeit zur interpersonalen Kommunikation im Rahmen eines Gesprächs zwischen Menschen (unmittelbare Werbung),[110] während in den anderen Fällen ein Medium zwischen die Kommunizierenden geschaltet ist (mittelbare Werbung).[111] Spätestens an dieser Stelle zeigt sich deutlich, dass Werbung und Marketing nicht als zwei verschiedene Ausdrücke für ein und denselben Sachverhalt angesehen werden können,[112] was allerdings noch immer häufig getan wird.

Andere Ziele als mit dem werblichen Instrumentarium werden dagegen mit *Öffentlichkeitsarbeit* bzw. Public Relations verfolgt.[113] Bei der unter-

106) Vgl. Sunnus 1977, S. 73.
107) Vgl. Lippmann/Meyer 1992, S. 208.
108) Zu den juristischen Kategorien der Werbung siehe Schade 2004c, S. 28.
109) Ebers/Gotsch 1993, S. 216.
110) Vgl. Lippmann/Meyer 1992, S. 209. Eine detaillierte Auseinandersetzung mit Direktwerbung findet sich bei Bamler 1987, S. 27-51.
111) In der Grundaussage vgl. Hildenbrand 1983, S. 203 sowie Wimmer/Zerr/Roth 1993, S. 36.
112) Vgl. Franklin 1985, S. 38.
113) Vgl. Mentzel 1978, S. 151 sowie Oeckl 1976, S. 76 f.

nehmensextern gerichteten Variante geht es nicht darum, Nachfrager auf einzelne Leistungen oder Anbieter auf einen bestimmten Bedarf aufmerksam zu machen. Es stehen keine konkreten Services im Mittelpunkt der Kommunikationsaktivitäten.[114] Vielmehr wird mit PR[115] beabsichtigt, Markt-, Verstehens- und Vertrauensdistanzen zwischen dem Krankenhaus und der Öffentlichkeit zu überwinden oder zumindest zu reduzieren.[116] Auch sollen öffentliches Verständnis gewonnen und Meinungen der Marktbeteiligten aus der Umgebung nachhaltig beeinflusst werden. Ausgestattet mit einer Vielzahl von Einzelinstrumenten stellt die Öffentlichkeitsarbeit allerdings auch ein bedeutendes Werkzeug zur Gestaltung des angepeilten sowie zur Demonstration des gelebten Krankenhausimages dar.

Aus diesen Ausführungen wird deutlich, dass Public Relations nicht nur auf potenzielle Kunden bzw. Anbieter gerichtet ist, sondern auf alle, die mit der Klinik in irgendeiner Verbindung stehen.[117] Wie die WHO[118] bereits 1958 auf einem Symposium in Stockholm erklärte, ist die Hauptaufgabe der Public Relations die öffentliche Bekanntmachung des gesamten Leistungsspektrums, welches von einem Krankenhaus abgedeckt wird. Langfristig wird damit beabsichtigt, die Auslastung der Klinik sicherzustellen (wirtschaftliche Dimension), die Aufmerksamkeit der Politiker auf sich zu ziehen (politische Dimension) und die Hemmschwellen der Patienten zu senken (humanitäre Dimension).[119] Unabhängig davon, dass der Begriff „Public" die Existenz eines einzigen homogenen Gebildes vortäuscht,[120] werden mit PR jedoch genau genommen verschiedene Öffentlichkeiten angesprochen.[121] In diesem Zusammenhang sind die Patienten sicherlich als eine der wichtigsten Gruppen zu nennen. Weitere typische Gruppen sind Besucher und Familienangehörige der Patienten, einweisende Ärzte, die eigenen Mitarbeiter, Spender, Sponsoren und Mäzene, Nachwuchskräfte, Lieferanten, Kooperationspartner, Not- und Rettungsdienste sowie die Polizei, um nur einige zu nennen.[122] Sie stellen ihrerseits einzelne Ausschnitte der übergeordneten Öffentlichkeit dar, wobei es regelmäßig zu Überschneidungen zwischen diesen Gruppen kommt. Die Meinungen vom bzw. die Einstellungen gegenüber dem Krankenhaus werden dabei

---

114) Vgl. Lippmann/Meyer 1992, S. 209 f.
115) Kurzbezeichnung für Public Relations.
116) In Anlehnung an Lang 1984, S. 99.
117) In Anlehnung an Wöhe 1986, S. 599.
118) Vgl. World Health Organization 1959, S. 25.
119) Vgl. Schultze-Rhonhof 1984, S. 111.
120) Vgl. Kurtz 1969, S. 12.
121) Vgl. Ireland 1988, S. 24.
122) Vgl. Kurtz 1969, S. 12 f.

von der Verfügbar- bzw. Zugänglichkeit von Informationsquellen determiniert.[123] Dementsprechend wichtig erscheint deshalb der Einsatz von konkreten, teleologisch aufeinander abgestimmten Informationsaktivitäten.

Anders als bei der gerade beschriebenen externen Öffentlichkeitsarbeit, die in erster Linie auf den Absatz- bzw. Beschaffungsmarkt sowie auf verschiedene Akteure im Umfeld der Vermarktung gerichtet ist, zählen zur internen PR sämtliche Maßnahmen, in deren Fokus die eigenen Mitarbeiter stehen.[124] So sind viele Kliniken mittlerweile auch auf diesem Gebiet aktiv und informieren bzw. motivieren ihre Mitarbeiter beispielsweise durch regelmäßige Newsletter via E-Mail, fallweise Rundschreiben über die Hauspost, aktuelle Aushänge an Informationstafeln, wöchentliche Jour-fixe-Gesprächskreise, monatliche Mitarbeiterzeitschriften bzw. -zeitungen, bedarfsweise angesetzte Betriebsversammlungen oder wiederkehrende Sitzungen des medizinischen, pflegerischen bzw. administrativen Leitungskreises.

Die Praxis zeigt, dass der unternehmerische Erfolg nicht zuletzt sehr stark vom Ruf des Krankenhauses abhängt, der seinerseits von der Qualität der Beziehungen der Klinik zur Öffentlichkeit determiniert wird.[125] Aus diesem Grunde scheint eine weitere Erläuterung in diesem Abschnitt noch angebracht zu sein. Sie betrifft den Verwandtschaftsgrad der Begriffe „Marketing“ und „Public Relations“. Danach können idealtypischerweise die fünf folgenden alternativen Konstellationen unterschieden werden:[126]

- Marketing ohne gemeinsame Berührungspunkte mit PR,
- Marketing und PR überschneiden sich etwas,
- PR als Teil des Marketing,
- Marketing als Teil der PR sowie
- synonyme Verwendung der Begriffe „Marketing“ und „PR“.

---

123) Vgl. American Society For Hospital Public Relations of the American Hospital Association 1973, S. 1.
124) Vgl. Pepels 2001, S. 657. Zur Bedeutung der Information der Mitarbeiter siehe beispielsweise Cobaugh 1994e, S. 799-800.
125) Vgl. Peterson 1985, S. 17.
126) Vgl. Kotler/Mindak 1994, S. 375-387. Hier findet sich auch eine sehr ausführliche Diskussion über die potenziellen Unterschiede und Gemeinsamkeiten beider Ausdrücke.

Speziell für Organisationen im Gesundheitsbereich – und damit auch für Krankenhäuser – sind jedoch drei wesentliche Unterschiede zwischen beiden Ausdrücken festzustellen:[127]

(1) Public Relations ist in erster Linie als Kommunikationsinstrument des Krankenhauses zu sehen, während Marketing auch die Aufgabe der Bedarfsermittlung, Produktentwicklung, Preisgestaltung und Distribution zufällt.

(2) Public Relations versucht unter anderem die Einstellungen der Patienten und Ärzte zu beeinflussen und öffentliches Vertrauen zu schaffen, wobei Marketing eher danach trachtet, bestimmte Verhaltensmuster zu aktivieren.

(3) Public Relations hat nicht die Aufgabe, Ziele für das Krankenhaus festzulegen. Marketing hingegen ist bei der Bestimmung des Krankenhauszwecks, der Kunden und des Leistungsspektrums der Klinik stark involviert.

Wie bereits weiter oben dargestellt, gilt es mit Werbeaktivitäten und Öffentlichkeitsarbeit Einfluss auf Meinungen, Einstellungen, Erwartungen und Verhaltensweisen von anderen Marktteilnehmern zu nehmen.[128] Um diesen Zweck zu erreichen müssen die angesprochenen Zielgruppen des Krankenhauses verschiedene Wirkphasen durchlaufen. Hierbei gilt es zunächst, Aufmerksamkeit zu erregen (Attention), dann Interesse zu generieren (Interest), anschließend einen konkreten Wunsch zu wecken (Desire) und nachfolgend die gewünschte Handlung auszulösen (Action). Diese Stufenfolge endet jedoch nicht wie – sowohl in der Literatur[129] als auch von Seiten der Unternehmenspraxis – häufig empfohlen mit der vierten Stufe, also der Nachfrage und Vergütung einer Leistung. Vielmehr sollte angestrebt werden, dass sich die Zielgruppen auch als Multiplikatoren engagieren und die relevanten Informationen (z. B. Wissen, Erkenntnisse, Erfahrungen) weitergeben (Recommendation). Der auf diese Weise initiierte attraktive Domino-Effekt wird als Recommendation- bzw. Empfehlungs-Marketing bezeichnet. Die dargestellten Wirkphasen bilden die fünf elementaren Bestandteile des AIDAR-Schemas (siehe Abbildung 11).

127) Vgl. Kotler/Clarke 1987, S. 471.
128) Vgl. Meffert 1986, S. 443. Ähnlich Schineis 1992, S. 118.
129) Vgl. Meyer 1973, S. 59 sowie Meffert 1986, S. 443.

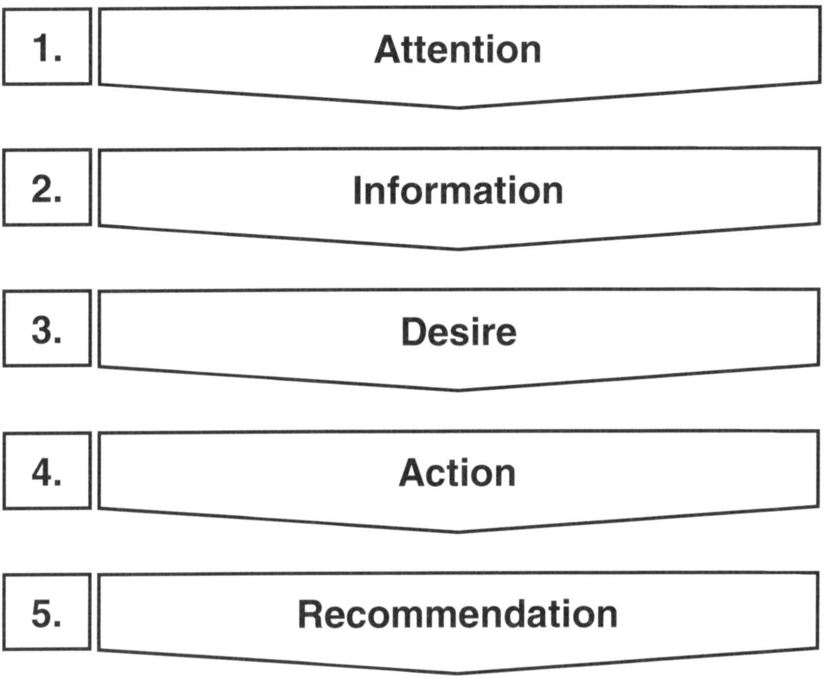

Abbildung 11: Fünf Wirkungsstufen der Marketing-Kommunikation

Typische Kommunikationsaktivitäten des Promotion-Mix in Krankenhäusern stellen die mittlerweile vergleichsweise weit verbreiteten Krankenhauszeitungen bzw. -journale dar (siehe Abbildung 12). Die Praxis zeigt jedoch, dass dieses Medium – wo vorhanden – z. T. in sehr unterschiedlicher Qualität eingesetzt wird. Die Ausführungen reichen dabei von sehr einfachen „hausgemachten" Varianten bis hin zu gehefteten, in Vierfarbdruck gehaltenen und sehr hochwertiger Haptik auftretenden Magazinen. Neben den bereits genannten, ausschließlich an die hausinternen Zielgruppen gerichteten Zeitungen haben sich in den letzten Jahren vor allem auch die für Patienten und Besucher gedachte Klinikzeitungen etabliert. Hinsichtlich Layout attraktiv gestaltet und mit interessanten, aktuellen Informationen ausgestattet, stellt dieses Medium eine effektive Möglichkeit für das Krankenhaus dar, virtuelle Distanzen gegenüber der externen Öffentlichkeit zu reduzieren und erfolgsrelevante Beziehungen aufzubauen. Bewährt haben sich aber auch standardisierte Klinik-Zeitungen, die von externen Verlagen vertrieben werden und die vor allem bei begrenzten Ressourcen eine passable Alternative zu den in Eigenregie angefertigten Zeitungen darstellen.

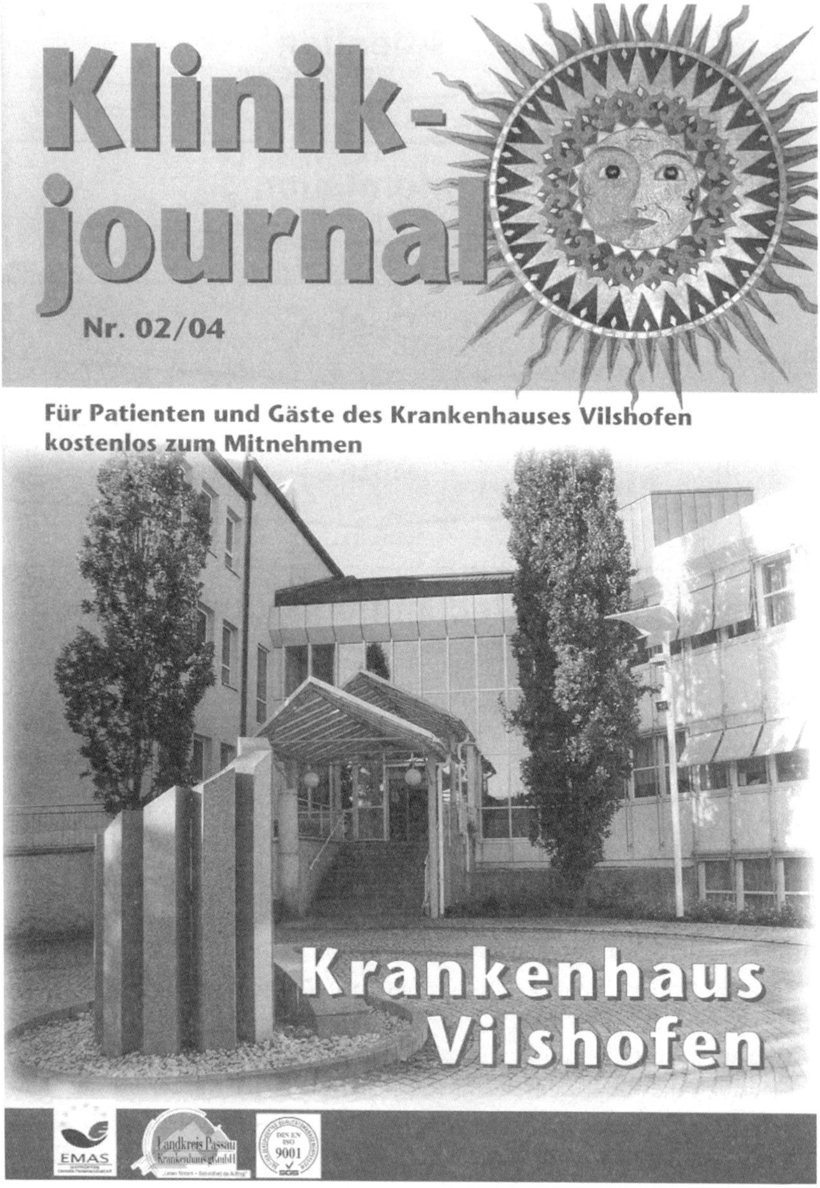

Abbildung 12: Beispiel für ein Krankenhausjournal

Auch bei den Krankenhaus- bzw. Patientenbroschüren (siehe Abbildung 13) bietet sich ein vergleichsweise heterogenes Bild. Die Ausführungen reichen hier vom doppelt gefalteten, beidseitig in schwarz-weiß bedruckten DIN A4 Blatt bis hin zu edel auftretenden Hochglanzbroschüren. Externe Beobachter gewinnen hierbei den Eindruck, dass die Vertrauen schaffende Bedeutung dieses Instrumentariums noch nicht in allen Häusern erkannt wurde. Ähnliches gilt auch für die Geschäftsberichte der Krankenhäuser. Hier scheuen sich nach wie vor sehr viele Entscheider mit ihren Daten in die Öffentlichkeit zu gehen. Insofern bleiben die vielfältigen Möglichkeiten, sich mit diesem Werkzeug zu präsentieren, noch ungenutzt. Dementsprechend wenig ansprechend, teilweise sogar abschrecken fallen die zumeist für einen sehr kleinen Leserkreis und interne Gremien erarbeiteten Geschäftsberichte daher vielfach aus. Zunehmender Beliebtheit erfreuen sich hingegen Informationsvideos, mit denen sich die betroffenen Krankenhäuser am Patientenbett in ihren hauseigenen Klinik-TV-Kanälen präsentieren. Zum Einsatz kommen sie aber auch auf regionalen Ausstellungen, Verbraucherschauen, als Monitorpräsentation in der Lobby des Krankenhauses, zum individuellen Download aus dem Internet, als Werbegeschenk auf DVD und in einzelnen Fällen zu Akquisezwecken auf ausländischen Gesundheitsmessen (z. B. „Arab Health" in Dubai).

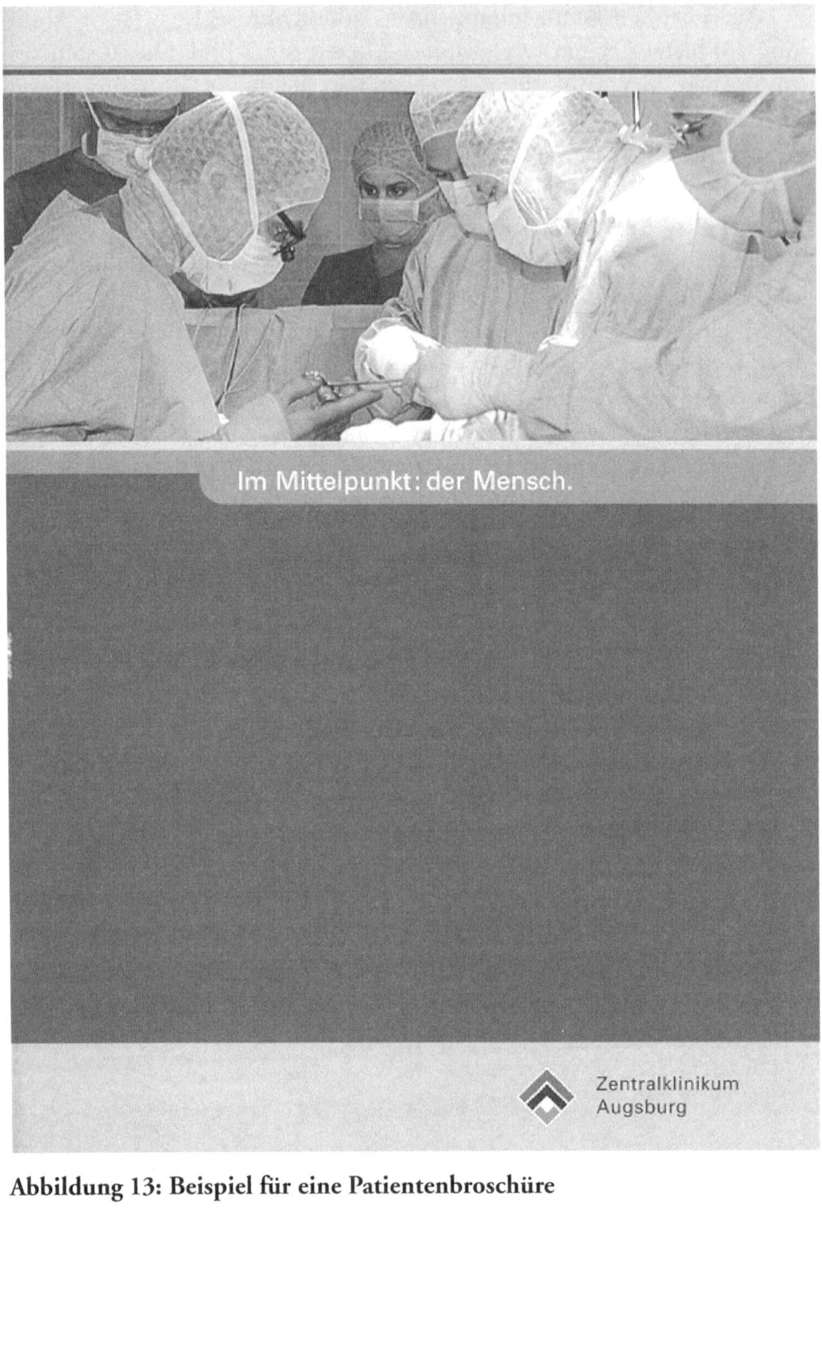

Abbildung 13: Beispiel für eine Patientenbroschüre

Aufgeschlossene Kliniken organisieren ferner regelmäßig einen Tag der offenen Tür, um sich und das angebotene Leistungsspektrum gegenüber Interessierten zu präsentieren.[130] Einladungen zu medizinischen Fachvorträgen im Haus stellen eine weitere Möglichkeit dar, die Angst potenzieller Patienten vor einer Behandlung in der Klinik zu reduzieren und gleichzeitig die hauseigenen Ärzte vorzustellen. Wie in anderen Branchen längst üblich, bietet es sich des Weiteren an, Patienten nach ihrer Entlassung im Rahmen schriftlicher oder fernmündlicher Zufriedenheitsforschung zu kontaktieren, um zukünftige Verbesserungspotenziale zu realisieren. Auch können ehemalige Patienten mittels Mailing-Aktivitäten (z. B. postalisch oder per E-Mail) über personelle oder technische Neuerungen informiert oder auf andere wichtige Ereignisse aufmerksam gemacht werden.

Immer wichtiger werden auch die Internet-Auftritte, die sich ideal für den Erstkontakt der Zielgruppen mit den Krankenhäusern eignen. Insofern gilt es, diesem Kommunikations-Tool hohe Aufmerksamkeit zu widmen und nachfragerelevante Informationen attraktiv aufbereitet anzubieten. Gerade im Zusammenhang mit den vorgeschriebenen Qualitätsberichten müssen die Verantwortlichen darauf achten, dass die immer souveräner und aufgeklärter werdenden Patienten ihren Informationsbedarf kurzfristig im Internet decken und dabei Vorentscheidungen beispielsweise über die Inanspruchnahme von Elektivleistungen nicht zuletzt auf Basis der angebotenen Angaben sowie derer vertrauenswürdigen Darstellung treffen.

Von hoher Erfolgsrelevanz ist dabei auch ein gutes Verhältnis zwischen den Presseverantwortlichen der Klinik und freien bzw. angestellten Journalisten von Zeitungen, Radio- und Fernsehsender. Ein solches gestattet dem Krankenhaus, sich proaktiv gegenüber der externen Öffentlichkeit in Position zu bringen und in Beiträgen publikumswirksam über interessante Sachverhalte zu informieren. Typische Inhaltsschwerpunkte sind hier etwa die Behandlung prominenter Patienten (z. B. „Chefarzt operiert Staatsoberhaupt“[131]), die Begrüßung berühmter Patientenbesucher (z. B. „König Abdullah II. besuchte Mubarak“[132]), Neuerungen im Leistungsangebot (z. B. „Eigene ‚Röhre‘ für Haunstetter Klinik“[133]), die internationale Ausweitung des Klinik-Engagements (z. B. „Klinikum in Dubai präsent“[134]), der Hinweis auf Veranstaltungen (z. B. „Keine Angst vorm Kran-

130) Zur Gestaltung eines Tag der offenen Tür siehe Cobaugh 1994d, S. 705-709.
131) Krogull 2005b.
132) O. V. 2004j.
133) Brütting 2003.
134) O. V. 2005a.

kenhaus – Sein 100-jähriges Jubiläum feierte das Vincentinum mit einem Tag der offenen Tür“[135]), die Bewertung von medizinischen Einrichtungen (z. B. „Gute Noten für das Vincentinum“[136]), die Bündelung von Kompetenzen (z. B. „Drei Kliniken unter einem Dach“[137]), die Berücksichtigung ökologischer Erfordernisse (z. B. „Klinikum Augsburg arbeitet ökologisch vorbildlich“[138]), die finanzielle Unterstützung durch Externe (z. B. „Vom Laser bis zur Liege: Förderer helfen Klinikum“[139]) sowie personelle Veränderungen (z. B. „Im zweiten Anlauf: Neuer Chefarzt für Augenklinik“[140]).

Neben der proaktiven Pressearbeit haben gute Kontakte zu den Medien aber nicht zuletzt auch präventiven Charakter. Dies ist vor allem dann von Bedeutung, wenn im Krankenhaus einmal etwas nicht planmäßig verläuft (z. B. bei Unstimmigkeiten zwischen Klinikleitung und Personalrat „Weiter Ringen um die Service-GmbH“[141]) oder die Patientensicherheit gravierend berührt war (z. B. schwerwiegende medizinische Behandlungsfehler). Gute zwischenmenschliche Beziehungen und offene Kommunikation mit den Medienvertretern verhindern in solchen Fällen bis zu einem gewissen Grad, dass Sachverhalte in der Öffentlichkeit falsch oder zu negativ dargestellt werden und das Image des Hauses Schaden nimmt. Hier eine interessante Zusammenstellung von Negativ-Beispielen für Pressemeldungen:[142]

135) O. V. 2004h, S. 30.
136) O. V. 2005b, S. 41.
137) Schwer 2004c.
138) O. V. 2003c.
139) O. V. 2004g.
140) O. V. 2004i.
141) Schwer 2004d.
142) Überschriften aus Pressemeldungen: o. V. 2004k, S. 14; o. V. 2004l, S. 19; o. V. 2004m; o. V. 2003e, S. 14; o. V. 2003f; o. V. 2003g; o. V. 2003h; o. V. 2003i; o. V. 2003j; o. V. 2003k; o. V. 2003l, S. 18; o. V. 2003m; o. V. 2003n; o. V. 2003o; o. V. 2003p, S. 19; o. V. 2004n, S. 4; Schwer 2004e, S. 36; o. V. 2003q; o. V. 2003r; o. V. 2005c; o. V. 2004o; o. V. 2004p; o. V. 2005d; o. V. 2004q; o. V. 2004r, S. 5; o. V. 2004s; o. V. 2004t; o. V. 2004u; o. V. 2004v; o. V. 2004w; o. V. 2005e; o. V. 2004x; o. V. 2004y; o. V. 2004z; Mettler 2004, S. 3; Borowski 1997; o. V. 1995a; Utzni 1997a; Utzni 1997b; Sigmund 1996, S. 36; o. V. 1996; o. V. 2005f.

„Arznei-Tests ohne Wissen der Patienten?“

„Medikamente an Patienten getestet“

„Uniklinik sucht nach vermisster Schraube“

„Krankenschwester tötet sechs Patienten“

„Klinik-Chef war ein Betrüger: Orthopäde verschickte gefälschte Rechnungen“

„Kind behindert: Hohes Schmerzensgeld“

„Falsche Schwester entführt Baby in Klinik“

„In Klinik: Baby mit Schnuller geknebelt“

„Arzt droht mit ‚Exekution‘: Geistig verwirrter Mediziner im Krankenhaus verhaftet“

„Verzweifelte Mutter sucht ihr vertauschtes Baby“

„Immer neue Infektionen in der Klinik“

„Frau verblutet nach Geburt: Gegen den Arzt wird ermittelt“

„Tod nach Kaiserschnitt: Ärztin vor Gericht“

„Patientin stirbt bei Operation: Oberarzt verurteilt“

„Mysteriöse Todesserie auf der Intensivstation“

„Patientin nach Routine-OP ein Pflegefall“

„Patienten-Daten nicht sicher genug?“

„Herzfehler übersehen – Baby starb nach OP: Gegen Ärzte wird ermittelt“

„Grober Fehler: Kind behindert“

„Mutter starb nach Geburt eines gesunden Sohnes“

„Klinik muss behindertem Kind 250.000 Euro zahlen“

„Kinderklinik zahlt Schmerzensgeld: Infektionswelle bei Babys“

„Mutter starb nach Geburt: Zwei Ärzte stehen vor Gericht“

„Herzoperation am falschen Patienten“

„‚Das falsche Knie operiert‘: Arzt zu Geldstrafe verurteilt“

„Tod nach Kaiserschnitt: Zwei Ärzte angeklagt“

„Klinik zahlt an behindertes Kind: Nach Geburt infiziert“

„Pflegefall nach Kropfoperation“

„Bub aus Klinik entführt“

„Pfleger tötete zehn Patienten“

„Chefarzt ließ Patientin verbluten: drei Jahre Haft“

„Nach Kropf-OP ein Pflegefall“

„Bei Operation Tuch im Unterleib vergessen“

„Geldstrafe für den Chefarzt“

„Es könnte noch mehr Opfer gegeben haben“

„Mandeloperation: 20jähriger stirbt“

„Drogenskandal: Kontrolle versagte“

„Ist Narkose-Fehler Todesursache?“

„Tubus in die Speiseröhre gesetzt?“

„Im Klinikum herrscht ‚Computer-Chaos‘“

„Computer-Pannen: Keine Gefahr für Patienten“

„Krankenschwester soll Patienten getötet haben“

Tabelle 4: Beispiele für Negativ-Schlagzeilen in der Presse

Eine weitere Möglichkeit des Krankenhauses, sich in der Presse gegenüber der Öffentlichkeit in Position zu bringen, sind Anzeigen (siehe beispielsweise Abbildung 14)[143]. Anders als bei redaktionellen Beiträgen haben die Klinik-Entscheider was die Darstellungen betrifft hier weitgehend freie Hand, solange die juristischen Rahmenbedingungen eingehalten werden. Als interessanter Mittelweg bieten sich in vielen Fällen jedoch auch Advertorials[144] an. Das auch als „redaktionelle Werbung" bezeichnete Instrument der Kommunikationspolitik meint das Schalten von Annoncen, die in vielen Fällen inmitten des redaktionellen Teils von Zeitungen bzw. Zeitschriften platziert sind und sich in Bezug auf ihr Layout kaum von der redaktionell generierten Umgebung abheben.[145] Somit wird den Advertorials von den Lesern eine deutlich höhere Vertrauenswürdigkeit und Neutralität zugebilligt, als dies bei klassischen Anzeigen der Fall ist.

143) Aus „Who's Who Europa Magazin" 2004, S. 38.
144) Kunstwort aus „Advertising" und „Editorial".
145) Vgl. Behrens/Esch/Leischner/Neumaier 2001, S. 14.

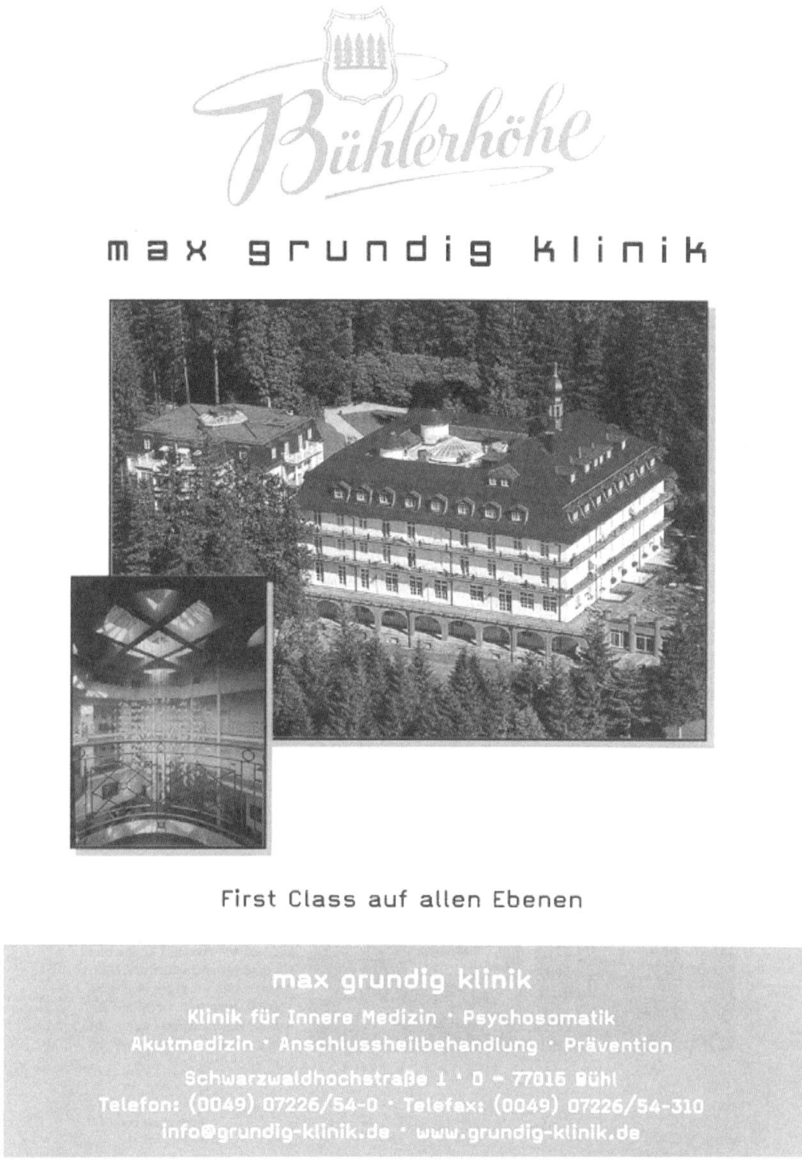

Abbildung 14: Beispiel für die Anzeigenschaltung durch eine Klinik

4 Gesetzliche Grundlagen und Bedingungen für marktorientiertes Klinik-Management

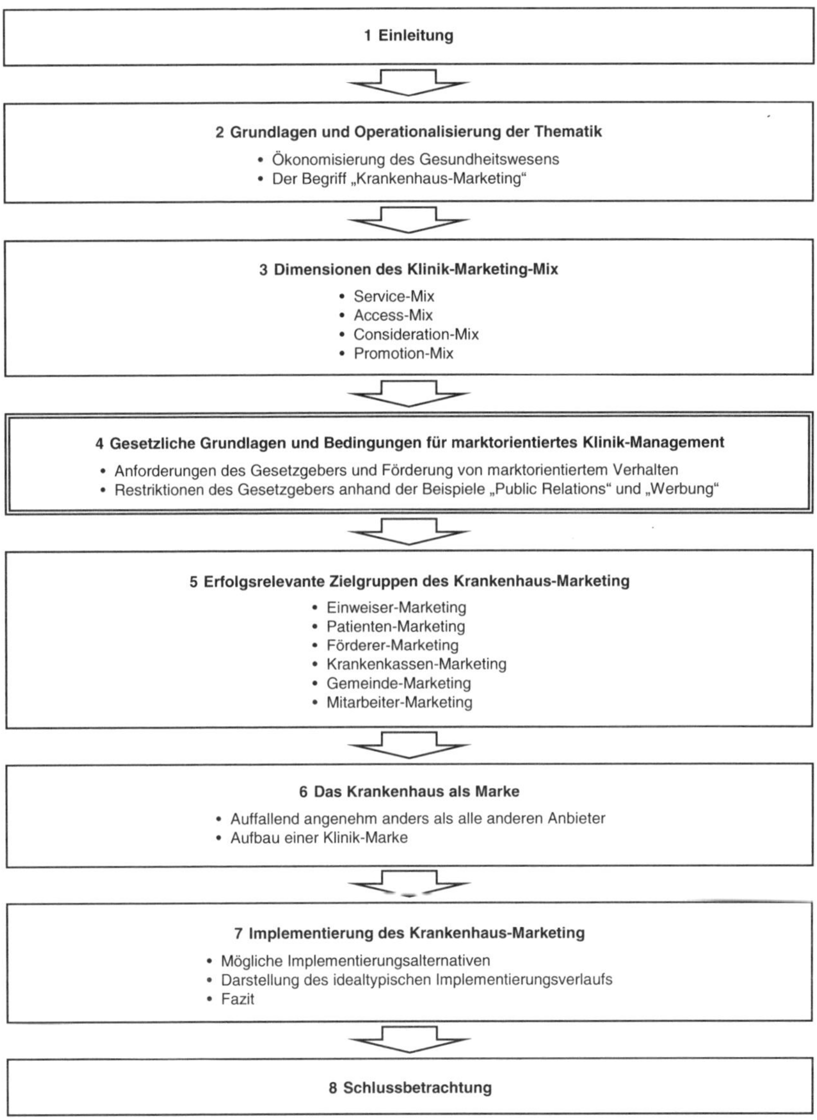

Abbildung 15: Orientierungshilfe für Kapitel 4

Wie in allen Teilen der Gesellschaft ist auch im Gesundheitsbereich ein Funktionieren des komplexen Systems und seine Bestandssicherung nur dann gewährleistet, wenn feste Regeln und verbindliche Rahmenbedingungen in Form von Gesetzen und Verordnungen sowie Anreize und Fördermaßnahmen zur Kanalisierung und Lenkung des einzelwirtschaftlichen Verhaltens bestehen.

Als besonders wichtiger – weil auf die Ausgaben bezogen größter – Teil des Gesundheitswesens gilt der Krankenhausbereich mit seinen im Jahr 2001 ungefähr 1.995[146] allgemeinen Krankenhäusern sowie 245[147] sonstigen[148] Krankenhäusern in der Bundesrepublik Deutschland.[149] Die Krankenhauspflege verursachte 2002 mit etwa 46,2 Mrd. EUR[150] ungefähr 34,4 %[151] der Gesamtausgaben der GKV. Die deutschen Krankenhäuser nehmen darüber hinaus noch die Position eines wichtigen Arbeitgebers ein, wie durch die Anzahl der insgesamt 1.024.576[152] Personen belegt wird, die Ende 2001 dort beschäftigt waren.

Auch in Bezug auf den noch kleinen, aber immer wichtiger werdenden Teilbereich Krankenhaus-Marketing sind bereits sowohl fördernde als auch limitierende Elemente zu erkennen. Einerseits gibt es gerade durch die vielen neuen bzw. geänderten Gesetze der letzten Jahre im Krankenhausbereich Anreize, noch näher zu konkretisierende Verhaltensweisen an den Tag zu legen, um damit unterschiedlichen Anforderungen gerecht zu werden. Andererseits ist die Existenz von Rahmenbedingungen erforderlich, welche für die Gesellschaft destruktiv und kontraproduktiv wirkende Verhaltensweisen ausschließen oder zumindest einschränken sollen.

In den beiden nachfolgenden Abschnitten sollen die gesetzlichen Grundlagen und Anreize zur Förderung von marktorientiertem Klinik-Management sowie die wichtigsten Restriktionen des Gesetzgebers jedoch lediglich dem allgemeinen Grundverständnis dienend umrissen werden.

146) Deutsche Krankenhausgesellschaft 2003, S. 16.
147) Deutsche Krankenhausgesellschaft 2003, S. 16.
148) Krankenhäuser mit ausschließlich psychiatrischen oder psychiatrischen und neurologischen Betten und reine Tages- oder Nachtkliniken.
149) 1995 lag die Zahl der Krankenhäuser insgesamt noch bei rund 2.400 (vgl. o. V. 1995b, S. 1), wobei vor allem öffentliche und freigemeinnützige Krankenhäuser in Anzahl und Kapazität zurückgegangen sind. Gleichzeitig haben private Krankenhäuser zahlenmäßig und in Bezug auf die Bettenkapazität zugelegt. Wie die Beispiele anderer Länder zeigen, dürften auch in Deutschland die Klinikkapazitäten aufgrund der DRGs weiter zurückgehen und gerade kleinere Krankenhäuser zur Fusion oder gar zur Schließung zwingen (vgl. Philippi 2004, S. 10)
150) Deutsche Krankenhausgesellschaft 2003, S. 46.
151) Deutsche Krankenhausgesellschaft 2003, S. 46.
152) Deutsche Krankenhausgesellschaft 2003, S. 38.

4.1 Anforderungen des Gesetzgebers und Förderung von marktorientiertem Verhalten

Mit Verabschiedung des *Gesetzes zur wirtschaftlichen Sicherung der Krankenhäuser und zur Regelung der Krankenhauspflegesätze* (*Krankenhausfinanzierungsgesetz KHG)* vom 29. Juni 1972 in der Fassung vom 23. Dezember 1985 sollten Krankenhäuser in wirtschaftlicher Hinsicht sichergestellt werden, „um eine bedarfsgerechte Versorgung der Bevölkerung mit leistungsfähigen, eigenverantwortlich wirtschaftenden Krankenhäusern zu gewährleisten und zu sozial tragbaren Pflegesätzen beizutragen"[153].

Dieses primär auf die Finanzierung von Krankenhäusern gerichtete Gesetz hatte selbst indirekt jedoch nur sehr geringe Implikationen auf die Wettbewerbsposition der Kliniken. Vor allem die Zielvorgabe der Leistungsfähigkeit der Krankenhäuser wurde weniger durch allzu große Kunden- bzw. Patientenorientierung erreicht als vielmehr dadurch, dass den Krankenhäusern durch hohe finanzielle Zugeständnisse das Betreiben einer zwar sehr effektiven, nicht jedoch effizienten Medizin ermöglicht wurde. Die in der Vergangenheit gesetzlich garantierten pauschalierten, kostendekkenden und tagesgleichen Pflegesätze führten dazu, dass Entscheidungen über Klinikleistungen in den meisten Fällen nahezu kostenunabhängig getroffen wurden. Wirtschaftliches Denken in den Krankenhäusern wurde sogar dadurch bestraft, als dass beispielsweise durch Sparsamkeit erwirtschaftete Überschüsse zu einer Senkung der Pflegesätze in der nachfolgenden Abrechnungsperiode führten.[154] Letztendlich konnte somit von sozial verträglichen Pflegesätzen jedoch nicht mehr gesprochen werden.

Wesentliche Änderungen ergaben sich jedoch bereits aus dem *Gesetz zur Neuordnung der Krankenhausfinanzierung (Krankenhausneuordnungsgesetz KHNG)*, der neuen *Bundespflegesatzverordnung (BPflV)* und dem *Gesetz zur Strukturreform im Gesundheitswesen (Gesundheitsreformgesetz GRG)*. Das KHNG wurde am 20. Dezember 1984 verabschiedet und trat am 1. Januar des Jahres 1985 in Kraft, während das reformierte Pflegesatzrecht am 1. Januar 1986 gültig wurde. Im Anschluss daran erlangte das GRG vom 25. November 1988 am 1. Januar 1989 seine Rechtswirksamkeit.

Wichtige Konsequenzen aus diesen Beschlüssen ergaben sich nunmehr auch für die Marktorientierung der Kliniken. Indem die Mitfinanzierung der Krankenhausinvestition von Bund und Ländern durch die Übernahme der alleinigen Verantwortlichkeit seitens der Länder in Bezug

153) § 1 Absatz 1 KHG.
154) Vgl. Lampert 1994, S. 245.

auf Planung und Finanzierung ersetzt wurde, konnte nun besser auf die Vor-Ort-Gegebenheiten eines Krankenhauses eingegangen, die tatsächliche Notwendigkeit von Investitionen untersucht und somit das potenzielle Leistungsspektrum des Krankenhauses realistischer geplant werden. Daneben wurden die Mitwirkungsrechte der Krankenkassen und Kliniken selbst bei der Planung des Krankenhauses erhöht, was erneut Anreize bot, die Besonderheiten im lokalen Markt für Gesundheitsleistungen noch stärker zu berücksichtigen. Die Wiedereinführung der Pflegesatzaushandlung zwischen den Krankenhäusern und Krankenkassen sowie Ablösung der nachträglichen Kostenerstattung führte dazu, dass die Krankenkassen ihrer Forderung nach Kostenreduzierung z. B. mittels Patientenorientierung Nachdruck verleihen konnten. Die flexible Budgetierung – durch Budgetvereinbarungen für zukünftige Perioden – anstelle des für die Krankenhäuser angenehmeren Selbstkostendeckungsprinzips ermöglichte ebenfalls eine stärkere Orientierung der Kostenverantwortlichen an der Angebots- und Nachfragesituation einer Klinik. Erleichtert wurde damit beispielsweise der Abbau von Überkapazitäten und daraus resultierend die wirtschaftlichere Führung des Krankenhauses, da Gewinne behalten werden durften und Verluste selbst getragen werden mussten.

Realisierung von Einsparpotenzialen durch Konzentration auf das medizinisch Erforderliche war eines der Hauptziele des GRG.[155] Dies ermöglichte verstärkten Wettbewerb zwischen den Krankenhäusern unter anderem dadurch, dass Krankenkassen sogar Versorgungsverträge mit den Krankenhäusern kündigen konnten, falls in den Kliniken keine leistungsfähige und wirtschaftliche Behandlungsweise (z. B. im Vergleich zu anderen Krankenhäusern) mehr gewährleistet war. Auch die oben beschriebene Eigenbeteiligung der Patienten an den Kosten der Krankenhausbehandlung wurde mit dem GRG eingeführt, diente jedoch vor allem der Kostensenkung im stationären Bereich. Die Prävention als ein an Bedeutung zunehmendes Aufgabengebiet im Gesundheitswesen der Bundesrepublik Deutschland[156] wurde ebenfalls mit diesem Gesetz weiter zugänglich gemacht, obwohl sie in den Krankenhäusern, genau genommen, seit jeher eine wichtige Rolle gespielt hat. Man denke nur an Verabreichung von Antibiotika an Frischoperierte zur Vermeidung von Infektionen[157] oder Untersuchungen bei Neugeborenen und Kleinkindern zur möglichst frühzeitigen Erkennung von Krankheiten[158]. Dieser Trend hat jedoch vor allem

155) Vgl. Bundesministerium für Arbeit und Sozialordnung 1991, S. 127.
156) Vgl. von Troschke 1991, S. 78.
157) Vgl. Mayer 1995, S. 63.
158) Vgl. Brennecke/Schelp 1993, S. 50 f.

zur Folge, dass sich Krankenhäuser nun verstärkt Gedanken über ihr Wahlleistungsangebot (z. B. Rücken-, Diabetes- und Ernährungsschulen) machen.

Tiefgreifende Änderungen hatte das als nächstes verabschiedete Gesetz zur Folge, als es am 1. Januar 1993 seine Wirksamkeit erlangte. Das *Gesetz zur Sicherung und Strukturverbesserung der gesetzlichen Krankenversicherung (Gesundheitsstrukturgesetz GSG)* hob das Selbstkostendeckungsprinzip auf und führte anstelle dessen für den Zeitraum 1993-1995 das feste Budget ein, mit welchem je nach Grad der Effizienz und Marktorientierung des Krankenhauses sowohl Gewinne als auch Verluste erwirtschaftet werden konnten. Ab dem 1. Januar 1996 waren die vier neuen Finanzinstrumente „Fallpauschale", „Pauschaliertes Sonderentgelt" sowie „Basis-" und „Abteilungspflegesatz" durch das GSG verbindlich vorgeschrieben. Des Weiteren wurde im Rahmen des GSG eine intensivere Verzahnung von vor- bzw. nachstationärer Behandlung und von ambulanten Operationen beschlossen, um bisher ungenutzte Wirtschaftlichkeitsreserven nutzbar zu machen.[159] Abgerundet wurde das Gesetz durch die Einführung einer erweiterten Berichterstattungspflicht der Krankenhäuser und der Implementierung von den drei Pflegestufen „Grundleistung", „Erweiterte Leistung" und „Besondere Leistung".

Um diesem Gesetz zu genügen, bedurfte es indes der Erfüllung vielfältiger Anforderungen an das Krankenhaus-Management. Wichtig war in diesem Zusammenhang nicht nur eine exakte Erfassung der Kosten und Leistungen je Klinik und Abteilung, sondern auch die Überprüfung des medizinischen und nichtmedizinischen Leistungskatalogs auf das Kosten-Leis–tungs-Verhältnis hin sowie gegebenenfalls die Generierung von Einsparmöglichkeiten oder der Fremdbezug von Leistungen durch Externalisierung betrieblicher Funktion oder Prozesse (Outsourcing).[160] Mit dieser Vorgehensweise ließen sich ineffiziente Bereiche im Krankenhaus leichter ausmachen, welche, wenn sie nicht beseitigt wurden, dazu führen konnten, dass die Krankenkassen den Krankenhäusern die Versorgungsverträge zu kündigen befugt waren. In den medizinischen Abteilungen konnten deswegen organisatorische Änderungen, z. B. zur Verzahnung von vor- bzw. nachstationärer Behandlung und von ambulanten Operationen, notwendig werden. Doch wirkte sich die mangelnde Kostentransparenz besonders in den nichtmedizinischen Klinikbereichen – beispielsweise in der

159) Vgl. Lampert 1994, S. 240.
160) Interessierte am Thema „Outsourcing bei Krankenhäusern" seien auf Jeschke/Hailer (1995) verwiesen. Das Thema „I&C-Outsourcing" wird schwerpunktmäßig bei Mayer (2002-2005), Söbbing (2002) und Köhler-Frost (2002-2005) behandelt.

Verwaltung, dem technischen Dienst sowie der Ver- und Entsorgung – stark behindernd aus,[161] wenn es darum ging, Effizienzsteigerungen zu realisieren.

Aufgrund des deutlichen Missverhältnisses zwischen den GKV-Krankenhausausgaben und der gegenüberstehenden Einnahmesituation folgten weitere gesetzliche Beschlüsse[162] in Form des *Gesetzes zur Stabilisierung der Krankenhausausgaben (Stabilisierungsgesetz StabG)* im Jahr 1996 sowie des *2. GKV-Neuordnungsgesetzes (2. GKV-NOG)* im Jahr 1997. Mit dem Inkrafttreten des *Gesetzes zur Reform der gesetzlichen Krankenversicherung (GKV-Gesundheitsreformgesetz)* im Jahr 2000 hat der Gesetzgeber abermals bedeutende Neuerungen durchgesetzt. So wurde hier die Integrierte Versorgung (IV) initiiert, um die bislang stark ausgeprägte sektorale Abgrenzung zu reduzieren und die verschiedenen vertikal verbundenen Leistungserbringer enger zu vernetzen. Gleichzeitig wurden DRGs als neues Entgeltsystem eingeführt, die mit bisweilen sehr komplexen Abrechnungsregeln einhergehen[163] und die das lange Zeit dominierende heterogene Krankenhausvergütungssystem aus Pflegesätzen, Fallpauschalen und Sonderentgelten weitgehend abgelöst haben.[164] In den folgenden Jahren hat diese Abrechnungssystematik weitere Ergänzungen bzw. Anpassungen erfahren. Zu nennen sind an dieser Stelle für das Jahr 2002 das *Gesetz zur Einführung des diagnose-orientierten Fallpauschalensystems für Krankenhäuser (Fallpauschalengesetz FPG)*, das *Gesetz über Entgelte für voll- und teilstationäre Krankenhausleistungen (Krankenhausentgeltgesetz KHEntG)* sowie die *Verordnung zum Fallpauschalensystem für Krankenhäuser 2003 (KFPV)*. Im Jahr 2003 folgten das *Gesetz zur Änderung der Vorschriften zum diagnose-orientierten Fallpauschalensystem für Krankenhäuser (Fallpauschalenänderungsgesetz FPÄndG)* sowie die *Verordnung zum Fallpauschalensystem für Krankenhäuser 2004 (KFPV)*.

Mit dem *Gesetz zur Modernisierung der gesetzlichen Krankenversicherung (GKV-Modernisierungsgesetz GMG)* wurden 2004 in erster Linie Krankenhäuser weiter für ambulante Leistungen beispielsweise im Rahmen von Disease Management Programmen (DMP) bzw. bei Unterversorgung geöffnet, die Integrierte Versorgung auf eine erweiterte Basis gestellt und Medizinische Versorgungszentren (MVZ) zugelassen. Gleichzeitig wurde der Gemeinsame Bundesausschuss (G-BA) als Gremium der kollektiven Selbst-

161) Vgl. Dibelius/Pfahlert/Röder/Wettke 1991, S. 401.
162) Siehe hierzu beispielsweise Hasenbein 2004. Zur vorausgehenden Entwicklung der Gesundheitsgesetzgebung siehe beispielsweise Jeschke/Gliemann 1993, S. 39.
163) Vgl. Malzahn 2005, S. 11.
164) Vgl. o. V., 2004cc, S. 23.

verwaltung von Ärzten, Krankenkassen und Krankenhäusern implementiert. Dieser konkretisiert ambulante und stationäre medizinischen Leistungen hinsichtlich Effektivität, Zweckmäßigkeit und Wirtschaftlichkeit im Kontext der Gesetzlichen Krankenversicherung. Ferner werden Anforderungen an Qualitätsmanagement und Qualitätssicherungsmaßnahmen für die verschiedenen Leistungssektoren des Gesundheitswesens definiert.[165] So wurden Mindestmengen festgelegt, welche die medizinischen Leistungserbringer im Minimalfall realisieren müssen. Werden diese nicht erreicht, dürfen sie zukünftig nicht mehr erbracht werden. Den gesetzlichen Anforderungen entsprechend müssen Kliniken seit 2005 im Internet ferner einen Qualitätsbericht veröffentlichen und diesen Report anschließend im zweijährigen Turnus auf den neuesten Stand bringen und erneut publizieren.[166] Er gibt Auskunft über Anzahl und Art aller Leistungen des Krankenhauses, das interne Qualitätsmanagement, die erbrachte Struktur- und Prozessqualität sowie Mindestmengen für definierte Leistungen. Die von den Kliniken angebotene und über die gesetzlichen Mindestanforderungen hinausgehende Qualitätstransparenz kann dabei aus Marketingsicht ein entscheidendes Erfolgskriterium darstellen.[167] Dabei gilt es jedoch nicht nur die Versicherten, sondern beispielsweise auch die Einweiser und Krankenkassen anzusprechen.[168]

Die Einführung eines diagnose-bezogenen Fallpauschalensystems im Rahmen des *2. Gesetzes zur Änderung der Vorschriften zum diagnose-orientierten Fallpauschalensystem für Krankenhäuser und zur Änderung anderer Vorschriften (2. Fallpauschalenänderungsgesetz FPÄndG)* ist ein weiterer gravierender Einschnitt in die Abrechnungssystematik von Krankenhäusern. Um nach der Einführung des neuen Entgeltsystems den betriebswirtschaftlichen Erfolg sicherzustellen, gilt es für die Krankenhäuser, sich um eine gute Zusammenarbeit sowohl mit den Krankenkassen als auch dem Medizinischen Dienst der Krankenversicherung (MDK) zu bemühen und einer partnerschaftlichen Kommunikationskultur eine hohe Bedeutung beizumessen.

Durch die genannten vielfältigen Neuerungen der gesetzlichen Rahmenbedingungen haben sich auch die Rahmenbedingungen für alle Akteure im Gesundheitswesen signifikant verändert. So ist zweifelsohne der Wunsch des Gesetzgebers nach Transparenzsteigerung sowie Lokalisierung und Egalisierung ineffizienter Bereiche zu erkennen. Wie in allen Bran-

165) Vgl. g-ba.de.
166) Vgl. Schaar 2004, S. 25.
167) Vgl. Leber 2004a, S. 380 sowie Leber 2004b, S. 10. In der Grundaussage Nowack-Schwonbeck, S. 20.
168) Vgl. Tuschen 2004, S. 13.

chen funktioniert dies durch Stärkung des Wettbewerbs, der systemimmanente Schwachstellen offen legt, überflüssige Kapazitäten freisetzt und letztendlich zu Effizienz- und Qualitätssteigerungen beiträgt. Die gerechtere Vergütung von erbrachten Klinikleistungen, die bessere Verteilung begrenzter Ressourcen und die Veränderung von Versorgungsstrukturen sind die Konsequenzen. Kliniken sind – um ihre Existenz dauerhaft zu sichern – daher gezwungen, die vielfach noch immer verkrusteten Strukturen aufzubrechen, vielfach längst überkommene Denkhaltungen zu verändern, ihr Management weiter zu professionalisieren, sich auf ihre Kernkompetenzen zu konzentrieren, betriebliche Funktionen sowie Geschäftsprozesse neu zu definieren und adäquate Marktstrategien zu entwickeln. Wie die Unternehmenspraxis zeigt, haben einige Krankenhäuser bereits die unumgängliche, wenngleich einschneidende Wende erfolgreich vollzogen.

Aufgrund der genannten, sehr gravierenden Änderungen ergeben sich gerade auch für das Klinik-Marketing eine Reihe wichtiger Herausforderungen. Sehr wichtig ist in diesem Zusammenhang die Überzeugung der von den gesetzlichen Veränderungen ebenso betroffenen und dadurch verunsicherten Öffentlichkeit davon, dass ihr Wohl nach wie vor bzw. jetzt erst recht im Mittelpunkt aller Bemühungen der jeweiligen Klinik steht und alle Aktivitäten letztendlich nur ihnen dienen. Im veränderten Gesundheitsmarkt gilt es für potenzielle Kunden einen höheren ökonomischen Beitrag zu leisten und mehr Eigenverantwortung zu übernehmen. Angesichts des immer schneller werdenden medizinischen Fortschritts und der gleichzeitig ungleichmäßigen Allokation ausgeprägter Spitzenleistungen sind Patienten heute mehr denn je gefordert, sich die Vorzüge des transparenten Marktes zunutze zu machen.

Auch muss die einzelne Klinik im Vergleich zu ihren Wettbewerbern stärkere Imagepflege gegenüber und engere Zusammenarbeit mit den Krankenkassen – beispielsweise durch bereitwilligen Austausch von Informationen unter anderem zum Nachweis einer effizienten und effektiven Arbeitsweise – betreiben. Zur Überlebensfrage wird für die Krankenhäuser jedoch in gleichem Maße die engagierte und partnerschaftliche Kooperation mit den Niedergelassenen werden. Die Sicherstellung guter Erreichbarkeit für Nachfragen sowie die Kommunikation des angebotenen Dienstleistungsspektrums sind hier nur einige, wenn auch bedeutende Beispiele für bestehende Herausforderungen. Andererseits müssen Kliniken erfolgreiche Konzepte entwickeln, damit sie in Anbetracht des Trends von stationärer hin zu ambulanter Behandlung keine Marktanteile an einzelne, größenbedingt oftmals flexiblere niedergelassene Anbieter verlieren. So zeigt sich, dass eine kleine, aber hochtechnologisch und modern ausgestattete Gemeinschaftspraxis für Strahlenmedizin einem Klinikum der Maximalversorgung auf bestimmten Geschäftsfeldern durchaus gefährlich werden kann. Kürzere Entscheidungswege, schnellere Kapitaleinbindung und attraktive Arbeitsbedingungen für zukünftige Mitarbeiter etc. zeigen auch hier den zunehmenden Wettbewerb um knappe Ressourcen (z. B. Patienten, Personal, Fördermittel). Auch zeigt dieses Beispiel, dass selbst große und längst etablierte Kliniken in Bedrängnis geraten können.

Im Rahmen der verstärkten Marktorientierung darf allerdings keinesfalls die Einbindung der eigenen Mitarbeiter übersehen werden (internes Marketing). So wirkt sich kooperatives Verhalten auch hier Erfolg bringend für die Klinik aus. Besonders Pflegekräfte sind es, die als die am besten informierten Mitarbeiter bezeichnet werden können, da sie den wohl engsten Kontakt zu den Kunden des Krankenhauses haben.[169] Somit tragen gerade sie, aber auch die anderen Mitarbeiter (z. B. Ärzte, Reinigungskräfte, Verwaltungspersonal) durch ihren Kontakt mit den Kunden sowie deren Besuchern maßgeblich zur allgemeinen Imagebildung der Klinik bei.

Man kann davon ausgehen, dass die DRG-Entgeltsystematik den Konzentrationsprozess bei den Kliniken weiter verstärken wird.[170] So ist bereits heute nicht zu übersehen, dass sich die zunehmende Konkurrenz um immer knapper werdende Leistungsfaktoren gerade auf öffentliche Krankenhäuser unvorteilhaft auswirkt, was seit Jahren in sinkenden Bestandszahlen zum Ausdruck kommt. Gleichzeitig ist bereits seit längerer Zeit ein verstärkter Wettbewerbsdruck von Seiten der privaten Gesundheitsanbieter festzustellen. Gelingt es den betroffenen Krankenhäusern nicht, die DRG- bzw. verweildauersenkungs-bedingt frei gewordenen Kapazitäten (z. B. Bettenabbau) etwa durch intensivere Bearbeitung der Lieferantenseite (d. h. Einweiser) sowie durch stärkere Berücksichtigung von Kundeninteressen auszulasten, werden die resultierenden ungünstigen Kostenstrukturen den betriebswirtschaftlichen Erfolg des Krankenhauses reduzieren.

4.2 Restriktionen des Gesetzgebers anhand der Beispiele „Public Relations“ und „Werbung“

Engagiertes Marketing im Krankenhaus zu betreiben ist eine noch nicht sehr weit verbreitete Disziplin. Die Gründe, warum es zunehmend notwendig wird, sie zu beherrschen, sind mittlerweile hinlänglich bekannt und wurden im vorigen Abschnitt anhand des gesetzlichen Anforderungs-

169) Vgl. Riegl 1994a, S. 118.
170) Vgl. Beyrle 2004, S. 9.

profils an die Kliniken verdeutlicht. Andererseits ist die Gefahr sehr groß, aktives Krankenhaus-Marketing von heute auf morgen, sozusagen aus dem Stegreif und aus rein operativem Aktionismus heraus betreiben zu wollen. Es gibt hier eine ganze Reihe von Einschränkungen und Rahmen-

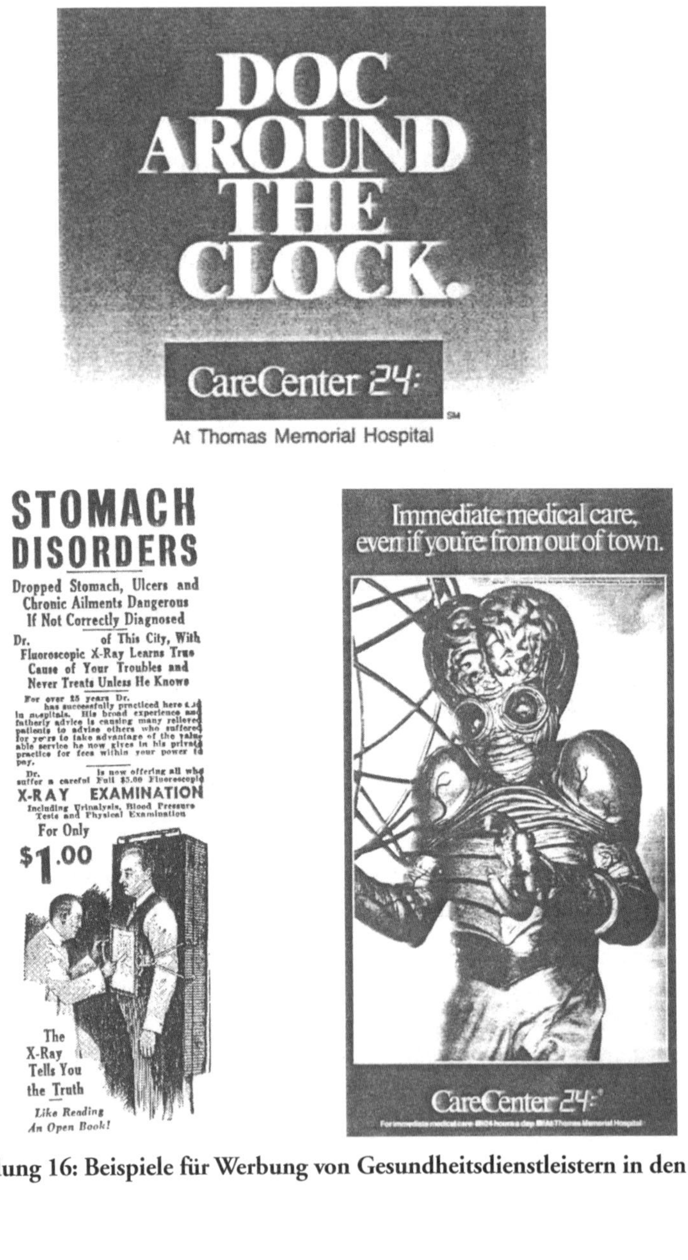

Abbildung 16: Beispiele für Werbung von Gesundheitsdienstleistern in den USA

vorgaben,[171] welche ein allzu schwungvoll-euphorisches Vorgehen bereits im Keimstadium ersticken würden.

Völlig anders ist die Situation dagegen in den USA, wo Krankenhäuser und andere Anbieter von Gesundheitsleistungen wesentlich größere Spielräume bei ihren Kommunikationsaktivitäten haben. Dort sind Zeitungsleser seit jeher an plakative Werbeaussagen und auffällige Bilder gewöhnt (siehe Abbildung 16)[172]. Das unverkennbare Ziel heißt Flagge zeigen und sich von den Wettbewerbern abheben. Beispielsweise soll der Betrachter durch den gezielten Einsatz der Reminder-Technik, d. h. durch häufiges Wiederholen von Werbebotschaften bzw. PR-Aussagen und deren Verankerung im semantischen Gedächtnis, eine positive gedankliche Beziehung zum Haus aufbauen. Die Kliniken haben dabei die Möglichkeit, die Kommunikationswirkung beispielsweise im Rahmen von Recall-Tests zu überprüfen.[173] Derartige Kommunikationsaktivitäten beruhen auf der Überlegung, dass das betreffende Krankenhaus im Bedarfsfall bei den potenziellen Nachfragern besonders präsent ist und sie sich folglich für die Leistungen dieses Anbieters entscheiden. Auch versuchen einige amerikanische Krankenhäuser im Rahmen von dynamischem Yield Management beruflich stark engagierten Personen Behandlungstermine an Wochenenden anzubieten und gleichzeitig die Klinikkapazitäten gleichmäßig auszulasten. So nahmen Patienten des Sunrise Hospital in Las Vegas/USA, die sich freitags oder samstags ins Krankenhaus begaben, an einem Gewinnspiel teil,[174] bei dem es wöchentlich Traumreisen zu gewinnen gab (siehe Abbildung 17).

171) Detaillierte Informationen zu Arzt- und Krankenhauswerbung siehe beispielsweise Tscheulin/Helmig 1996.
172) Aus Nichols 1979, S. 160 sowie Gray 1988, S. 80.
173) Weitere Informationen zu Recall-Tests finden sich bei Behrens 1996, S. 156.
174) Vgl. Marshall 1979, S. 155 sowie Cooper/Robinson 1982, S. 174. Weitere Informationen zum Thema „Yield Management" siehe beispielsweise Schröder/Hoffjan/Schröder 2003, S. 15-23.

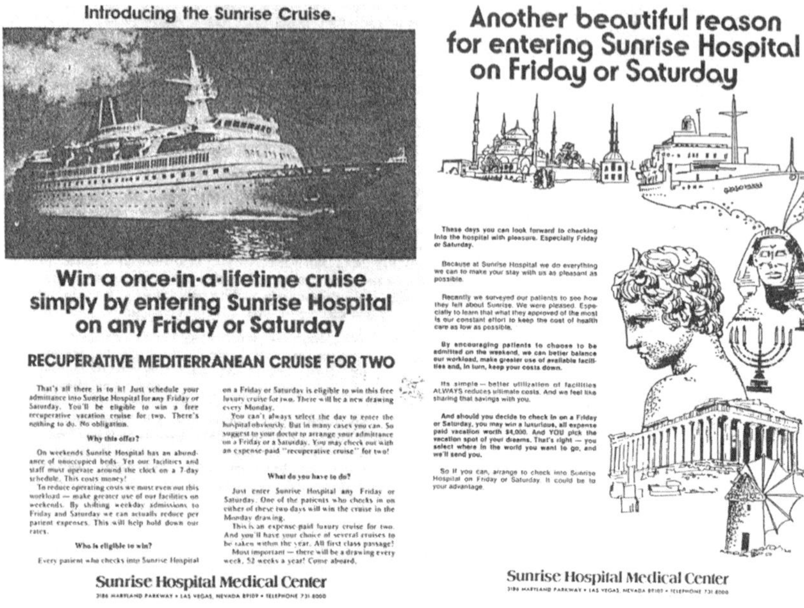
Introducing the Sunrise Cruise.
Win a once-in-a-lifetime cruise simply by entering Sunrise Hospital on any Friday or Saturday
RECUPERATIVE MEDITERRANEAN CRUISE FOR TWO
Sunrise Hospital Medical Center
Another beautiful reason for entering Sunrise Hospital on Friday or Saturday
Sunrise Hospital Medical Center

Abbildung 17: Yield Management durch Gewinnspiele in den USA

Anhand der Beispiele „Public Relations" und „Werbung" als die sehr zentralen, kommunikationsorientierten Bereiche des Krankenhaus-Marketing soll exemplarisch gezeigt werden, wie vergleichsweise schwierig ein auf den jeweils relevanten Markt ausgerichtetes Kommunikations-Engagement in Deutschland sein kann. Werbeaktivitäten und Öffentlichkeitsarbeit werden – wie in Abbildung 18 veranschaulicht – gleich durch drei, nachfolgend dargestellte Gesetzesgrundlagen bzw. Verordnungen eingeschlossen:

- Heilmittelwerbegesetz (HWG)
- Gesetz gegen den unlauteren Wettbewerb (UWG) und
- ärztliches Standes- und Berufsrecht.

Das *Heilmittelwerbegesetz (HWG)* als eine der drei Beschränkungen der Werbung und Öffentlichkeitsarbeit im Krankenhaus verfolgt das Ziel, fachliche Laien vor unsachlichen, irreführenden und manipulierenden Werbeaussagen und Verführung zu unsachgemäßer Selbstbehandlung zu schützen. Wenngleich das HWG[175] unter anderem die informierenden Ak-

175) Kurzbezeichnung für Heilmittelwerbegesetz.

tivitäten der Klinik und die des einzelnen Arztes beschränkt, kann es nicht als ein ausschließlich auf diesen Kreis anwendbarer Rechtsrahmen verstanden werden, sondern hat vielmehr generelle Gültigkeit. Auch beschreibt es kein generelles Werbeverbot, sondern enthält eine konkrete Ge- und Verbotsdarstellung.[176] Beispielsweise ist es nach § 3 HWG verboten, nicht objektiv abgesicherte Fakten werblich zu verwerten, während § 11 HWG strikte Vorschriften über die Werbung für Arzneimittel, Behandlungsverfahren usw. speziell außerhalb der medizinischen Fachkreise macht. Die Unterscheidung zwischen medizinischen bzw. pharmazeutischen Fachkreisen und fachfremder Personen ist insofern von Bedeutung, weil Laien i. d. R. nicht die erforderliche Sachkenntnis besitzen, um den Wahrheitsgehalt werblicher Aussagen über gesundheitliche Sachverhalte verifizieren zu können.[177] So ist die Werbung von Krankenhäusern und Ärzten mit frei erfundenen oder tatsächlichen Kranken- bzw. Heilgeschichten unzulässig.[178] In § 12 HWG sind darüber hinaus verschiedene Krankheiten aufgeführt, welche generell nicht im werblichen Zusammenhang für bestimmte Behandlungsverfahren oder Mittel genannt werden dürfen.

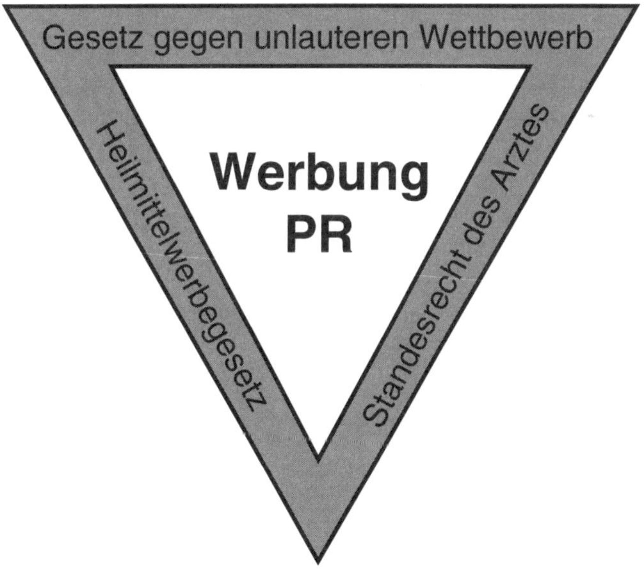

Abbildung 18: Rechtliche Rahmenbedingungen für Werbung und Public Relations im Krankenhaus

176) Vgl. Schade 2004b, S. 16.
177) Vgl. Schade 2004a, S. 19.
178) Vgl. Jaeger-Lenz 2003, S. 26.

Deutlich erkennbare Parallelen zum HWG finden sich in § 3 aus dem *Gesetz gegen den unlauteren Wettbewerb (UWG)*, da auch hier irreführende Aussagen untersagt sind. Dennoch können die Aussagen des UWG als weniger eindeutig angesehen werden. So können aus dem UWG kaum konkrete Voraussetzungen für das Vorliegen eines Wettbewerbsverstoßes entnommen werden. Stattdessen finden sich hier eher generelle Bestimmungen hinsichtlich unlauterer und irreführender Werbung. Das Gesetz limitiert den informierenden Handlungsspielraum unter anderem des Krankenhauses und einzelner Ärzte. Ein wesentliches Ziel des UWG[179] ist es, werbliche Aktivitäten, die berufswidrig sind und deshalb gegen die guten Sitten verstoßen, nach § 1 UWG zu unterbinden. Sittenwidrige Werbung liegt nach der Rechtsprechung beispielsweise dann vor, wenn potenzielle Patienten des Krankenhauses durch Kundenfang (d. h. Beeinträchtigung der freien Willensbildung), Nötigung (d. h. Ausübung physischen oder psychischen Zwangs) oder Verlockung (d. h. Abgabe von Zuwendungen und Geschenken) an die Klinik herangeführt werden sollen.[180] Die Behinderung von anderen mit dem eigenen Krankenhaus in Wettbewerb stehenden Kliniken, vergleichende Werbung oder der Verstoß gegen geschriebenes Recht lassen sich gleichfalls unter Sittenwidrigkeit subsumieren.[181] Die Neufassung des UWG durch die Bundesregierung zielt darauf ab, den Schutz der Verbraucher in einigen Punkten weiter zu verbessern und seine Interessen zu stärken.[182] So sind Verbraucher neben den Wettbewerbern und anderen Marktteilnehmern nun gleichermaßen und gleichrangig durch das UWG geschützt.[183] Besonders strenge Maßstäbe legt die Rechtsprechung dabei in Bezug auf Werbung im Gesundheitsbereich an.[184]

Ein dritter umfassender und limitierender Kodex, der sowohl Öffentlichkeitsarbeit als auch werbliche Aktivitäten im Krankenhaus betrifft, wird vom *ärztlichen Standes- und Berufsrecht* beigesteuert. Von dieser Verordnung unmittelbar berührt ist zwar nur der Arzt in Person, indirekt jedoch auch das Krankenhaus, das als Arbeitgeber des Arztes fungiert und diesen bei informierenden Aktivitäten berücksichtigen sollte.[185] Da der Arzt idealtypisch bestrebt ist, sein Handeln an den Maßstäben seines Stan-

179) Kurzbezeichnung für Gesetz gegen den unlauteren Wettbewerb.
180) Vgl. Schenk 1984, S. 52.
181) Vgl. Barta 1989, S. 14.
182) Vgl. Jaeger-Lenz 2003, S. 13.
183) Vgl. Kristin 2004, S. 1.
184) Vgl. o. V. 2004aa, S. 17.
185) Vgl. Braun 1994, S. 620.

desrechts zu orientieren, darf das ihn beschäftigende Krankenhaus keine werblichen Aktivitäten betreiben, die mit seinem ärztlichen Berufsbild nicht in Einklang gebracht werden können.[186] Dies gilt vor allem dann, wenn das allgemeine und das Selbstverständnis der Ärzte als die den Menschen ihre Gesundheit zurückgebende oder konservierende Berufsgruppe (z. B. in seinen ethisch-moralischen Grundfesten) beeinträchtigt werden würde. So sind Ärzten nach § 27 Absatz 3 der MBO[187] anpreisende, irreführende und vergleichende Werbeaktivitäten untersagt. Das uneingeschränkt und ausgesprochen restriktiv wirkende Werbeverbot zielt jedoch ohne Frage nur auf die berufswidrige Werbung ab.[188] Damit verbietet es dem Arzt, Werbung zum eigenen wirtschaftlichen Vorteil zu betreiben, und dient somit erstens dem Schutz des medizinisch unbedarften Laien vor ihn in die Irre führenden öffentlichen Darstellungen.[189] Zweitens soll mit den Bestimmungen der MBO einer Kommerzialisierung des Arztberufes entgegengetreten werden.

Werbung und Public Relations im Krankenhaus können jedoch dann nicht limitiert werden, wenn dadurch die journalistische (Berufs-)Freiheit eingeschränkt werden würde. Den Kliniken kommt es daher natürlich sehr entgegen, wenn redaktionelle Beiträge über das Krankenhaus und seine Ärzte in den Medien publiziert werden. So fallen diese Reportagen nicht unter das Werbeverbot der Krankenhäuser oder dessen Ärzteschaft, sondern unterliegen vielmehr einzig und allein der Verantwortung der verfassenden Journalisten. Bereits an dieser Stelle wird deutlich, welche Bedeutung guten Kontakten zu den Medien zukommt. Erstens können dadurch vielfältige Potenziale der informatorischen Darstellung der Klinik, ihrer Mitarbeiter sowie der von diesen erbrachten Gesundheitsdienstleistungen in der Öffentlichkeit realisiert werden. Zweitens haben gut gepflegte Kontakte für diejenigen Fälle einen ausgesprochen wertvollen Präventivcharakter, in denen schwierige bzw. unangenehme Sachverhalte gegenüber den Zielgruppen kommuniziert werden müssen.

Ähnliches gilt für den Fall, dass Krankenhausärzte in Radio- bzw. Fernseh-Talk-Shows eingeladen oder von der Presse interviewt werden. Sinn und Zweck solcher Auftritte ist es, Expertenmeinungen und persönliche Erfahrungen von Fachleuten zu bestimmten Themen zu erhalten. In der Regel wird dabei der Name des Diskussionsteilnehmers bzw. des Be-

186) Vgl. Barta 1989, S. 15.
187) Kurzbezeichnung für Muster-Berufsordnung.
188) Vgl. Zuck 1991, S. 63 f.
189) Vgl. Stöhr 1984, S. 91.

fragten ebenso veröffentlicht wie der des Krankenhauses, in welchem der Arzt tätig ist. In Abhängigkeit von der Fähigkeit des Mediziners, sich, seine und die Leistungspotenziale der Klinik darzustellen, kommt es zu mehr oder weniger starken werblichen Synergieeffekten für das Krankenhaus, was aber dennoch zulässig ist.

Trotz der zumindest auf den ersten Blick erdrückend wirkenden Einschränkungen der Werbe- und PR-Möglichkeiten des Krankenhauses verbleibt bei näherer Betrachtung dennoch ein großer rechtlicher Verhaltensspielraum für die einzelne Klinik. Wird dieser von den Krankenhäusern konsequent genutzt und gleichzeitig eingehalten, findet man sich in einer fairen, ethisch-moralisch bedenkenlosen Wettbewerbssituation wieder und sichert gleichzeitig durch das marktorientierte Vorgehen nachhaltig den Unternehmenserfolg der einzelnen Klinik.

5 Erfolgsrelevante Zielgruppen des Krankenhaus-Marketing

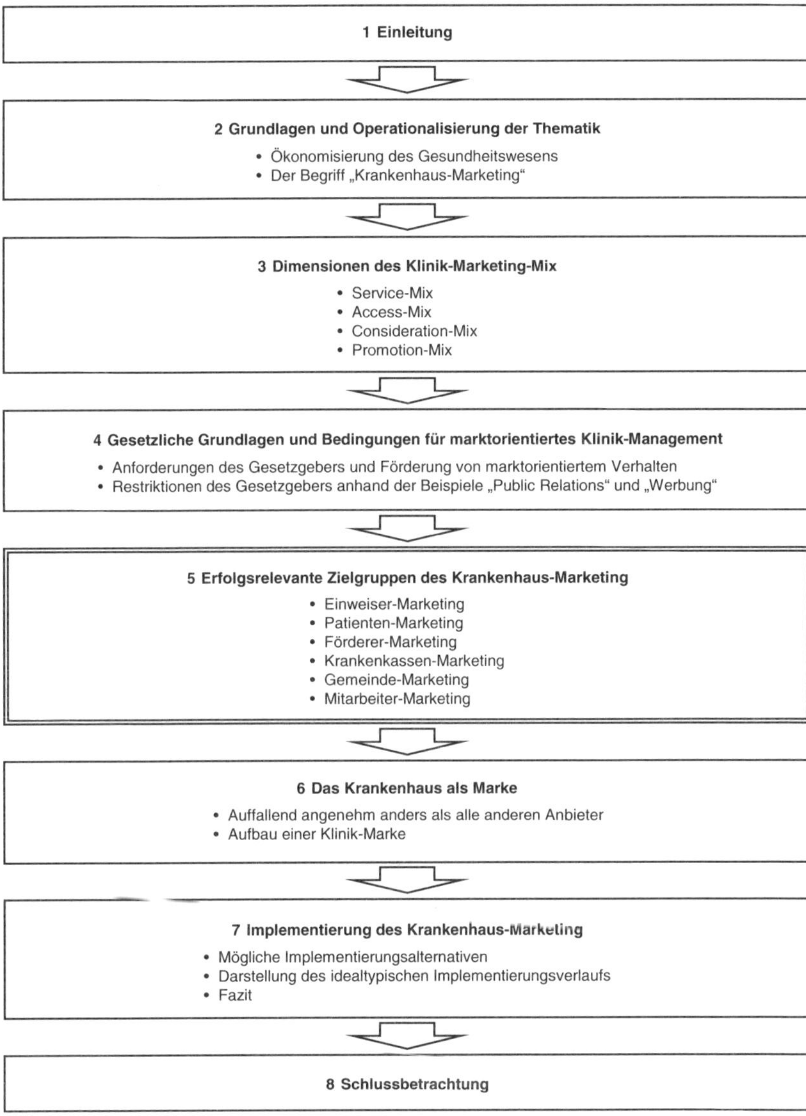

Abbildung 19: Orientierungshilfe für Kapitel 5

Da der Erfolg des einzelnen Krankenhauses (z. B. Erhaltung der Wettbewerbsfähigkeit, kontinuierliche Auslastung der Kapazitäten) unbestritten als multiattributives Konstrukt aufzufassen ist, erscheint es sinnvoll, die näheren Umstände seines Zustandekommens eingehend zu untersuchen. Die Kenntnis dieser kausalen Zusammenhänge wird in Zukunft für die erfolgreiche Führung des Krankenhauses mehr denn je von essentieller Bedeutung sein.

Um herauszufinden, von welchen Größen dieser Erfolg determiniert wird, bietet es sich zweckmäßigerweise an, den komplexen Sachverhalt zu abstrahieren und in einzelne Problembereiche zu unterteilen. Dadurch erhält man idealtypisch die folgenden sechs erfolgsrelevanten Zielgruppen des Krankenhaus-Marketing:

- Einweiser,
- Patienten,
- Förderer,
- Krankenkassen,
- Gemeinde und
- Mitarbeiter des Krankenhauses.

Wichtig sind zum einen die *Einweiser*, da sie quasi als Kundenvermittler bzw. Lieferanten für das Krankenhaus agieren. Zu beachten ist allerdings, dass Einweiser-Marketing jedoch nicht mit Ärzte-Marketing identisch ist. Mit letzterem sollen nicht nur Einweisungen angeregt, sondern auch neue ärztliche Mitarbeiter gewonnen werden.[190] Die (potenziellen) *Patienten* als eine weitere Zielgruppe sind gleichsam unmittelbar für die Realisierung der Unternehmensziele (in Abhängigkeit von der jeweiligen Trägerschaft) und infolgedessen den betriebswirtschaftlichen Erfolg des Krankenhauses verantwortlich. Ferner tritt die Zielgruppe der *Förderer* des Krankenhauses mit ihrer wichtigen Aufgabe, Finanz- und Sachmittel sowie Manpower für die Klinik zu beschaffen, mehr und mehr als fester Bestandteil des Krankenhaus-Marketing in Erscheinung. Zu einer immer wichtiger werdenden erfolgsrelevanten Zielgruppe haben sich des Weiteren die *Krankenkassen* entwickelt, die aufgrund ihrer Stellung im Markt zunehmend in der Lage sind, als Patientenvermittler aufzutreten. Angesichts ihrer ausgeprägten Bündelungsfunktion ist es ihnen sogar zunehmend möglich, Patientenströme zu steuern. Als Adressat marketingbezogener Bemühungen ist ebenso die das Krankenhaus beherbergende *Gemeinde* zu berücksichtigen, ist sie doch tatsächlich die einrahmende Umgebung und gleichzeitig

190) Vgl. O´Hallaron/Staples/Chiampa 1979, S. 213.

wichtiges Milieu für die Klinik. Einweiser, Patienten und Spender können sowohl aus der Gemeinde des Krankenhauses stammen bzw. derselben Gesellschaft wie das Krankenhaus angehören, als auch überregionaler (wie einige Praxisbeispiele zeigen im Extremfall auch internationaler) Provenienz sein. Schließlich dürfen bei den Marketingaktivitäten auf keinen Fall die *Mitarbeiter* des Krankenhauses außer Acht gelassen werden.

Abbildung 20 verdeutlicht die sechs grundsätzlichen Bewegungsrichtungen bzw. Adressaten des Krankenhaus-Marketing.

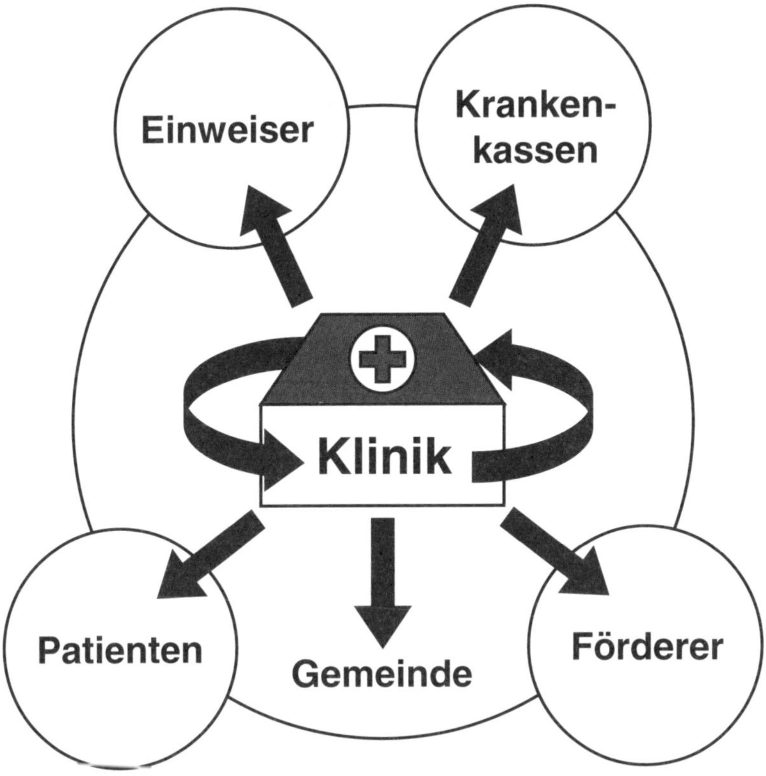

Abbildung 20: Die sechs erfolgsrelevanten Zielgruppen des Klinik-Marketing

5.1 Einweiser-Marketing

Einweiser-Marketing ist zweifelsfrei kein ganz neuer Teilbereich des Krankenhaus-Marketing. Marktorientierte Bemühungen der Krankenhäuser waren – sofern es sie in der einzelnen Klinik überhaupt gab – bereits von Anfang an am ehesten auf die einweisenden Ärzte gerichtet. Dies liegt daran, dass unter den vielfältigen Möglichkeiten, sich von seinen Konkurrenten positiv abzuheben, gerade die Beziehungen zwischen dem Krankenhaus und seinen Einweisern eine zentrale Rolle spielen.[191] Aus diesem Grunde haben marktwirtschaftlich geführte Krankenhäuser bereits sehr frühzeitig die in Abbildung 21 dargestellte elementare und erfolgsrelevante Wirkungskette verinnerlicht und deshalb bereits vor Jahren begonnen, sich um ein harmonisches Verhältnis zu den niedergelassenen Ärzten zu bemühen.

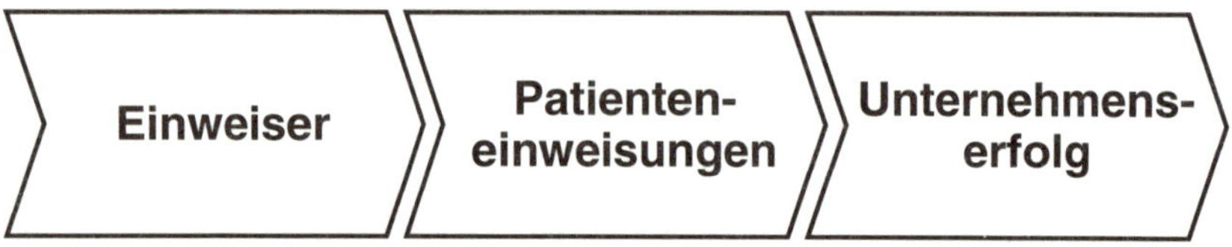

Abbildung 21: Erfolgsrelevante Wirkungskette der Krankenhäuser

Dieser Kette zugrunde liegt der auf einer einfachen multiplikativen Verknüpfung beruhende allgemeingültige wirtschaftliche Erfolgsindikator „Einkommen“:

RdD: Es muss "Einkommen = U-K" heißen.

$$\text{Effizienz} = U - K$$

resultierend aus Umsatz

$$U = f(\text{Zahl der einweisenden Ärzte, Zahl der Einweisungen je Arzt, Zahl der Leistungseinheiten je Patient, Honorar je erbrachte Leistungseinheit}) = \alpha \cdot \varepsilon \cdot \lambda \cdot \eta$$

abzüglich Kosten

$$K = f(\text{Zahl der Patienten im Krankenhaus, Zahl der Leistungen je Patient, Kosten je erbrachte Leistung})) = \pi \cdot \lambda \cdot \kappa$$

191) Vgl. Coddington/Moore 1987, S. 70.

Dabei bedeutet:

E	Einkommen des Krankenhauses
U	Umsatz des Krankenhauses
K	Kosten des Krankenhauses
f	Funktion
α	Zahl der einweisenden Ärzte
ε	Zahl der Einweisungen je Arzt
λ	Zahl der Leistungen je Patient
η	Honorar je erbrachte Leistung
π	Zahl der Patienten im Krankenhaus
κ	Kosten je erbrachte Leistung

Um das Unternehmen „Krankenhaus" erfolgreich zu führen, ist es sinnvoll, die einzelnen Parameter der obigen Funktionen – im Sinne des eigenen wirtschaftlichen Interesses – zu variieren und die resultierenden Ergebnisse zu bewerten.

Vom einzelnen Krankenhaus praktisch nicht zu beeinflussen ist die Höhe des je erbrachter Leistung zu zahlenden Honorars η. Dieses ergibt sich unmittelbar aus der DRG-Systematik und agiert in der dargestellten Funktion als leistungsspezifischer Parameter. Die Anzahl der Leistungen pro Patient λ ist zwar vom Krankenhaus in einem gewissen Rahmen selbst bestimmbar, von einer generellen Maximierung ist jedoch abzuraten, da MDK-Kontrollen[192] und Prüfroutinen u. a. im Rahmen von Plausibilitäts-Checks Unkorrektheiten identifizieren würden. Der verstärkte Einsatz von nicht pauschal vergüteten Leistungen ist zwar grundsätzlich denkbar, wegen der Gefahr der Imageschädigung bei allzu großzügig erbrachten bzw. abgerechneten Leistungen sowie aus ethischen Gründen aber nicht ratsam. Auf je mehr, möglichst dauerhafte Einweiser α sich eine Klinik dagegen stützen kann und je besser das Verhältnis zu diesen ist, desto mehr Patienteneinweisungen je Arzt ε werden zu erwarten sein. Je mehr Einweisungen je Arzt ε wiederum vorliegen, desto höher ist der Umsatz U der einzelnen Klinik. Insofern sind die Variablen α und ε die entscheidenden, mit marktorientierter Unternehmensführung beeinflussbaren Größen. Dabei gilt es zunächst durch geeignete Maßnahmen die Zahl der Einweiser α zu maximieren und daran gekoppelt die Zahl der Patienteneinweisungen je Arzt ε zu stimulieren.

Die dargestellten Möglichkeiten zur Umsatzmaximierung gelten hierbei natürlich nicht nur für die im Rahmen der DRG-Systematik abzurech-

192) Kurzbezeichnung für Medizinischer Dienst der Krankenversicherung.

nenden medizinischen Leistungen, sondern reichen hin bis den nichtmedizinischen Wahlleistungen des Krankenhauses (z. B. für TV, Telefon, Faxanschluss, Internet, Einzelzimmer, Menüwahl, Tageszeitung). Auch hier wird der Unternehmenserfolg aus der Anzahl der Einweiser α, der Patienteneinweisungen ε, der Leistungen pro Patient λ sowie des Preises je erbrachter Leistungseinheit η generiert. Im Falle von Patienten, die im Krankenhaus Leistungen ohne Zwischenschaltung eines Einweisers in Anspruch nehmen entfallen die Variablen α und ε.

Additiv zur Steigerung des Umsatzes U sollte auch die Senkung der Kosten K ins Kalkül gezogen werden. Zu beachten ist dabei besonders, dass eine Senkung der Patientenanzahl π damit zwar die Kosten K senkt, aber gleichzeitig auch die Quelle aller Umsätze reduziert. Dieses Verhalten war freilich allenfalls in der Periode des festen Budgets (1993-1995) vorteilhaft, in der die Krankenhäuser je nach Belegung Gewinne oder Verluste erwirtschaften konnten. Kostensenkend könnte sich auch die Reduzierung der Anzahl der Leistungen je Patient λ auswirken, wobei im Falle von pauschal vergüteten Einzelleistungen simultan auch die Leistungshonorare η sinken würden. Auch gilt natürlich zu beachten, dass es zu keiner Schlecht- oder Unterversorgung der Patienten kommt. Dies würde abermals dem Image des Krankenhauses schaden und sich mittel- und langfristig erfolgsmindernd auswirken. Im Falle von nicht pauschal vergüteten Einzelleistungen wäre es sinnvoll, diese Leistungen λ dort einzusparen, wo sie beispielsweise aus medizinischer Sicht tatsächlich nicht gerechtfertigt sind. Damit ließe sich nicht nur der Erfolg des einzelnen Krankenhauses steigern, sondern auch die Stabilität der Krankenkassenbeiträge erhöhen. In begrenztem Umfang können auch die Kosten je erbrachter Leistung κ gesenkt werden. Oberste Priorität muss aber auch hier das Wohl des Patienten (also die Effektivität der Behandlung) haben, während die weiter oben beschriebene Effizienz der Leistungserbringung durch Senkung des Inputs (z. B. durch Aushandeln günstiger Einkaufskonditionen oder Optimierung klinikinterner Geschäftsprozesse) bei gleichzeitiger Sicherstellung des Outputs (Heilung des Patienten) gesteigert werden kann.

Auch hier gelten die Kostensenkungsmöglichkeiten im Prinzip beispielsweise auch für nichtmedizinische Wahlleistungen, wobei hier in erster Linie die Kosten je erbrachter Leistung κ die erfolgsrelevante Stellgröße darstellt. Im medizinischen, aber auch im nichtmedizinischen Bereich setzt die Senkung der Kosten je erbrachter Leistung κ jedoch ein Mindestmaß an Kostentransparenz voraus, dem die meisten Krankenhäuser bislang noch nicht gerecht werden. Erst wenn es den verantwortlichen Controllern in den Kliniken gelingt, anfallende Kosten mit Hilfe einer effektiven Kostenträgerrechnung verursachungsgerecht dem einzelnen Leistungsempfänger zuzuordnen, gehören die heute bei vielen Gesundheitsdienstleistern vorliegenden und nicht weiter aufschlüsselbaren Kostenkomplexe der Vergangenheit an. Dies jedoch ist die zwingende Voraussetzung, um die Effizienz der Leistungserbringung vollständig beurteilen und steuern zu können.

Durch die Darstellung der erfolgsrelevanten Wirkungskette konnten wesentliche Erfolgspotenziale des Krankenhauses herausgearbeitet werden. Es konnte ferner gezeigt werden, dass die Einweiser eine ausgesprochen wichtige, weil erfolgsrelevante Zielgruppe des Klinik-Marketing sind. So wird der zukünftige Erfolg des Krankenhauses in hohem Maße von der Kooperation mit den Niedergelassenen abhängen.[193] Sie haben entscheidenden Einfluss auf die am Patienten zu erbringenden Krankenhausleistungen.[194] Man sollte deshalb bemüht sein, die Einweiser zu überzeugen, dass das eigene Krankenhaus am besten für die Einweisung und Behandlung ihrer Patienten geeignet ist.[195] Dies lässt sich beispielsweise im Rahmen des Push-Marketing realisieren. Verfährt man nach dieser Strategie, so werden die Einweiser umfassend und detailliert über die angebotenen Klinikleistungen informiert. Idealtypisch sollen sie durch diese Aktivitäten des Krankenhaus-Marketing dahingehend beeinflusst werden, ihre Patienten ausschließlich in diejenige Klinik einzuweisen, von der das Marketingengagement ausging.[196]

Wichtig ist diese Gruppe allerdings nicht nur für den unmittelbar wirtschaftlichen Erfolg, sondern auch deshalb, weil sie durch ihre dynamischen Erwartungen an das Krankenhaus als Schrittmacher für Innovationen und Modifikationen agiert.[197] Werden ihr und ihren Wünschen aber nicht die nötige Aufmerksamkeit zuteil oder werden ihre Anforderungen nicht erfüllt, kann es zu kontraproduktivem Verhalten der Einweiser kommen. Sie könnten ihre Patienten alternativ – auch auf die Gefahr hin, diese zu verlieren – zu Fachärzten überweisen oder sie in andere Krankenhäuser einweisen lassen. In einem Fall aus der Unternehmenspraxis lassen räumlich in das betroffene Krankenhaus integrierte Niedergelassene trotz bester Medizintechnik und ausgeprägtem Know-how vor Ort ihre Patienten bei einem mehrere Kilometer entfernten Gesundheitsdienstleister untersuchen, weil die Kontakte zu den Chefärzten der Klinik stark verbesserungs-

193) Vgl. Riegl 1993b, S. 272; Riegl 1994b, S. 208; Riegl 1995a, S. 58 sowie Borges 2003, S. 267.
194) Vgl. Bonnem 1979, S. 92.
195) Vgl. Persily 1984, S. 114 f.
196) Vgl. Hillestad/Berkowitz 1991, S. 19.
197) Vgl. Simon 1981, S. 59.

fähig sind. Die niedergelassenen Ärzte determinieren infolgedessen die Position und den Erfolg einer Klinik im Markt für Krankenhausleistungen maßgeblich.[198]

5.2 Patienten-Marketing

Patienten-Marketing darf in der Bundesrepublik Deutschland nicht mit Radio- bzw. Fernsehwerbung oder dem Schalten von großen Farbanzeigen in Tageszeitungen, Nachrichtenmagazinen und Illustrierten verwechselt werden. In der Bundesrepublik Deutschland ist ein solches Verhalten nicht zulässig und würde nicht zuletzt auch aus ethischen Gründen von der angesprochenen Zielgruppe und der Gesellschaft allgemein als wenig Vertrauen erweckend empfunden, sondern eher negativ aufgenommen werden.

In den USA hingegen ist es bereits an der Tagesordnung, beim Lesen der Zeitung auf Sätze wie „Falls Sie krank oder verletzt sind, gibt es nur einen Ort in Illinois, an dem Sie mit dem neuesten Computer-Tomographen untersucht werden können"[199] zu stoßen. Auch Gemeinschaftswerbungen[200] von Kreditkartengesellschaften und einzelnen Krankenhäusern, in denen auf die herausragenden Leistungen der Klinik und die dortige Akzeptanz der Kreditkarte hingewiesen wird, finden sich in der US-amerikanischen Presse. Wie bereits weiter oben beschrieben, werden potenzielle Patienten in den USA bisweilen auch in großformatigen Zeitungsanzeigen aufgefordert, sich für planbare Elektivleistungen möglichst an den auslastungsschwachen Wochenenden in die betreffende Klinik aufnehmen zu lassen, um an einer Verlosung einer Mittelmeer-Kreuzfahrt[201] oder hoher Geldprämien[202] teilzunehmen.

Unbestritten können Kliniken in den USA mit solchen Kampagnen zumindest wirtschaftlich sehr erfolgreich sein; dass es aber nicht immer für ein hohes Niveau des Krankenhaus-Marketing sprechen muss und es gelegentlich zu werblichen Schlammschlachten kommen kann, ist ebenfalls gewiss. Man sollte deshalb versuchen, einen aggressiven Kampf um Patienten gar nicht erst aufkommen zu lassen, und Marketing dafür auf einem sozialen und einem den ethischen Normen gerechtwerdenden Level zu betreiben.

---

198) Vgl. Simon 1981, S. 59.
199) Berlin 1985, S. 308.
200) Vgl. Kotler/Clarke 1987, S. 435.
201) Vgl. Marshall 1979, S. 155.
202) Vgl. Cooper/Robinson 1982, S. 174.

Das zunehmende Selbstbewusstsein der Patienten in der BRD hat in den letzten Jahren dazu geführt, dass der Gesundheitsmarkt tendenziell Eigenschaften eines Patientenmarktes (vergleichbar dem Käufermarkt aus der klassischen Betriebswirtschaftslehre) angenommen hat. Dies bedeutet, dass Patienten spürbar ihre Einweiser beeinflussen, um ihre Zielvorstellungen realisieren zu können. Angefangen vom Wunsch, ein bestimmtes Medikament vom niedergelassenen Arzt verordnet zu bekommen, reicht das Spektrum über die Ablehnung von konkreten Behandlungsverfahren bis hin zur Forderung des Patienten, in ein bestimmtes Krankenhaus eingewiesen zu werden. Es müssen deshalb sowohl die Anforderungen der Einweiser nach effizienter Leistung als auch die vielfältigen Bedürfnisse der Patienten beispielsweise nach bequemer und zugleich hochqualitativer Behandlung bzw. Pflege erfüllt werden.[203]

Die merklich angestiegene Patientensouveränität ist auch an einem ständig zunehmenden Wissen um Gesundheit und verstärkter Sensibilität hinsichtlich der Erlebnisse in Einrichtungen des Gesundheitssystems zu erkennen. Nicht zuletzt können sich interessierte Nachfrager mittlerweile über spezialisierte Internet-Seiten[204] eine schier unendliche Fülle von Informationen zu ihrem Krankheitsbild und bestehenden Diagnose-, Behandlungs- und Rehabilitationsverfahren einholen. Auch werden sich vermehrt Internet-Foren herausbilden, in denen Betroffene untereinander ihre Erfahrungen mit bestimmten Gesundheitsdienstleistern austauschen können. Durch die Einführung des Qualitätsberichts werden die Informationsmöglichkeiten der Kunden nochmals erweitert, wenngleich mit diesem noch keine weitreichenden Aussagen über die medizinische Ergebnisqualität möglich sind.[205] So wird es sicherlich noch einige Zeit dauern, bis sich auch medizinische Laien mit diesem Instrument einen Überblick verschaffen und einzelne Krankenhäuser sinnvoll miteinander vergleichen können. Extrapoliert man den Trend, so wird die Patientengeneration der Zukunft noch aufgeklärter und besser informiert[206] sein, als es die heutigen Patienten sind. Dies zeigt erneut die Notwendigkeit, Marketingaktivitäten nicht mehr länger seitenlastig vor allem auf die Einweiser zu konzentrieren, sondern diese vielmehr auch auf die sie beeinflussenden und mündig werdenden Patienten auszudehnen.

203) Vgl. Goldsmith 1981, S. 6.
204) Weitere Informationen zu diesem Thema siehe Ruess 2003, S. 46-47. Gesundheitsinfos im Internet finden sich etwa unter lifeline.de, netdoktor.de, medicine-worldwide.de, gesundheitsscout24.de und inkanet.de.
205) In Anlehnung an Mügge 2005, S. 12.
206) Vgl. Cobaugh 1994a, S. 273.

Genau dieses Ziel wird mit der als Pull-Marketing bekannten Strategie verfolgt. Im Gegensatz zur oben, im Kontext der Einweiser genannten Push-Strategie wenden sich die Krankenhäuser bei dieser Vorgehensweise besonders an die (potenziellen) Patienten, indem sie deren Aufmerksamkeit und Interesse für die angebotenen Klinikleistungen wecken. Wichtig ist in diesem Zusammenhang, dass sich Kliniken und ihre Leistungen im Markt mehr und mehr als attraktive Marke in Position bringen. Es gilt, durch Erhöhung der eigenen Anziehungskraft eine unwiderstehliche Sogwirkung auf die Kunden zu erzeugen.[207] Dabei hofft man, dass die Patienten im Bedarfsfall verstärkten Druck auf ihre Einweiser ausüben und ihre Wünsche – z. B. nach Behandlung in einem bestimmten Krankenhaus – durchsetzen werden.[208] Für den langfristigen Erfolg eines Gesundheitsdienstleisters ist natürlich entscheidend, dass die Erwartungen der Kunden und Einweiser auch tatsächlich erfüllt werden und sich für alle Beteiligten eine Win-Win-Situation ergibt.

Neben der Attraktion neuer Patienten darf jedoch nicht übersehen werden, dass die Existenz eines Krankenhauses langfristig nur dann gesichert ist, wenn Patienten in der Klinik auch wirklich zufrieden gestellt werden. Lange Zeit war die Zufriedenstellung der Kunden über eine gute medizinische Leistung hinaus ein wenig diskutiertes Thema. „Wem es hier nicht gefällt, der kann ja woanders hingehen“, war das Credo in vielen Krankenhäusern in der Vergangenheit, welche die Kosten ihres Hauses durch das Selbstkostendeckungsprinzip erstattet wussten, solange die Krankenkassen den Kliniken nicht Unwirtschaftlichkeit[209] nachweisen konnten.

Heute gilt es allerdings durch permanent hohe Qualität sowohl der medizinischen als auch der nichtmedizinischen Klinikleistungen eines Hauses Patienten anzuziehen.[210] Untermauert wird diese Forderung durch eine Reihe von Studien.[211] Demnach ist man beispielsweise in 84 % der Kliniken der Meinung, dass der heutige Patient vom behandelnden Krankenhaus einen Komfort erwartet, der dem eines Hotels entspricht. Daneben ist eine kolossale Mehrheit von sogar 98 % davon überzeugt, dass heutige Patienten die medizinischen Leistungen der Klinik deutlich kritischer und qualitätsbewusster bewerten, als sie es früher getan haben.

207) Vgl. Sawtschenko 2000, S. 128.
208) Vgl. Hillestad/Berkowitz 1991, S. 19.
209) Vgl. Fink 1995, S. 19.
210) Vgl. Schmutte 1995, S. 181.
211) Siehe beispielsweise The Boston Consulting Group GmbH & Partner 1994.

Es liegt jedoch auch in der Natur der von den Kliniken offerierten, sehr personenbezogenen Leistungen, dass Patienten nicht als amorphe Masse behandelt werden können,[212] sondern vielmehr auf sehr individuelle Art zufrieden gestellt werden müssen.[213] Wie bereits weiter oben erwähnt, ist es allerdings nicht sinnvoll, die Zufriedenheit der Patienten zu maximieren, sondern sich vielmehr auf berechtigte und seriöse Wünsche und Erwartungen des Kranken zu konzentrieren.[214] Vielfach tun sich Krankenhäuser jedoch noch schwer, wenn es darum geht, den Kunden innovative (nicht-)medizinische Services anzubieten, die in der Vergangenheit noch unüblich waren. Wie in allen Branchen gilt auch für Gesundheitsdienstleister: Der Wurm muss dem Fisch schmecken, nicht dem Angler.

Allgemein ausgedrückt ist ein Patient dann zufrieden, wenn seine von einem Krankenhaus erwartete Soll-Leistung von seiner im selben Krankenhaus erlebten Ist-Leistung deutlich übertroffen wird.[215] Bemerkbar macht sich Zufriedenheit jedoch nicht unbedingt sofort, sondern meist erst dadurch, dass sich Patienten in zukünftigen Entscheidungssituationen – sofern sie die Wahl haben – erneut für diese Klinik aussprechen. Ferner multiplizieren sie ihre positiven Erfahrungen z. B. in Form der Mundpropaganda in die Gesellschaft hinein und beeinflussen diese damit.[216] Die Unternehmenspraxis zeigt die enorme Bedeutung des Recommendation- bzw. Empfehlungs-Marketing gerade bei medizinischen Dienstleistungen, deren Qualität der Nachfrager bzw. Konsument angesichts seiner fachlichen Unkenntnis kaum beurteilen kann. Stattdessen werden regelmäßig und oftmals unbewusst Qualitätssurrogate (z. B in Form von Freundlichkeit des Pflegepersonals, Auskunftsbereitschaft der Ärzte, Essensqualität) zur Beurteilung des Krankenhauses und im Rahmen der Zufriedenheitsbildung herangezogen.

Als problematisch erweist sich jedoch regelmäßig, dass Kunden ihre positiven Erfahrungen weit weniger als ihr negativen Erfahrungen in ihrem persönlichen Umfeld kommunizieren (siehe Abbildung 22). Verschiedenen Untersuchungen zufolge trifft dies bei ausgesprochen negativ überraschten Kunden etwa 15-20 Mal, bei „nur" unzufriedenen Kunden 10-15 Mal, während zufrieden gestellte Nachfrager bis zu 3 Mal mit ande-

212) Vgl. Ireland 1979, S. 258.
213) Vgl. Cobaugh 1994c, S. 474.
214) Vgl. Kotler 1978, 307.
215) Vgl. Oliver 1981, S. 41 f.
216) Vgl. Kotler 1978, S. 309. In der Grundaussage vgl. Riegl 1992c, S. 178. Weitergehende Informationen zu Mundpropaganda finden sich beispielsweise bei Nasaroff 1994c, S. 873-875.

ren Personen darüber sprechen. Positiv überraschte Kunden kommunizieren ihre Erfahrungen 4-6 Mal und begeisterte Erfahrungsträger 6-8 Mal.[217] Dies hat zwei verschiedene Implikationen zur Konsequenz. Zum einen gilt es, schlechte Erfahrungen und sich anschließende negative Mundpropaganda weitestgehend zu vermeiden. Damit kann jedoch lediglich sichergestellt werden, dass sich das Krankenhaus in einem durch Austauschbarkeit gekennzeichneten Mittelfeld in Gesellschaft mit einer Vielzahl anderer Anbieter befindet. Um jedoch tatsächliche Wettbewerbsvorsprünge realisieren zu können, gilt es, sich vom Mitbewerb abzuheben, die Erwartungen der Kunden sowie Kooperationspartner bei jedem Kontakt zu übertreffen und das Vertrauen der Öffentlichkeit in Medizin und Pflege zu fördern. Praxiserfahrungen zeigen, dass sich auf diese Weise positive Mundpropaganda initiieren lässt.[218]

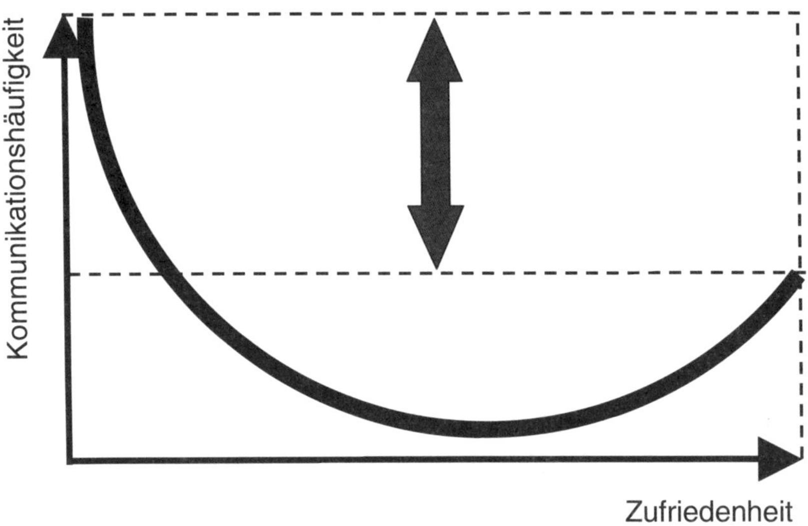

Abbildung 22: Kommunikationsverhalten der Kunden

Unzufriedene und daher abwandernde Patienten[219] können angesichts der zunehmenden Wettbewerbsintensität zu negativen Konsequenzen führen und im Extremfall sogar die Existenz des Krankenhauses gefährden. Verschiedenen Untersuchungen zufolge stellen nicht die unzufriedenen,

217) Wilson (1991) kam in seinen branchenübergreifenden Untersuchungen sogar auf die 3-33-Regel. Nach dieser werden positive Erfahrungen drei Mal und negative Kundenerlebnisse nicht weniger als 33 Mal kommuniziert.

218) Vgl. Schwer 2004f.

219) Interessierte an weitergehenden Informationen zum Thema „Patientenzufriedenheit" seien auf Gierl/Höser (1992), S. 78-85 verwiesen.

sich aber beschwerende Kunden das Problem dar. Als problematisch, u. a. weil um ein Vielfaches in der Überzahl, erweisen sich vielmehr diejenigen Kunden, die sich angesichts eines niedrigen Involvements nicht mit der Klinik verbunden fühlen und dieser, ohne ihr vorher eine Verbesserungchance eingeräumt zu haben, den Rücken kehren. Die Gründe für die Abwanderung von Kunden sprechen gemäß einer branchenübergreifenden Studie eine deutliche Sprache. An erster Stelle sind hier mit 68 % der Nennungen Gleichgültigkeit bzw. negative Einstellungen der Mitarbeiter gegenüber dem Kunden und an zweiter Position mit 14 % Unzufriedenheit angesichts erfolgloser Beschwerde zu nennen.[220] Zahlen aus anderen Branchen belegen, dass es fünf bis zehn Mal teurer ist, einen Kunden zu gewinnen, als einen zufriedenen Stammkunden zu halten. Es wird deutlich, dass Gesundheitsdienstleister den Themen Kritikerhebung und Zufriedenheitsforschung kaum genug Aufmerksamkeit widmen können.

Das Ziel einer Klinik muss sein, sich in ihrem jeweiligen Einzugsgebiet als ein zuverlässiger Partner für Gesundheitsdienstleistungen zu etablieren, dessen Services im Bedarfsfall bewusst nachgefragt werden – auch dann, wenn alternative Anbieter zur Verfügung stehen. Ein solider Kundenstamm muss auch bei Kliniken systematisch generiert werden (siehe Abbildung 23). Die idealtypische Entwicklung beginnt dabei beim Nicht-Kunden, der das Krankenhaus nicht kennt und der mit geeigneten Kommunikationsaktivitäten auf den Anbieter aufmerksam gemacht werden muss. Sie geht weiter zum Interessenten, der lediglich von der Existenz der Klinik weiß und der (z. B. durch Besichtigung beim Tag der offenen Tür oder bei Krankenhaus-Führungen) daher erst über das angebotene Leistungsspektrum informiert werden muss. Die nächste Entwicklungsstufe ist der Erstkunde, der sich beispielsweise im Vertrauen auf seinen Eindruck sowie Mundpropaganda gegenüber seinem Arzt bewusst für die Einweisung in diese Klinik entscheidet. Es erfolgt die Fortentwicklung zum Stammkunden, der sich angesichts guter Erfahrungen auch im Wiederholungsfall für die Behandlung in diesem Haus ausspricht. Die nachfolgende Stufe beschreibt ihn als Freund des Hauses, der sich z. B. in Fördervereinen für die Klinik engagiert, indem er fremde Geldmittel sammelt bzw. eigene finanzielle Ressourcen zur Verfügung stellt. Die letzte Entwicklungsstufe gilt schließlich dem „Anwalt“ des Hauses, der in der Öffentlichkeit als Fürsprecher aktiv für das Wohl des Krankenhauses eintritt.

220) Siehe hierzu Wilson 1991.

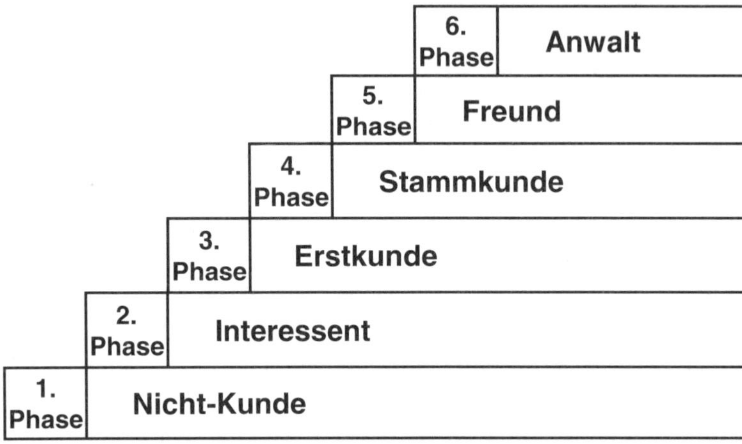

Abbildung 23: Sechs Stufen der Kundenentwicklung

5.3 Förderer-Marketing

Zum breiten Spektrum der Aktivitäten des Klinik-Marketing zählt auch das Förderer-Marketing. Der Kreis der Förderer als weitere erfolgsrelevante Zielgruppe des Krankenhauses lässt sich (siehe Abbildung 24) generell in drei Segmente untergliedern.[221]

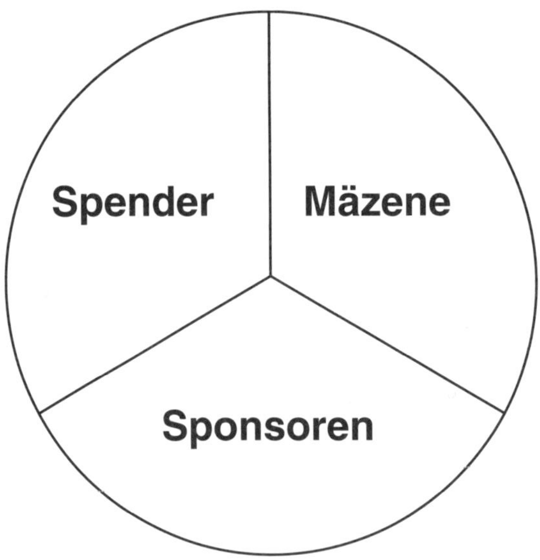

Abbildung 24: Kreis der Krankenhaus-Förderer

221) Vgl. Bruhn 1990, S. 4.

Durch das *Spender-Marketing* sollen potenzielle Geber, also natürliche oder juristische Personen gefunden und gehalten werden, die dem Krankenhaus freiwillig und ohne unmittelbare Eigennützigkeit regelmäßig, sporadisch oder einmalig möglichst großzügige Sach-, Finanz- oder Dienstleistungen zukommen lassen, um die Leistungsfähigkeit der Klinik zu erhöhen, ihrer sozialen Verantwortung Rechnung zu tragen oder eventuell steuerliche Vorteile geltend zu machen.

Aus den vielfältigen Einsatzmöglichkeiten dieses Marketing-Instruments ergeben sich oftmals beträchtliche Einkommensvorteile für das Krankenhaus, wie sie beispielsweise in den USA längst genutzt werden und aus diesem Grunde nicht mehr wegzudenken sind. Dort wird die Beteiligung an solchen Spendenaktionen von der Gesellschaft so stark positiv sanktioniert, dass man fast von einem sportlichen Wettkampf[222] um das möglichst frühzeitige Erreichen oder gar Überschreiten von Spendeneinnahmen aus der Vergangenheit oder von anderen Kliniken sprechen kann.

Um allerdings Spenden in größerem Ausmaß zu bekommen, ist es wichtig, dass kontinuierlich Spendenwerbungsprogramme durchgeführt werden, die ihrerseits wiederum eng an die PR-Aktivitäten des Krankenhauses gekoppelt sind.[223] Bis die Früchte dieser Programme geerntet werden können, sollte allerdings erfahrungsgemäß ein Vorlauf von zwei bis drei Jahren einkalkuliert werden.[224] Dies hängt damit zusammen, dass die Thematik zunächst gegenüber den Zielgruppen kommuniziert werden und bei diesen einen informatorischen Mindestdurchdringungsgrad erreicht haben muss. Erst nach wie Initialzündungen wirkenden Aktivierungsspenden erhält das System eine gewisse Eigendynamik, die ab diesem Zeitpunkt mit einem bestimmten Grundaufwand aufrechterhalten werden muss.

Besonders hinsichtlich spendenwilliger Unternehmen sollte aber nicht übersehen werden, dass diese meist weniger aus Gründen des Gemeinnutzens als – zumindest primär – im ökonomisch geprägten Eigeninteresse handeln. Diese eigenen Intentionen lassen sich jedoch im Spendenwesen naturgemäß tendenziell schlechter durchsetzen, da die werbliche Wirkung von Spenden auf die Öffentlichkeit eher gering ist. Dennoch besteht bei Spenden die Möglichkeit, die zur Verfügung gestellten Beträge steuerlich vorteilhaft ein Ansatz zu bringen.

Die in einigen deutschen Krankenhäusern vorgenommene Institutionalisierung des Spendenwesens in Form von so genannten „Freundes-“ bzw. „Förderkreisen“ oder „Fördervereinen“ dient dem Zweck,

222) Vgl. Clarc 1984, S. 125.
223) Vgl. Clarc 1984, S. 124.
224) Vgl. Seguin 1984, S. 129.

Spendenmittel möglichst gleich- und regelmäßig über das Jahr verteilt zu erhalten und nicht nur an einigen wenigen aber typischen Spendenzeitpunkten wie beispielsweise an Weihnachten. Oftmals finden sich auch mehrere Freundeskreise in einem Krankenhaus, deren Spendeneinnahmen vielfach zweckgebunden investiert (z. B. Spendenkreis zur Erweiterung der Medizingerätetechnik) werden oder ganz bestimmten Abteilungen (z. B. Freundeskreis der Unfallchirurgie) bzw. Personengruppen (z. B. Förderverein der Kinderklinik) zugute kommen.

Der Aufgabenbereich des *Mäzen-Marketing* richtet sich besonders an Privatpersonen und Stiftungen als potenzielle Geber von Leistungen. Als Mäzene auftretende Privatpersonen unterscheiden sich insbesondere dadurch von den Spendern, dass ihre fallweisen Aktivitäten in erster Linie altruistisch motiviert sind und sie ihr uneigennütziges Verhalten nicht unmittelbar werblich, jedoch imagebildend verwerten können. Hingegen wird mit Stiftungen, die von Privatpersonen, Unternehmen, Vereinen, Kirchengemeinden und anderen juristischen Personen gegründet werden können, bezweckt, ein mehr oder weniger großes Kapitalvermögen dauerhaft für einen bestimmten Zweck zur Verfügung zu stellen. Dabei werden nur die Zinserträge ausgegeben, während das eigentliche Stiftungsvermögen nicht angetastet wird. Anders als beispielsweise Vereine, die ihre Finanzmittel zumeist zeitnah einsetzen müssen, muss das Vermögen der Stiftung prinzipiell in ihrem Bestand erhalten bleiben. Stiftende Unternehmen können mit ihren Aktivitäten bis zu einem gewissen Grad Imageeffekte erzielen. Zuwendungen an gemeinnützige Stiftungen lassen sich in einem bestimmten Rahmen steuerlich als Sonderausgaben ansetzen.

Sponsoren-Marketing als letztes Segment des Förderer-Marketing verfolgt vor allem den Zweck, Unternehmen dafür zu gewinnen, der Klinik verschiedenartige – bereits unter Spender-Marketing beschriebene – Leistungen zur Verfügung zu stellen. Als Sponsoren auftretende Firmen verfolgen aufgrund des für die meisten Unternehmen geltenden erwerbswirtschaftlichen Prinzips das Ziel der werblichen Verwertung ihres sozialen Engagements für die Krankenhäuser. Im Rahmen des Sponsoring können sie dieser Zielsetzung nachkommen, indem sie dem Krankenhaus beispielsweise Geld für Jubiläumsveranstaltungen oder Einweiser-Symposien zukommen lassen und ihnen im Gegenzug dafür ein Informationsstand am Tag der offenen Tür[225] angeboten wird oder Werbeflächen in der Krankenhausbroschüre bzw. der Klinikzeitung zur Verfügung gestellt werden.

225) Vgl. Nasaroff 1994b, S. 944.

Nicht zu Sponsoren-Marketing zu rechnen ist jedoch die Versorgung des Krankenhauspersonals mit Werbegeschenken, Incentives oder sonstigen Dreingaben. Diese kommen realtypisch dem einzelnen Mitarbeiter und weniger dem Krankenhaus als solchem zugute. Sie verfolgen primär den Zweck der positiven Hinstimmung der Klinikmitarbeiter auf Kauf- und Verwendungsentscheidungen bzgl. einzelner Marken bzw. Produkte eines bestimmten Herstellers.

5.4 Krankenkassen-Marketing

Mit der Einführung des 2. Fallpauschalenänderungsgesetzes hat sich für die Kliniken nicht nur das Abrechnungs-Procedere gravierend verändert, sondern es haben sich gleichzeitig auch die an sie gerichteten Effektivitäts- und Effizienzerwartungen spürbar erhöht. Durch das neue Vergütungssystem sollten die mannigfaltigen Gesundheitsleistungen der Krankenhäuser zur Optimierung der betrieblichen Ressourcenallokation transparenter und die Voraussetzungen für ein leistungsstarkes Qualitätsmanagement verbessert werden. Letztendlich galt es mit Hilfe der DRGs, einen zuverlässigen Indikator für die Fallschwere von behandelten Patienten zu bekommen. Entscheidend war jedoch ebenso, dass damit auch die Vergleichsmöglichkeiten hinsichtlich der Effektivität der Krankenhausleistungen sowie eine gerechte Leistungsvergütung signifikant verbessert werden konnten. In Anbetracht des daraus resultierenden zunehmenden Preiswettbewerbs zwischen den Kliniken besteht die systemimmanente Gefahr, dass vor allem die monetären Leistungsströme im Fokus stehen und die Ergebnisqualität der medizinischen Leistungserbringung zu kurz kommt. Von elementarer Bedeutung wird für die Zukunft daher sein, den optimierten Ressourceneinsatz eng mit der Sicherstellung hoher Medizinqualität zu verknüpfen.

Aufgrund der leichteren zwischenbetrieblichen Vergleichsmöglichkeit seitens der Krankenkassen sind letztere heute weitaus besser in der Lage, die Ströme von Leistungsfaktoren sowie deren Vergütung zu steuern, als dies noch vor einigen Jahren möglich war. So analysieren kassenverbundene Institute[226] das stationäre Versorgungsgeschehen und tragen somit zur Bewertung der Leistungsfähigkeit von Krankenhäusern bei. Krankenkassen ist es angesichts der deutlich tieferen Einblicke heute daher mehr denn je möglich, den einen oder anderen Leistungserbringer auf der Basis von Betriebsvergleichen zu favorisieren. So können sie beispielsweise ihren Ver-

226) Beispielsweise das Wissenschaftliche Institut der Allgemeinen Ortskrankenkassen (Wido).

sicherten aus Qualitätsaspekten bzw. ökonomischen Gründen konkrete Empfehlungen geben und so den Markt für Klinikleistungen nachhaltig modellieren.[227] Aus diesem Grund ist davon auszugehen, dass die Abrechnungssystematik nach DRG gravierenden Einfluss auf die Struktur sowie die Form der zukünftigen Krankenhausversorgung in Deutschland haben wird.

Genau an dieser Stelle setzt das Krankenkassen-Marketing der Krankenhäuser an. Um den eigenen betriebswirtschaftlichen Erfolg sowie die Existenz dauerhaft zu sichern, müssen Krankenhäuser heute den im Vergleich zur Vergangenheit weitaus höheren Anforderungen durch deutlich intensivere Zusammenarbeit mit den Krankenkassen, aber auch dem Medizinischen Dienst der Krankenversicherung (MDK) gerecht werden. Kliniken sollten sich daher beispielsweise bemühen, durch bereitwillige Zurverfügungstellung von Informationen (z. B. Entlassungs- und Verlegungsbriefe, Pflege- und OP-Berichte, Verlaufskurven), einen Nachweis für effiziente und gleichzeitig effektive Arbeitsweise zu erbringen. So sollte der MDK nicht als Gegner gesehen werden, sondern als eine Institution, die im Auftrag Dritter prüft, ob eine Behandlung aus medizinischer Perspektive anders hätte durchgeführt werden können.[228] Bei Besuchen des MDK gilt es nicht nur auf institutionaler, sondern vor allem auch auf Mitarbeiterebene für eine gute Kooperation und eine partnerschaftliche Kommunikationskultur zu sorgen.

Hinsichtlich der Zielgruppen des Qualitätsberichts gilt es sowohl die Landesverbände der Krankenkassen und die Verbände der Ersatzkassen, aber auch Patienten und Einweiser anzusprechen, um ihnen als Orientierungs- bzw. Entscheidungshilfe zu dienen.[229] Dementsprechend muss der Bericht einerseits für medizinische Laien leicht verständlich sein, die sich aus der Sicht des potenziellen Kunden in erster Linie etwa für Daten zu Morbidität, Mortalität, Wartezeiten und Service-Angeboten der Klinik interessieren. Andererseits ist er aber auch so umfassend und aussagekräftig zu gestalten, damit eine dedizierte ergänzende Beurteilung der Klinik durch den geschulten Betrachter möglich ist. Der Ausweg aus diesem Dilemma liegt möglicherweise darin, die einzelnen Zielgruppen differenziert anzusprechen und insbesondere die für die Kunden interessanten Daten zur besseren Verständlichkeit und unter dem Aspekt der kürzeren Zugriffs-

227) Vgl. Schroeders 2005, S. 9.
228) Vgl. Blum 2005, S. 15.
229) Vgl. Köpfer 2005, S. 10 sowie Fabricius/Hoffmann 2005, S. 10.

zeit separat aufzubereiten und parallel zum eigentlichen Qualitätsbericht im Internet zu veröffentlichen.

Nach den Berichten von Verwaltungsleitern und Geschäftsführern von Krankenhäusern wird die Zusammenarbeit mit den Krankenkassen bereits heute in den meisten Fällen als zufrieden stellend bzw. gut eingestuft, wenngleich den Betroffenen natürlich durchaus bewusst ist, dass beide Seite unterschiedliche Interessen verfolgen. In einigen Kliniken sieht man sogar einen Trend hin zum gläsernen Krankenhaus, das von den Krankenkassen „totgesteuert" werden kann. Davon könnten gerade die kleineren Häuser betroffen sein, die schlecht ausgelastet sind und sich ferner großer Konkurrenz ausgesetzt sehen. Unbestritten ist, dass der Einfluss der Kassen weiter zunehmen wird und sich in Zukunft auch die heute noch eine untergeordnete Rolle spielenden Einkaufsmodelle, also Exklusivverträge mit einzelnen Gesundheitsdienstleistern unter Umgehung der kassenärztlichen Vereinigungen (KV) anstelle der üblichen Kollektivverträge,[230] etablieren werden. Vertraglich lassen sich in diesem Kontext beispielsweise Mengengerüste, Sonderkonditionen und Garantievereinbarungen fixieren.

So werden Kassen in den nächsten Jahren durch mögliche (Mengen-) Rabatte oder andere Nachlässe mehr und mehr in die machtvolle Lage versetzt, Patientenströme gezielt zu dirigieren und damit Einfluss auf die finanzielle Situation im Krankenhaus zu nehmen. Dies kann sich für den einzelnen Anbieter insofern ungünstig auswirken, als dass bereits heute eine Vielzahl von Kliniken unter bisweilen hohen und weiter steigenden Verbindlichkeiten der Kassen zu leiden haben. So lag der Bestand von über zwei Wochen alten Forderungen der deutschen Krankenhäuser gegenüber den Krankenversicherungen nach Aussagen der DKG[231] Ende des Jahres 2004 bei insgesamt rund 2,3 Mrd. Euro.[232] Demnach klagen 95 % der Häuser über die hohen Außenstände und zwei Drittel der Kliniken sogar über Zahlungsverweigerungen. Die Konsequenzen für die einzelnen Krankenhäuser können dabei sehr einschneidend sein. Durch die verringerte Liquidität haben Gesundheitsdienstleister oftmals nicht mehr genügend Mittel, um wichtige Investitionen zu tätigen bzw. die optimale Patientenversorgung zu gewährleisten. Um das Verhältnis nicht zu belasten, haben jedoch bislang nur sehr wenige Kliniken über die vollständige Externalisierung des Forderungsmanagements nachgedacht. Gravierende Einzelfälle lösen sie zumeist durch Einschaltung spezialisierter Fachanwälte.

230) Vgl. Ghanaat 2005, S. 29 sowie Drewes 2003b, S. 7.
231) Kurzbezeichnung für Deutsche Krankenhausgesellschaft e. V.
232) Vgl. o. V. 2004bb.

Angesichts der beschriebenen Situation der Krankenhäuser können diese nur dann langfristig erfolgreich sein, wenn sie in die Offensive gehen. So reicht es nicht aus, der auf die Krankenkassen gerichteten Imagepflege einen höheren Stellenwert einzuräumen, ohne die kritischen Kooperationsanforderungen zu erfüllen. Wichtig ist daher, durch professionelles Relationship-Marketing sowie durch Sicherstellung hoher (medizinischer) Output-Qualität bei gleichzeitiger Optimierung ineffizienter Prozesse, permanent und dauerhaft das eigene Engagement sowie die eigene Leistungsfähigkeit zu demonstrieren. Es ist davon auszugehen, dass die leistungsfähigen Kliniken frühzeitig in Erscheinung treten und sich gegenüber weniger performanten bzw. engagierten Wettbewerbern durchsetzen werden.

5.5 Gemeinde-Marketing

Als letzte erfolgsrelevante externe Zielgruppe gilt der Gesellschaftskreis bzw. die Gemeinde, in der die Klinik angesiedelt ist. Die an sie gerichteten Bemühungen des Krankenhaus-Marketing werden als Gemeinde-Marketing bezeichnet.

Mit diesem Instrumentarium werden jedoch nicht nur politisch abgegrenzte Kommunen, sondern auch die zu ihr und zur Gesellschaft generell gehörenden Drittinstitutionen[233] angesprochen. Dazu zählen beispielsweise Medien, öffentliche Apotheken, Politiker, Gewerkschaften, Arbeitnehmer und Arbeitgeber, Behörden, Bildungseinrichtungen, Rettungsdienste, Taxifahrer und Selbsthilfegruppen, Forschungsinstitute, Sporteinrichtungen, medizinische Beratungsdienste, Reha-Institutionen, Hotels, Nachsorgeeinrichtungen, Homecare-Anbieter, Seelsorger sowie Berufsgenossenschaften, um nur einige wenige zu nennen. Die Liste mit Beispielen ließe sich noch lange fortsetzen.

Diesen „Gemeinde-Mitgliedern" gemeinsam ist, dass sie alle direkt und/oder indirekt Patienten in Krankenhäuser liefern oder als Multiplikatoren bzw. Meinungsbildner auf die Ansichten und Einstellungen der Öffentlichkeit beeinflussend wirken. Damit sind sie in der Lage, massiv auf die Akzeptanz bzw. Ablehnung des Krankenhauses, seiner Mitarbeiter und der von diesen angebotenen Leistungen einzuwirken. Man sollte keinesfalls die unter dem Begriff „Gemeinde" zusammengefassten Personen und Institutionen aufgrund ihres vielfach nur mittelbar vorhandenen Kontaktes zum Krankenhaus ignorieren oder sogar herablassend behandeln. Ihr

233) Vgl. Stauss 1994, S. 2.

kumulierter Einfluss auf den Erfolg des einzelnen Krankenhauses ist erheblich größer, als es auf den ersten Blick scheinen mag.

Es ist sicherlich korrekt, dass die auf die komplexe Gemeinde konzentrierten Bemühungen zwar positiven, aber fallenden Grenznutzen aufweisen, der resultierende Gesamterfolg also bei konstant ansteigenden Anstrengungen in immer kleiner werdenden Schritten wächst. Wird damit jedoch die Vernachlässigung dieser wichtigen Zielgruppe begründet, so muss im Gegenzug mit überdurchschnittlich großen Folgeschäden für das Krankenhaus gerechnet werden. Die überwältigende Quantität von einzeln betrachtet für den Krankenhauserfolg z. T. möglicherweise weniger bedeutsamen Individuen entfaltet ihre enorme meinungsbildende und erfolgsbeeinflussende Macht erst im Verbund der betroffenen Gemeindemitglieder.

5.6 Mitarbeiter-Marketing

Erfolgsrelevant für Krankenhäuser sind jedoch nicht nur externe Zielgruppen des Marketing wie Einweiser, Patienten, Förderer, Krankenkassen sowie die Gemeinde, sondern auch interne Adressaten wie etwa Ärzte, Pflege- und sonstige Kräfte sowie medizinische und nichtmedizinische Abteilungen der Klinik. Die Ausrichtung der Marketingaktivitäten auf diesen Komplex kann unter der Bezeichnung „Mitarbeiter-Marketing“ zusammengefasst werden und nimmt eine Schlüsselrolle im marketingorientierten Krankenhaus ein.

Da der einzelne Patient meist, wie bereits oben erwähnt, die Leistungsqualität eines Krankenhauses nicht oder nur sehr unzureichend bewerten und mit derjenigen eines anderen Krankenhauses vergleichen kann, werden von ihm andere Indikatoren herangezogen, mit denen er die erbrachte Qualität einer Klinik beurteilen kann. Einer dieser Indikatoren bezieht sich auf die Mitarbeiter und deren Verhalten gegenüber den Patienten. Im Gegensatz zur erbrachten rein medizinischen Leistung, die für den Patienten kaum zu durchschauen ist und deshalb auch Erfahrungen von anderen Patienten nicht zur Beurteilung herangezogen werden können, kann er beispielsweise die Pflegequalität sehr wohl beurteilen, weil er täglich und quasi rund um die Uhr damit konfrontiert ist. Der Patient hat diesbezüglich vor der Aufnahme im Krankenhaus ein komplexes Gebilde aus verschiedenen Erwartungen, resultierend unter anderem aus eigenen Erfahrungen und Mundpropaganda, aufgebaut. Mit dieser Soll-Leistung als Maßstab wird die während seines Klinikaufenthaltes von den Krankenhausmitarbeitern tatsächlich erbrachte Ist-Leistung verglichen und bewertet. Wie bereits weiter oben ausgeführt, kommt es in Abhängigkeit der positiven oder negativen Nichtbestätigung der Soll-Leistung zur Entstehung von Zufriedenheit oder Unzufriedenheit des Patienten.

Krankenhausmitarbeiter haben wegen ihres häufig unmittelbaren Kontaktes zu den Patienten die Möglichkeit, den Grad der Patientenzufriedenheit immens zu beeinflussen. Die Einstellung der Mitarbeiter gegenüber ihrem eigenen Beruf ist dabei von großer Bedeutung für das Ausmaß an Wärme, Interesse und Verständnis für ihre Patienten sowie die Qualität der zu erbringenden Leistung.[234] Einem motivierten und ausgeglichenen Mitarbeiter, der in einer anregenden Arbeitsumgebung tätig ist, dürfte deshalb die Zufriedenstellung der Patienten sehr viel leichter fallen als einem Angestellten, der keinen tieferen Sinn in seiner Arbeit und keine Perspektiven für seine Arbeit zu erkennen vermag. Wie der bisweilen engagierte Einsatz von Kritikerhebungsinstrumenten in der Krankenhaus-Praxis zeigt, sind es vielfach nicht in erster Linie die sachlichen Beschwerdethemen, die von Patienten vorgebracht werden. Vielmehr machen die an Personen und deren Verhalten geknüpfte Beanstandungen in einzelnen Kliniken bis zu 90 % der insgesamt vorgebrachten Beschwerden aus, denen im Rahmen eines professionellen Beschwerdemanagements nachgegangen werden sollte. Auch zeigt sich, dass der Umgang mit solchen Klagen in marktorientiert agierenden Krankenhäusern eindeutig Chefsache ist und die Kritik der Patienten dort sehr ernst genommen wird.[235]

Da die Zufriedenheit des Patienten mit den Mitarbeitern des Krankenhauses einfach zu ermitteln und sie darüber hinaus durch das Krankenhaus noch mit relativ niedrigem Aufwand herzustellen ist, sollte dem Bereich des Mitarbeiter-Marketing hohe Aufmerksamkeit gewidmet werden. In diesem Zusammenhang müssen jedoch bereits präventiv geeignete Maßnahmen ergriffen werden, um die Zufriedenheit der Zielgruppen von vornherein gewährleisten zu können. Neben zweckmäßigen Mitarbeiterschulungen und der Schaffung von motivierend wirkenden Mitentscheidungsspielräumen ist in diesem Zusammenhang aber vor allem zu erwähnen, dass Kunden- und Serviceorientierung zwingend von den übergeordneten Entscheidern ihren Mitarbeitern gegenüber vorgelebt werden muss.

Um den Anspruch der Marktorientierung vollständig erfüllen zu können, müssen Krankenhäuser zukünftig mehr denn je auf professionelle und uneingeschränkte Kooperation sowohl auf der Intergruppen- als auch auf der Intragruppenebene jeweils auf formalem und informalem Niveau

234) Vgl. Simon 1981, S. 60.
235) Praxisbeispiele zu Beschwerdemanagement finden sich bei Sobhani/Kersting 2003, S. 168-172.

achten. Nur wenn alle Mitarbeiter vom Klinik-Marketing erfasst werden und dieses vom gesamten Personal getragen und unterstützt[236] wird, kann die Existenz des Krankenhauses dauerhaft sichergestellt werden. Angesichts der zunehmenden Patientensouveränität, der steigenden Markttransparenz und des sich verschärfenden Wettbewerbs zwischen den einzelnen Gesundheitsdienstleistern werden zukünftige Kunden mehr denn je mit den Füßen über das Wohl des einzelnen Krankenhauses abstimmen.

236) Vgl. Riegl 1994a, S. 120.

6 Das Krankenhaus als Marke

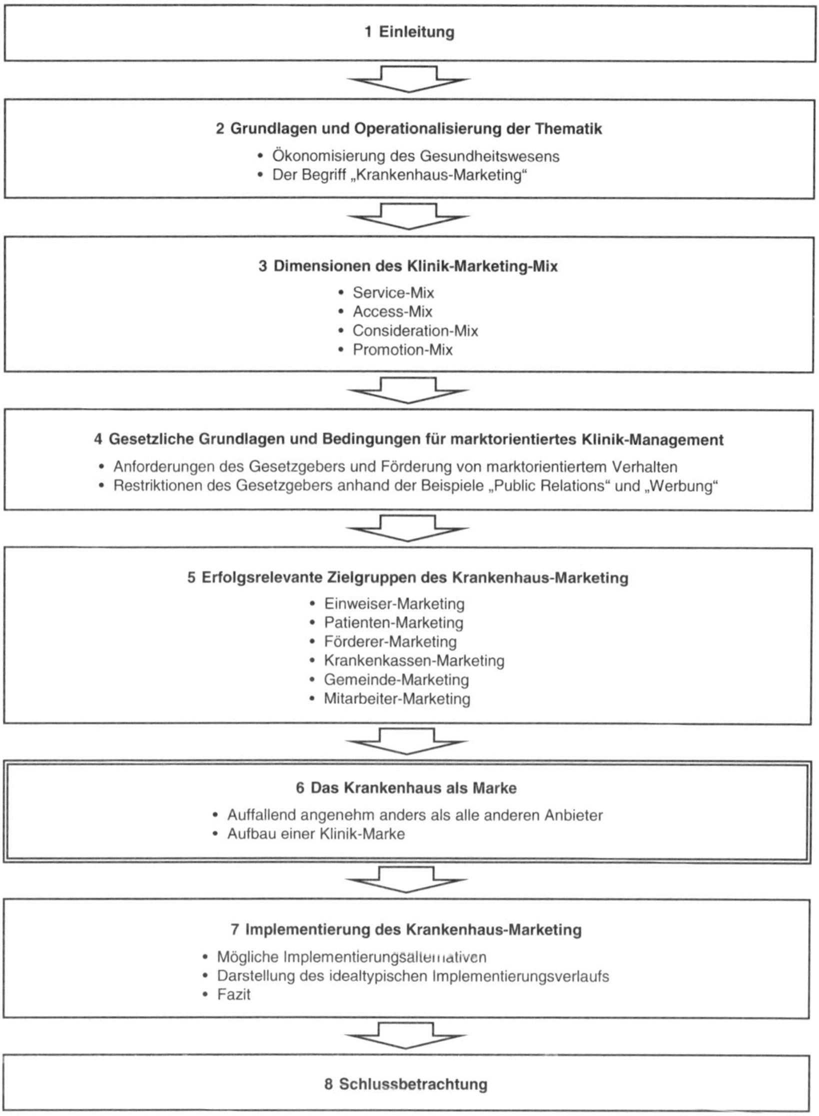

Abbildung 25: Orientierungshilfe für Kapitel 6

Wie bereits weiter oben dargestellt, verändern sich die vom Gesetzgeber zur Verfügung gestellten Rahmenbedingungen sehr rasch. Dabei ist abzusehen, dass sowohl die Preis- als auch die Leistungstransparenz (z. B. durch Qualitätsberichte, IR-DRG[237], Ranking-Listen) im Markt für Klinikleistungen weiter zunehmen wird. Schließlich wird sich der längst aus anderen Branchen bekannte Trend hin zur Internationalisierung aufgrund länderübergreifender Gesundheitsangebote bei gleichzeitig drohender Austauschbarkeit medizinischer Leistungen fortsetzen. Die damit verbundene Verschärfung der Wettbewerbssituation setzt nicht nur Kliniken in städtischer Lage zu. In gleichem Ausmaß sind auch kleine und in ländlichen Gegenden ansässige Krankenhäuser von erheblichen Überkapazitäten betroffen und dem Wettbewerb um Kunden, Einweiser, Förderer, Nachwuchskräfte u. a. ausgesetzt (siehe Abbildung 26). Von den verant-

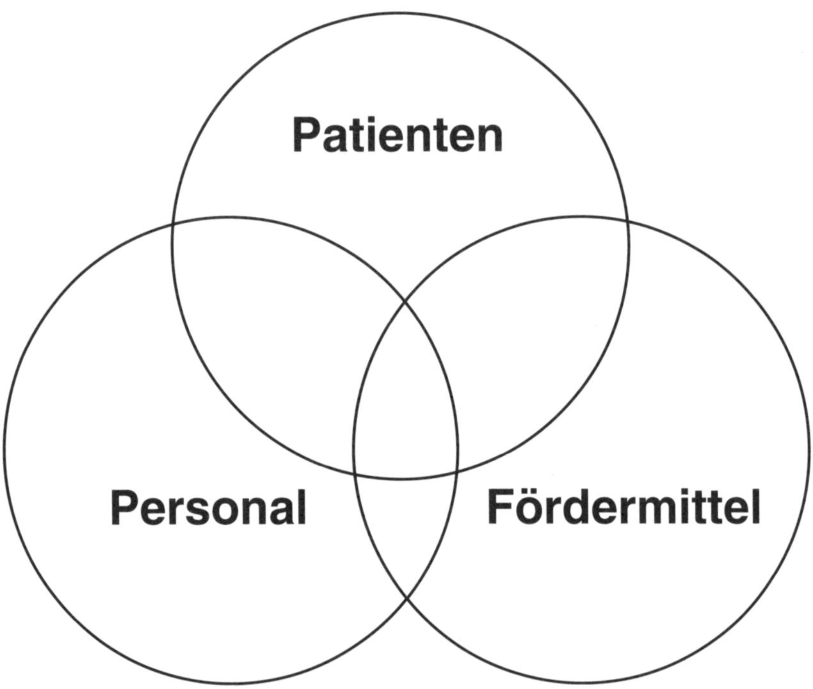

Abbildung 26: Zunehmender Wettbewerb um knappe Ressourcen – auch international

237) Kurzbezeichnung für International Refined Diagnosis Related Groups.

wortlichen Geschäftsführern der Krankenhäuser ist daher vor allem Unternehmertum sowie die Fähigkeit gefordert, „ihr" Haus so im Markt in Position zu bringen, dass es für sämtliche seiner Zielgruppen im Bedarfsfall stets die erste Wahl darstellt.

6.1 Auffallend angenehm anders als alle anderen Anbieter

Was auf den ersten Blick schnell einleuchtet und einfach klingt, bedarf in der Realität eines strategisches Konzepts, das wohl durchdacht sein und von allen Mitarbeitern mit großem Engagement getragen werden muss. Die übergeordnete Zielsetzung liegt letztlich darin, dass Kliniken für Ihre Zielgruppen stets hochwertige medizinische und nichtmedizinische Leistungsqualität in einer attraktiven Verpackung im Rahmen einer unverwechselbaren Gesamtpräsentation anbieten müssen, um künftig erfolgreich zu sein. Entscheidend ist hierbei, dass die elementare 7A-Formel konsequent und in allen Bereichen angewendet wird:

Auffallend angenehm anders als alle anderen Anbieter

Die Umsetzung der 7A-Formel hat letztendlich das Ziel, die Klinik sowie die von ihr angebotenen Produkte und Dienstleistungen als Marke zu definieren. Dabei gilt es, in der Psyche der Zielgruppen ein fest verankertes und unverwechselbares Vorstellungsbild zu generieren.[238] Ein solches ist die Summe aller Vorstellungen, die das Krankenhaus bei seinen Zielgruppen hervorruft und mit dem es sich deutlich gegenüber alternativen Anbietern abgrenzt.[239] Es enthält sowohl kognitive als auch emotionale Elemente,[240] erhebt den Anspruch von dauerhaft hoher Leistungsqualität[241] und manifestiert sich in ganz konkreten Einstellungen, Erwartungen und Lebensstilen.[242] Zusammengefasst wird mit der Definition des Krankenhauses als Marke beabsichtigt, eine psychologische Monopolisierung bei den relevanten Zielgruppen zu erreichen (siehe Abbildung 27).

238) In Anlehnung an Meffert 2000, S. 847.
239) In der Grundaussage vgl. Bruhn/Homburg 2001, S. 392.
240) Vgl. Behrens/Esch/Leischner/Neumaier 2001, S. 244.
241) In Anlehnung an Seebohn 2001, S. 135.
242) In der Grundaussage vgl. Poth/Poth 1999, S. 241.

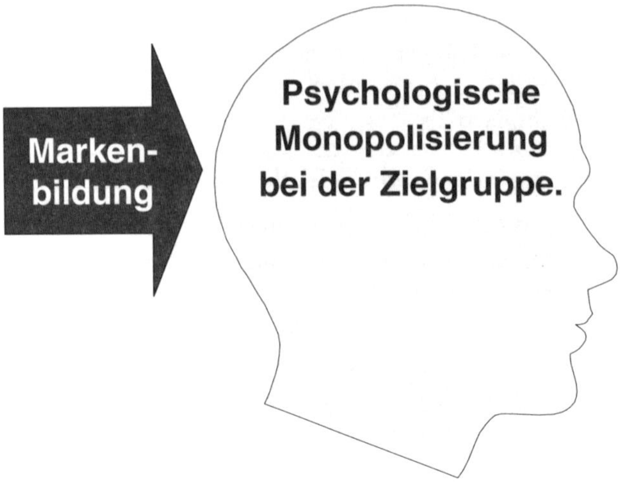

Abbildung 27: Das Krankenhaus als Marke – psychologische Monopolisierung bei den Zielgruppen

Beispiele aus anderen Branchen können prinzipiell aufzeigen, welche erfolgsrelevante Bedeutung die Markenbildung hat. So kann wohl davon ausgegangen werden, dass Benzinerzeugnisse in allen Tankstellen eine durchaus vergleichbare Qualität aufweisen. Dennoch liegen die Marktanteile im Markenbereich trotz deutlich höherer Verkaufspreise um ein Vielfaches über denjenigen der freien Tankstellen. Auch scheinen Besitzer bestimmter Automobilmarken konkrete Tankstellenketten zu bevorzugen. Beispielsweise ziehen BMW-Fahrer statistisch gesehen Shell-Treibstoffe vor. Ebenso werden im Bekleidungsbereich vielfach teure Markenprodukte trotz objektiv identischer Qualität den angesehenen Private-Labels vorgezogen. Analog dazu präferieren viele Konsumenten Coca-Cola oder Premium-Spargel aus Deutschland, obwohl diese Produkte in Blindtests in Bezug auf ihren Geschmack weniger favorisiert werden, als deutlich preiswertere Alternativprodukte von No-Name-Anbietern (d. h. Billig-Cola und Spargel aus Süd- bzw. Süd-Ost-Europa). Ähnlich ist der große Erfolg von Milka-Schokolade zu sehen, der nicht nur auf die Kernqualität des Produktes, sondern sehr stark auf den ausgeprägten Markencharakter zurückzuführen ist. Ebenso gelten sogar einige kostenlos verfügbarc Betriebssysteme von bisweilen deutlich weniger bekannten Herstellern gegenüber dem Microsoft-Produkt Windows als funktioneller und haben dennoch einen verschwindenden Marktanteil. Des Weiteren ist das Kult-Auto Mini von BMW im Vergleich zum VW-Golf bei identischer Ausstattung und höherem Preis das stärker bewunderte Fahrzeug. Schlussendlich verkauft sich der Phaeton von Volkswagen unbeschadet seiner unbestritten hohen Qualität und seines niedrigeren Preises dennoch wesentlich schlechter als die vergleichbaren Konkurrenzmodelle von BMW, Mercedes und Audi.

Sicherlich können grundlegende Gemeinsamkeiten zwischen diesen klinikfremden Kurzbeispielen und der Krankenhauslandschaft identifiziert werden. So stellt sich die Frage, weshalb markierte und wegen der hohen spezifischen Investitionen vielfach teurere Angebote bisweilen deutlich angesehener und erfolgreicher sind als normierte Leistungspotenziale. Angesichts der generell zunehmend hohen Ansprüche und Erwartungen der Kunden zählt bei der Inanspruchnahme von vielen Gütern und Dienstleistungen nicht mehr nur ihr eigentlicher Grundnutzen, der vielfach vergleich- bzw. austauschbar ist. Vielmehr bieten erfolgreiche Unternehmen unterschiedlichster Branchen ihren Nachfragern einen erfolgsentscheidenden Zusatznutzen. Dieser umfasst kernfunktionsergänzende Extraleistungen, die dem Unternehmen bisweilen erhebliche Differenzierungs- und Profilierungspotenziale verschaffen und bei den Kunden zumeist eine deutlich gesteigerte Zahlungsbereitschaft bewirken. Im Bereich des klassischen Produkt-Marketing sind hier Aspekte wie beispielsweise Garantieleistungen, Kundendienste, Geschenkverpackungen und Markenimage zu nennen.

Es ist sehr leicht nachzuvollziehen, dass Kunden, die Marken bereits bei einfachen Gütern und Dienstleistungen des täglichen Bedarfs präferieren, erst recht bei bedeutenden High-Involvement-Entscheidungen wie etwa Gesundheitsfragen auf etablierte und zuverlässige Markenanbieter vertrauen. Klinik-Entscheider sind daher gut beraten, ihre Häuser möglichst rasch mit Hilfe der 7A-Formel in dem sich schnell wandelnden Markt in Position zu bringen. Für die langfristig erfolgreiche Positionierung als auffallend angenehm anders aufgestellter Anbieter müssen sie verschiedene Kernthemen individuell für sich definieren:[243] Welche Kompetenzen können den Zielgruppen geboten werden? Welcher Mehrwert kann ihnen offeriert werden? Welche Emotionen sollen ausgelöst werden? Welches Auftreten soll gewählt werden? Erst nach sorgfältiger strategischer Basisarbeit kann die Markenidentität des Krankenhauses entwickelt, die Marke durch darauf abgestimmte kontinuierliche Aktivitäten dauerhaft sowie unverwechselbar im Markt positioniert und letztendlich ein vorteilhaftes Markenimage erzeugt werden. Die Positionierungsaktivitäten bilden dabei einen permanenten Regelkreis (siehe Abbildung 28). Sie beginnen mit der zielorientierten Planung, reichen über die effektive Realisierung und schließen mit der Kontrolle des Unternehmensimages bzw. der psychologischen Wahrnehmung der Marktteilnehmer.

243) In Anlehnung an Esch 2003, S. 101-112.

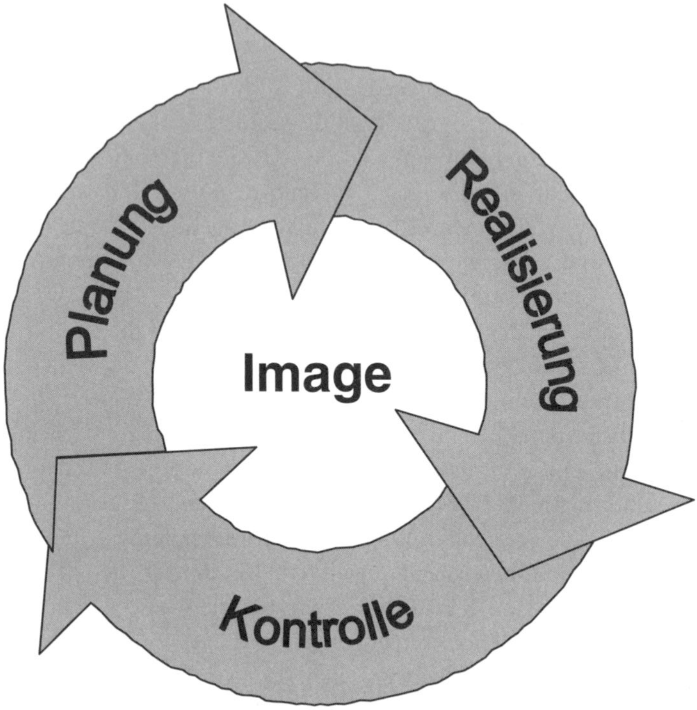

Abbildung 28: Positionierungs-Regelkreis

Elementare Voraussetzungen für die Entwicklung einer erfolgreichen Marke sind dabei Seriosität, Vertrauen, Sympathie, Kontinuität, Stabilität, Relevanz, Wertschätzung, Unverzichtbarkeit, Individualität, Unverwechselbarkeit sowie die permanente Übererfüllung der Erwartungen.

Daraus abgeleitet erfüllt die Marke für die Zielgruppen drei verschiedene Funktionen. Erstens wird das Kauf- bzw. Verwendungsrisiko deutlich gesenkt. So wird beispielsweise mit großen, bekannten und etablierten Gesundheitsdienstleistern assoziiert, dass diese besonders erfahren sind und daher zuverlässiger bzw. weniger fehleranfällig arbeiten. Zweitens unterstützen Marken angesichts ihrer heraushebenden Leuchtturm-Funktion bei der Auswahlentscheidung zwischen sich alternativ bietenden medizinischen Leistungsangeboten. Drittens können sie den Zielgruppen einen Identifizierungsnutzen bieten (z. B. Steigerung des sozialen Ansehens aufgrund eines Gesundheits-Checkups in der Luxusklinik Bumrungrad Bangkok oder Inanspruchnahme der Chefarztbehandlung). Zumindest im klassischen Konsumgüter-Marketing gilt längst das Motto: Wenn es um Prestige geht, verlernen die Kunden das Rechnen.

6.2 Aufbau einer Klinik-Marke

Im Klinikbereich liegt natürlich auf der Hand, dass die 7A-Formel zuerst bei den medizinischen Dienstleistungen zum Einsatz kommen muss, repräsentieren diese doch den ureigensten Aufgabenbereich bzw. die Kernkompetenz eines Krankenhauses. So erwarten heutige Kunden mehr denn je medizinische Spitzenleistungen von ihren Gesundheitsdienstleistern. Doch auch bei regelmäßig erbrachten hervorragenden medizinischen Behandlungsergebnissen tun sich viele Krankenhausentscheider mit der kunden- und wettbewerbsorientiert ausgerichteten Marktpositionierung ihres Hauses und seiner Leistungen noch immer schwer. Doch werden ihnen derartige Entscheidungen in Zukunft sicherlich leichter fallen. Nicht nur deshalb, weil es ihnen die Wettbewerber vormachen und es gilt, Überkapazitäten abzubauen und den Kostentod zu vermeiden.

Entscheidende Impulse werden auch von Seiten der Krankenkassen kommen, die mit den Krankenhäusern mehr und mehr individuelle Vereinbarungen hinsichtlich bestimmter, an konkrete Mengengerüste, Konditionen und Garantievereinbarungen gekoppelte Leistungskomplexe treffen. Für die Klinikleitungen ist es in Zukunft daher zwingend, attraktive und standardisierte Angebotspakete zu definieren und diese, mit einem Markencharakter versehen, gegenüber den Kassen, aber auch Kunden, Einweisern und anderen Marktbeteiligten zu positionieren. Anschließend gilt es, die Sogwirkung auf diese Markenangebote zu vergrößern, indem die akquisitorischen und physischen Distributionskanäle z. B. durch Lizenzvergabe an andere Krankenhäuser verbreitert werden. Die dabei entstehenden Klinik-Kooperationen können bisher ungenutzte Synergien realisieren, treten den Krankenkassen mit deutlich größerer Verhandlungsmacht gegenüber und bewirken eine schnellere mentale Diffusion bei den übrigen Zielgruppen, aber ebenso eine raschere faktische Durchdringung des Marktes.

Angesichts der nicht zuletzt durch die gesetzlichen Neuregelungen initiierten Transparenz im Klinikmarkt werden Patienten und Einweiser bei ihrer Entscheidungsfindung noch stärker auf unterstützende Informationen aus dem Internet und anderen Medien zurückgreifen können, um sich ein Bild von der im jeweiligen Krankenhaus erbrachten Medizinqualität zu machen. Die dort abgebildeten, anonym zusammengefassten Klinikbewertungen, die in den USA bereits seit längerer Zeit Usus sind (z.B. unter www.jcaho.org, www.usnews.com), können jedoch bestenfalls einen Hinweis auf die im individuellen Krankheitsfall tatsächlich gebotene Leistungsqualität geben. Wie etwa auch die potenziellen Leistungsergebnisse von Apothekern, Steuerberatern und Rechtsanwälten sind auch medizinische Behandlungen dienstleistungstypisch zumeist individuell in ihrem Ergebnis und allenfalls hinsichtlich der Prozesse (z. B. im Rahmen des Qualitätsmanagements nach erfolgter Zertifizierung) standardisierbar. Dadurch sind sie in Bezug auf ihre eigentliche bzw. Primärqualität für Laien nicht objektiv vergleichbar und für den Nachfrager zunächst bis zu einem gewissen Grad austauschbar. Dies gilt selbst dann, wenn Entscheidungen durch Erfahrungsberichte aus dem eigenen persönlichen Umfeld determiniert werden. Dennoch stellen derartige individuell geprägte Schilderungen eine der wichtigsten Entscheidungshilfen für potenzielle Patienten dar. Ehemalige Patienten wirken als Multiplikatoren und sind die Hauptakteure des bereits dargestellten Recommendation-Marketing.

Die potenziellen Kunden des Krankenhauses reduzieren die erhebliche Komplexität der Ausgangslage, in der sie sich befinden, indem sie für sie persönlich relevante Qualitätssurrogate etwa aus individuellen Erfahrungsberichten oder anderen Quellen herausfiltern und sich dadurch die Entscheidung erleichtern. Beispiele hierfür sind die bei Arztvisiten für Patienten zur Verfügung stehende Zeit, die Kommunikationsbereitschaft der Stationsärzte, die Freundlichkeit der Pflegekräfte, der Geschmack der Krankenhausverpflegung, die im Haus angebotenen ergänzenden medizinischen und nichtmedizinischen Leistungen und die damit verbundenen Preise, die Parkmöglichkeiten, die Besuchszeiten, das Ambiente in den Patientenzimmern, um nur einige zu nennen. Fehlt die Möglichkeit zur Bewertung der Primärqualität, wie dies im Fall der Gesundheitsanbieter weitgehend zutrifft, tendieren die Betroffenen stark dazu, Rückschlüsse von leichter erfass- und beurteilbaren Merkmalsausprägungen auf die eigentliche, im Mittelpunkt stehende Medizinqualität zu ziehen. Für die Krankenhäuser liegen in diesem Umstand sowohl Chancen als auch Risiken.

Dementsprechend können Kliniken in Ergänzung zu ihren anspruchsvollen Medizinleistungen in ihrem Markt mit zusätzlichen Angeboten und ihrem Auftritt insgesamt Flagge zeigen und sich in der psychologischen Wahrnehmung durch die Zielgruppen als unverwechselbare Marke positionieren. Bei der zielorientierten Definition der Positionierungseigenschaften muss sowohl den Anforderungen der Zielgruppen entsprochen als auch eine klare Abgrenzung gegenüber den Wettbewerbern herbeigeführt werden.[244] Analog zu Produktmarken des klassischen Konsumgütermarketing resultiert der Kundennutzen auch bei Unternehmensmarken nicht nur aus dem eigentlichen, jedoch augenscheinlich austauschbaren Grundnutzen (hier: Ergebnis präventiver, kurativer oder

244) Vgl. Esch 2003, S. 86.

rehabilitativer Dienstleistungen). Vielmehr entscheidet oftmals der wahrgenommene bzw. erwartete Zusatznutzen über die Nachfrage nach den Services eines Krankenhauses. Dieser ergibt sich etwa aufgrund eines erweiterten Leistungsversprechens, größeren Vertrauens, erhöhter Sicherheit, höherer Zuverlässigkeit, stärkerer Service-Orientierung und beeindruckenderer Freundlichkeit. Aber auch eine ansprechendere Atmosphäre, besseres Entertainment und ausgeprägteres Prestige können den Ausschlag dafür geben, sich in einem bestimmten Krankenhaus behandeln zu lassen. Es gilt, sich vom Gesundheitsexperten, der „nur" die medizinischen Grundfunktionen beherrscht, hin zum Problemlösungsexperten zu entwickeln, der die Kundenzufriedenheit durch ganzheitliche Betrachtung der Nachfragerinteressen herstellen kann (siehe Abbildung 29). Gelingt es dem Krankenhaus, sich als ein solches unverwechselbares, vertrauenserweckendes und sympathisches Gesicht in der Menge in Position zu bringen und seinen Zielgruppen kontinuierlich mehr zu bieten als herausragende Medizinqualität, sind Patienten vielfach sogar bereit, größere räumliche Distanzen zurückzulegen. Die international gestiegene Patientenmobilität ist ein Beleg für dieses Zugeständnis.

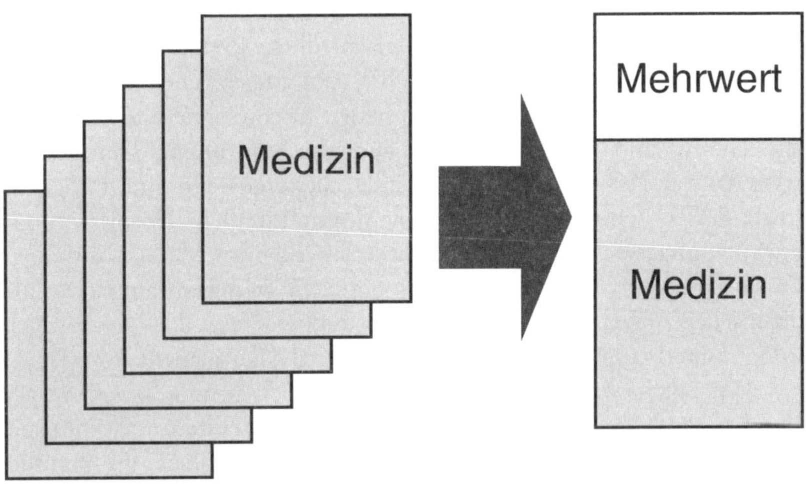

Abbildung 29: Vom Gesundheitsexperten zum Problemlösungsexperten

So zeigt das Beispiel der nicht zuletzt bei Geschäftsleuten sowie Diplomaten beliebten Luxusklinik Bumrungrad im Zentrum der thailändischen Millionenmetropole Bangkok mit mehr als 850.000 Patienten aus über 100 Ländern pro Jahr, dass Patienten für mehr Komfort in Zimmerausstattung (das Angebot reicht vom Standardzimmer bis hin zur „Royal Suite“) und Terminvereinbarung bereit sind, längere Anreisewege auf sich zu nehmen. Beispielsweise ist diese Klinik durch medizinische Baukastenangebote inklusive Flug, Unterstützung bei den Einreiseformalitäten, Airport-Shuttle mit wählbarem Fahrzeugmodell sowie Sightseeing-, Shopping- und Badeausflügen für die mitgereiste Familie zum Pauschalpreis im globalen Markt unverkennbar positioniert.[245] Dementsprechend ist leicht nachzuvollziehen, dass derartig aufgestellte Unternehmen anders als typische Krankenhäuser nicht mehr in erster Linie mit Krankheit, Schmerzen und Sterben in Verbindung gebracht werden, sondern deren Image stark von Aspekten wie Heilung, Wohlbefinden und Lebensqualität gekennzeichnet ist.

Beispielsweise werden kardiologische, lasertechnische und medizinkosmetische Behandlungen sowie verschiedenartige Checkup-Module zum Pauschalpreis angeboten. Konkrete Termine und individuelle Kostenvoranschläge zu unterschiedlichen medizinischen Themenfeldern können von Interessierten vorab mit einem bedienerfreundlichen Internet-Formular erfragt werden. Co-Branding-Kooperationen mit McDonald´s und Starbucks, die im Krankenhaus zu den stark frequentierten Gastronomieanbietern zählen, verstärken die Anziehungskraft der Marke „Bumrungrad Hospital“. Das Johns Hopkins Hospital in Baltimore/USA bietet seinen Gästen sogar nicht weniger als elf unterschiedliche Restaurants für alle Geschmacksrichtungen vom Imbiss bis hin zum ausgefallenen Spezialitäten-Lokal, bei dem die Betreiber um vorherige Tischreservierung bitten. Auf ähnliche Art und Weise wie das thailändische Bumrungrad Hospital sind etwa das zur Parkway-Gruppe zählende Gleneagles Hospital (Singapur) sowie dessen Schwesterunternehmen Mount Elizabeth Hospital (Singapur) als unverwechselbare Unternehmensmarken im Markt positioniert. Für ihr kontinuierliches Engagement erhielten sie neben zahlreichen medizinischen Auszeichnungen als einzige Krankenhäuser u. a. die Auszeichnung „Superbrand“ sowie den „Asian Hospital Management Award“.

Wie bereits weiter oben beschrieben, versuchen einige amerikanische Krankenhäuser, durch Yield Management und mit Hilfe von Gewinnspielen Behandlungstermine an Wochenenden insbesondere für beruflich stark engagierte Personen attraktiv zu machen und gleichzeitig die Klinikkapazitäten gleichmäßig auszulasten. Auch in deutschen Krankenhäusern kommt man dem Wunsch dieser Klientel zunehmend nach, individuell ausgerichtete Termine etwa für Gesundheits-Checkups anzubieten. Dadurch können Patientengruppen gewonnen werden, die andernfalls nur

245) Weitere Informationen finden sich beispielsweise bei Schnaas 2002, S. 116-119.

schwer zu erreichen sind. Telefon-, Fax- und DSL-Anschluss am Patientenbett, Kühlschrank und Tresor im Zimmer, Möblierung auf Designer-Niveau, individuelle Gesundheits- und Ernährungsberatungen im Rahmen der vom Gesetzgeber verstärkt geförderten Primärprävention sowie Wellness-, Fitness- und Beauty-Angebote können das medizinische Leistungsspektrum auch hier sinnvoll ergänzen. Weniger stark international positioniert als die genannten asiatischen Krankenhäuser sind zumeist noch die Kliniken in Deutschland. Doch werden zunehmend auch hier anspruchsvolle ausländische Kunden (z. B. aus arabischen Ländern oder Russland) sowie deren oftmals mitreisende Familienmitglieder mit besonderen Speisen, Büro- und Dolmetscherdiensten sowie religionsspezifisch eingerichteten Andachtsräumen angesprochen.[246] Eine vor allem an Kostenaspekten ausgerichtete Positionierungsstrategie verfolgt hingegen die indische Apollo-Klinikgruppe. Bekannt für seine tadellose Medizinqualität bietet sie an verschiedenen asiatischen Standorten ordentliche Krankenzimmer zu konkurrenzlos günstigen Preisen. Auch hier ist die Positionierung klar und offensichtlich, wenngleich anders gelagert als bei den vorher genannten serviceorientierten Anbietern.

Es wird deutlich, dass es letztendlich nicht mehr ausschließlich darum geht, die Gesundheit des Kunden zu maximieren, sondern im Rahmen eines Rundum-Sorglos-Pakets seinen Gesamtnutzen sowie den seiner Besucher zu steigern. Das Krankenhaus entwickelt sich vom Gesundheitsexperten zum Problemlösungsexperten – das Norm-Krankenhaus wird zur Marken-Klinik (siehe Abbildung 30). Die Liste von Möglichkeiten zur nachhaltigen Unterstützung der individuellen Positionierungsziele ist dabei nahezu unbegrenzt. Erfolgreiche Krankenhäuser haben bei der Entwicklung von Services stets Kundennutzenüberlegungen im Visier. Was will der Gast? Welche Wünsche trägt er latent in sich, mit deren Realisierung er gar nicht rechnet und die er folglich nicht direkt kommuniziert? Über welche Angebote freut er sich und ist dafür auch bereit, eine entsprechende Gegenleistung zu erbringen? Trotz des in den letzten Jahren in Deutschland vorherrschenden Gesellschaftstrends hin zu Schnäppchenjagd und Konsumverweigerung ist deutlich zu erkennen, dass sämtliche Themen rund um Gesundheit und Wohlbefinden an Bedeutung gewonnen haben. Hier sind sowohl die Erwartungen als auch die eigene Bereitschaft zu einem verstärkten Leistungsbeitrag sehr hoch. Den Entscheidern im Krankenhaus eröffnen sich hierbei interessante Perspektiven auf neue, additive Angebote.

246) Bisher bedient nur jedes vierte Krankenhaus in Deutschland internationale Patienten, wobei diese mit weniger als 0,5 % der Kunden nur wenig ins Gewicht fallen (Hülsen 2004, S. 33).

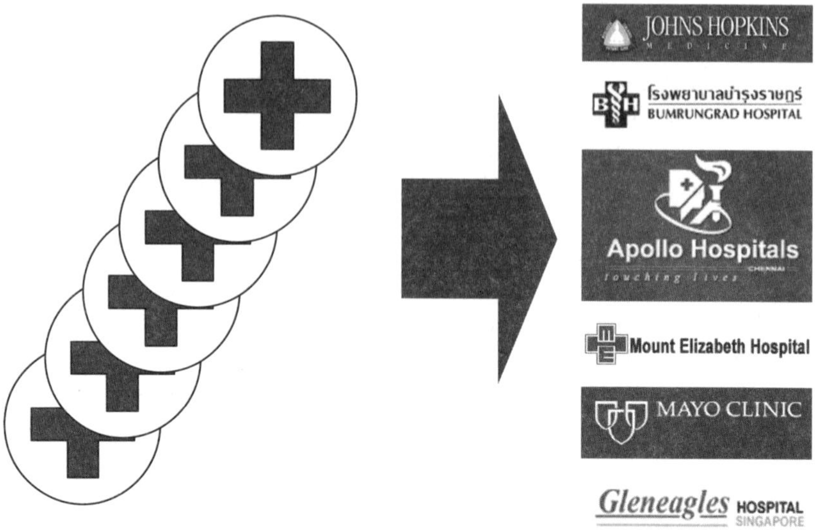

Abbildung 30: Vom Norm-Krankenhaus zur Marken-Klinik

Kliniken können ihren Zielgruppen jedoch nur dann erfolgreich Leistungen mit hohem Erlebnischarakter offerieren, wenn sie als First-Mover auftreten und den Wettbewerbern in Bezug auf Innovationskraft stets um die entscheidende Haaresbreite voraus sind. Nach der Maxime: der zweite Sieger ist der erste Verlierer. Unternehmen, die nach dem olympischen Motto verfahren und allenfalls die Me-Too-Strategie verfolgen, haben in der Regel einen niedrigeren Marktanteil und signifikant weniger Erfolg als die rasch agierenden, kreativen Spitzenhäuser. Letztere können angesichts der gegebenen Wettbewerbssituation sogar doppelt punkten. Anders als in den meisten anderen Branchen ist Markt- bzw. Wettbewerbsorientierung bei Krankenhäusern noch ein Betätigungsfeld mit enormen Potenzialen, so dass handlungsschnelle Anbieter die marktlichen Gegebenheiten noch stark nach den eigenen Vorstellungen gestalten können.

Die Steigerung des Kundennutzens wirkt sich dabei grundsätzlich als Erfolgsbumerang aus. Gemäß dem weiter oben dargestellten AIDAR-Schema (Attention, Interest, Desire, Action, Recommendation) fungiert der Kunde als Multiplikator und kommuniziert seine positiven Erfahrungen gegenüber seinem Umfeld. Das Krankenhaus nutzt den Akzeleratoreffekt des Empfehlungs-Marketing und gewinnt schneller an Fahrt als diejenigen Gesundheitsdienstleister, die den Erwartungen der Patienten lediglich gerecht werden. Kunden, die „nur" zufrieden gestellt werden, sind in einem freien Markt der schleichende Tod eines Unternehmens.

Der Blick in andere Branchen zeigt, dass gerade bei starken Produkt- und Unternehmensmarken Bilder und Emotionen zählen. Nach dem Motto: wo die Sinne nicht angesprochen werden, gehen die Füße vorbei. Zur Kundengewinnung sollte daher sichergestellt sein, dass den Patienten – aber auch Besuchern, Einweisern und Partnern – individuelle sinnliche Erlebnisse geboten werden, die sie langfristig an das Haus binden. Mit ausgeprägter medizinischer Qualität ist es hierbei nicht mehr getan. Sie bildet mittlerweile die Basisvoraussetzung, ist bei zunehmender Patientensouveränität jedoch längst kein Erfolgsgarant mehr. Entscheidender imageprägender Erfolgsfaktor: jeder Kontakt mit dem Kunden, aber in gleichem Maße auch mit dem Einweiser, dem Besucher etc., sollte für diesen ein positives und nicht nur bestenfalls ein erwartungsgemäßes Erlebnis darstellen. Entscheidend ist, dass die Angehörigen jeder Zielgruppe stets positiv überrascht und ihre Erwartungen übererfüllt werden.

Bei der Realisierung von Differenzierungs- und Profilierungspotenzialen gilt es jedoch auch, die Markeninhalte mit einem konsistenten gesamthaften Erscheinungsbild des Krankenhauses zu verbinden und an die Marktbeteiligten zu adressieren.[247] Basis und zugleich strategische Rahmenbedingung für den Einsatz der Kommunikationsinstrumente bildet hierbei die Corporate Identity, die als integriertes, unternehmensweit gültiges Strategiekonzept der Unternehmenskommunikation aufgefasst werden kann.[248] Sie dient der Profilierung und öffentlichen Verankerung der Klinik als eine klare, eigenständige und sympathische Unternehmenspersönlichkeit[249] und setzt sich aus den vier Bestandteilen „Corporate Communication", „Corporate Design", „Corporate Behavior" und „Corporate Culture" zusammen.[250] *Corporate Communication* enthält die bereits dargestellten Kommunikationsbereiche „Werbung" und „Öffentlichkeitsarbeit" und meint sämtliche, sowohl nach innen als auch nach außen gerichtete Kommunikations- und Informationsmaßnahmen. *Corporate Design* beschreibt das gesamte und einheitliche visuelle Erscheinungsbild sowie den sichtbaren Firmenstil des Unternehmens. Es verfolgt die optische Umsetzung der CI und bezieht sich etwa auf Symbole, Farben, Graphikelemen-

247) Vgl. Hungenberg 2001, S. 192
248) Vgl. Bruhn/Homburg 2001, S. 110 sowie Meffert 2000, S. 708. In der Grundaussage vgl. Altmann 1997, S. 126 f.
249) Vgl. Diller 2001, S. 241.
250) Vgl. Meffert 2000, S. 707 f. sowie Seebohn 2001, S. 39. Behrens/Esch/Leischner/Neumaier 2001, S. 94 unterscheiden nach den drei Elementen „Corporate Communication", „Corporate Design", „Corporate Behavior". Pepels 2001, S. 828 differenziert die sechs Bestandteile „Corporate Mission", „Corporate Personality", „Corporate Culture", „Corporate Design", „Corporate Behavior" und „Corporate Communications". Siehe auch Poth/Poth 1999, S. 60; Bruhn/Homburg 2001, S. 110 sowie Bröckelmann 1993, S. 95.

te, Typographie, Bilder, Motive und Platzierungen, um ein rasches Wiedererkennen zu ermöglichen. Unter *Corporate Behavior* ist die schlüssige und widerspruchsfreie Gestaltung des gesamten Unternehmens- und Mitarbeiterverhaltens zu verstehen. Schließlich meint *Corporate Culture* die Unternehmensphilosophie bzw. das kollektive Wertesystem aus Leitsätzen, Normen, Standards und Denkmustern, die das Unternehmen sowie seine Prozesse nachhaltig prägen.

Der zielgerichtete, systematische, schlüssige und widerspruchsfreie Einsatz der beschriebenen vier Elemente der Corporate Identity führt in der Öffentlichkeit zur Herausbildung von individuellen subjektiven Vorstellungsbildern, die sich in ihrer Summe in Form des Corporate Image (siehe Abbildung 31) des Krankenhauses manifestieren.

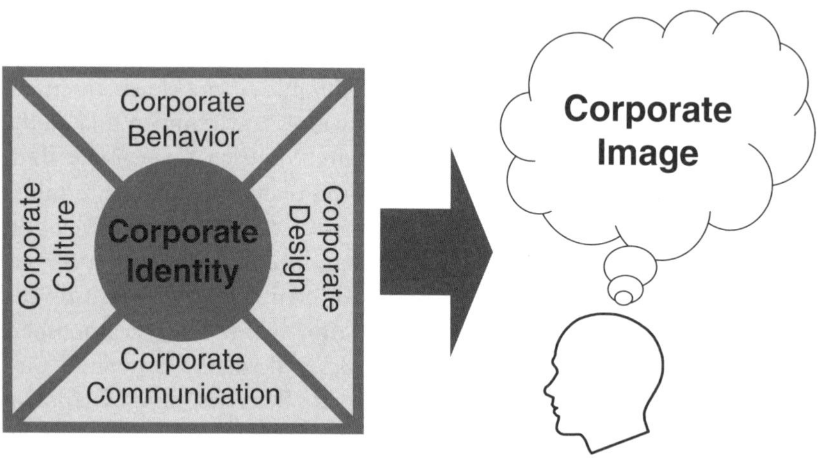

Abbildung 31: Entstehung des Corporate Image in der Öffentlichkeit

7 Implementierung des Krankenhaus-Marketing

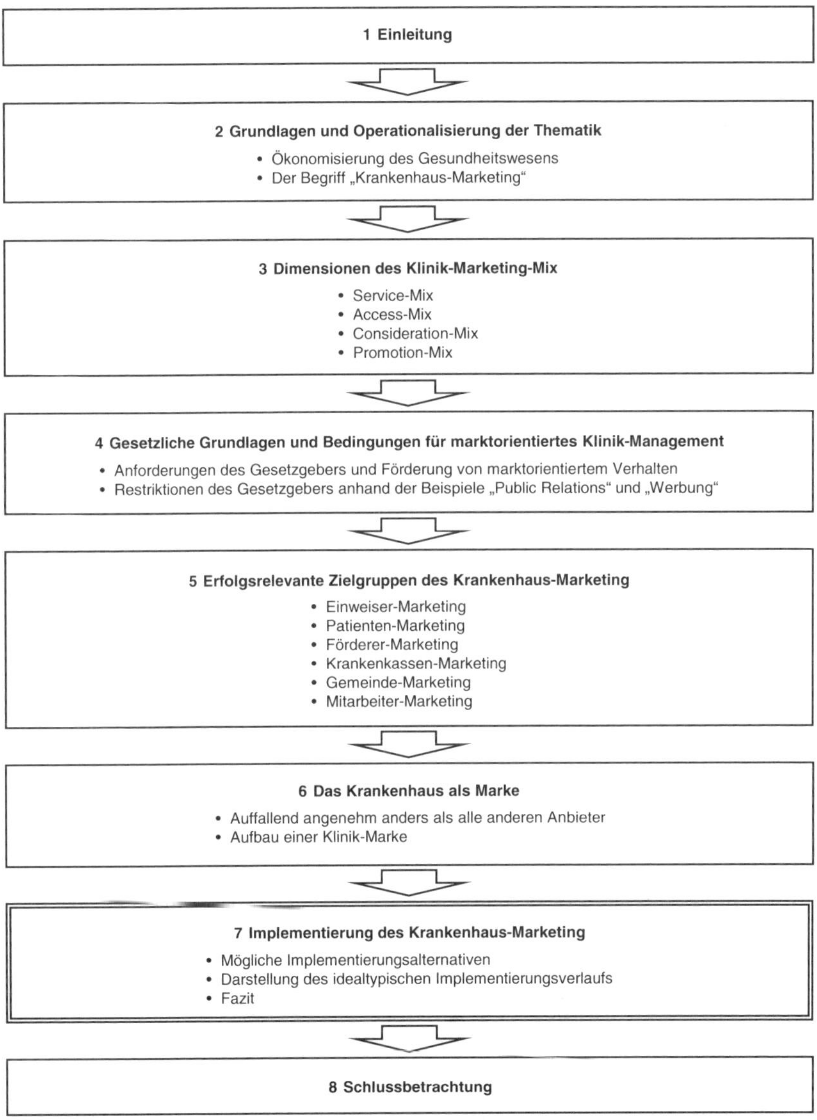

Abbildung 32: Orientierungshilfe für Kapitel 7

Im Rahmen dieses Kapitels soll die effektive Implementierung von Marketing im Krankenhaus dargestellt werden. Dazu werden im ersten Abschnitt verschiedene und dabei sehr grundsätzliche Wege aufgezeigt, wie Marketing implementiert werden kann. Der darauf folgende Abschnitt dient der Deduktion eines idealtypischen Implementierungsvorgehens mit Hilfe einer hierfür generierten Implementierungsmatrix. Hierbei wird die Systematik des entwickelten Modells in logisch aufeinander aufbauenden konkreten und leicht nachzuvollziehenden Schritten aufgezeigt. Das Implementierungsvorgehen wird durch anschauliche Praxisbeispiele sowie ausführliche Erläuterung der im jeweiligen Zusammenhang zu beachtenden Umstände abgerundet, um eine tatsächlich erfolgreiche Implementierung zu gewährleisten. Abgeschlossen wird das vorliegende Kapitel mit einem grundsätzlichen und bewertenden Fazit unter ganzheitlichen Gesichtspunkten.

Die vielfach noch untergeordnete Bedeutung von Marketing im Krankenhaus ist charakteristisch für die augenblickliche Situation. In einer Periode, die durch stetige Veränderungen im Gesundheitsbereich gekennzeichnet ist, fällt es vielen Krankenhäusern vielfach schwer, sich schnell genug auf neue Anforderungen einzustellen und darüber hinaus die langfristig erfolgsrelevanten strategischen Entscheidungen zu treffen. Man war es jahrzehntelang gewohnt, ein weitgehend gesichertes, regelmäßiges Einkommen zu beziehen und sich einer gut einschätzbaren, etablierten „Konkurrenz" zu stellen, sofern man überhaupt von einer solchen sprechen konnte. Erst in den letzten Jahren haben sich die Wettbewerbsbedingungen dahingehend verändert, als dass nun in erster Linie unternehmerisches Denken und Handeln belohnt wird.

Die dynamischen Konstellationen bringen Krankenhäuser jedoch früher oder später an Punkte, an welchen strategische Entscheidungen getroffen werden müssen, von denen der langfristige Erfolg des gesamten Hauses abhängt. Je gründlicher man sich auf diese Situationen vorbereitet und je entschlossener man mit ihnen umgeht, desto weniger werden diese Entscheidungen extern determiniert und somit aufgezwungen sein.

Sich mit den sich verändernden Marktgegebenheiten auseinanderzusetzen bedeutet, Marketing täglich zu praktizieren. Abwertungen der Versorgungsstufe, oktroyierte Zwänge zur generellen Betten-, Abteilungs- und Personalreduzierung sind nicht die unumgänglichen Konsequenzen der Gesundheitsreformen – zumindest nicht für das einzelne unternehmerisch geführte Krankenhaus. Sich vielmehr dem Wettbewerb und seinen Herausforderungen zu stellen, intensiv auf die Zielgruppen des Krankenhauses einzugehen und somit die Leistungsfähigkeit und Effizienz der Leistungserstellung der Klinik zu steigern, sind wichtige Wege, einerseits Patienten mit hervorragender Medizin zu versorgen und gleichzeitig die Existenz des Krankenhauses dauerhaft zu sichern.

Unbestritten ist dabei, dass sich ein markt- bzw. wettbewerbsorientiertes Verhalten nicht aus dem Stegreif durchsetzen lässt. Viel zu tief sitzen alte Gewohnheiten, viel zu häufig und gravierend sind die Änderungen und viel zu groß ist das Risiko, folgenreiche und schwerwiegende Schäden durch unüberlegten Aktionismus zu verursachen. Vielmehr bedarf es einer sorgfältigen Vorbereitung sowie präziser Analysen, wie eine stärkere Marktorientierung im einzelnen Krankenhaus durchgesetzt werden soll.

7.1 Mögliche Implementierungsalternativen

In diesem Abschnitt werden die unterschiedlichen, generell zur Verfügung stehenden Bewegungsrichtungen bei der Implementierung von Marktorientierung im Krankenhaus dargestellt. Dabei ist es von nicht unerheblicher Bedeutung, mit welchen Aktivitäten man an welcher Stelle und zu welchem Zeitpunkt die Implementierung beginnt, fortsetzt und beendet. Je nach Vorgehensweise erhält man somit mehr oder weniger zufrieden stellende Resultate.

Würde bei der Einführung von Marketing im Krankenhaus einer der Implementierungsschritte ausgelassen werden oder unkoordiniert, also in einer anderen als der optimalen Reihenfolge, zum Einsatz kommen, könnten sich daraus zum Teil gravierende Hindernisse für das gesamte Implementierungsprojekt ergeben. Denkbar wären in diesem Zusammenhang Verzögerungen, mangelhafte Planungsaktivitäten mit nicht verifizierten Daten sowie unerfüllte Erwartungshaltungen der Klinikmitarbeiter, Einweiser, Patienten und Besucher, um nur einige Aspekte zu nennen. Dies allerdings birgt die nicht zu unterschätzende Gefahr, dass sich gerade die Mitarbeiter nur noch halbherzig zum Krankenhaus-Marketing bekennen oder diesem sogar ablehnend gegenüberstehen. Marketing ist jedoch keine lediglich einmal durchgeführte Aktion, sondern ein kontinuierlicher Prozess[251] aus Vor- und Rückkopplungen, der bedingungslos von der entschlossenen Unterstützung durch sämtliche Individuen bzw. Abteilungen eines Krankenhauses abhängt und sowohl an Effizienz als auch an Effektivität verliert, wenn er unterbrochen oder in seinem Verlauf beeinträchtigt wird.

251) Vgl. Heuwing 1995, S. 5.

Grundsätzlich unterscheidet man bei Betrieben sowohl nach internen und externen Bereichen wie Beschaffungs-, Absatz-, Kapital- und Personalmärkten sowie dem Staat[252] als auch nach über- und untergeordneten Hierarchieebenen. Auch bei auf dem Gebiet des Gesundheitswesens agierenden Unternehmen – und demzufolge auch bei Kliniken – kann eine solche Unterscheidung getroffen werden, was impliziert, dass bei der Implementierung von Marketing im Krankenhaus

- horizontale und
- vertikale

Einführungsaktivitäten möglich sind, die, mit Beispielen versehen und in einen unmittelbaren Zusammenhang gebracht, in den beiden nachfolgenden Teilabschnitten dargestellt werden.

7.1.1 Horizontale Implementierungsdimension

Die horizontale Implementierungsdimension unterteilt das komplexe Gebilde „Krankenhaus" in zwei logisch voneinander abgrenzbare Problemfelder, nämlich in eine

- Innenorientierung und eine
- Außenorientierung.

Mit *Innenorientierung* des Krankenhauses können die nicht auf den ersten Blick extern wahrnehmbaren Bemühungen und Aktivitäten der Klinik beschrieben werden.

Internes Marketing kann als ein dynamischer, aber kontinuierlicher Prozess aufgefasst werden, der Brücken zwischen den einzelnen Krankenhausmitarbeitern bzw. Abteilungen schlägt und ihre Aktivitäten auf die gewünschten Ziele der Klinik ausrichtet.[253] Qualifizierte Personalführung motiviert dabei die Mitarbeiter, leitet sie zu zielgerichtetem Denken und Handeln an und sorgt für deren Zufriedenheit[254] mit sich selbst, ihrer Arbeit und dem Krankenhaus insgesamt. Die ständige Verdeutlichung der Notwendigkeit der marktorientierten Klinikausrichtung im Rahmen von Aus- und Weiterbildungsprogrammen sowie die Verbesserung der individuellen Arbeitsbedingungen und Aufstiegschancen im Unternehmen sind weitere wichtige Elemente des internen Marketing. Die verbreitete Überzeugung, das Krankenhaus mit all seinen Systemelementen auf die relevanten Zielgruppen ausrichten zu müssen, mündet idealtypisch in ein ausgeprägtes Wir-Gefühl, welches ferner von einem widerspruchsfreien und

252) Vgl. Coenenberg 1993, S. 24.
253) Vgl. Mack/Newbold 1991, S. 22.
254) Vgl. Winter 1985, S. 76.

allgegenwärtigen Krankenhausleitbild bzw. Unternehmensmotto abgerundet wird. Dies hat steigende Qualität der Leistungserbringung und daraus resultierend höhere Zufriedenheit aller Zielgruppen des Krankenhaus-Marketing zur Folge.

Des Weiteren darf zur Erfassung der internen Krankenhausgegebenheiten die Durchführung von internen Klinik-Audits (z. B. in Form von betriebswirtschaftlichen Ergebnisanalysen, Untersuchungen des Betriebsklimas, Zufriedenheitserhebungen)[255] nicht übersehen werden. Auch wenn von außen nicht sofort visuell wahrnehmbar, hat die Innenorientierung dennoch gravierende Auswirkungen auf den Erfolg eines Krankenhauses.

Demgegenüber spielt bei der *Außenorientierung* des Krankenhauses das extern feststellbare und unmittelbar auf die Zielgruppen gerichtete Engagement der Klinik eine wesentliche Rolle.

Beziehungen zur Öffentlichkeit im Allgemeinen sowie zu einweisenden Ärzten, Patienten und Besuchern im Besonderen sind von herausragender Bedeutung. Ferner ist beispielsweise die Übereinstimmung des intern angestrebten mit dem extern wahrgenommenen Image wichtig. Eine solche Kongruenz kann mit unterschiedlichen Auftritten in der Öffentlichkeit (wie z. B. Vorträgen, Ausstellungen, Führungen und Beratungseinrichtungen im Krankenhaus) erreicht werden.

Ein wesentliches Werkzeug zur Herausarbeitung des angepeilten und zur Demonstration des gelebten Images ist die Öffentlichkeitsarbeit mit der ihr eigenen Vielzahl von Kommunikationsinstrumenten. Als besonders dringende Aufgabe dieses Instrumentariums kann die Beseitigung des bislang allgemein vorherrschenden Krisenklischees des Krankenhauses angesehen werden. So wird der Begriff „Krankenhaus“ in der Öffentlichkeit vor allem mit Schmerz, Tod, Krankheit in Verbindung gebracht, während positiv besetzte Aspekte wie Heilung, Wohlbefinden und Lebensqualität eine deutlich geringere Rolle spielen.[256] Ferner dient das Instrument „Marktforschung“, welches auf Absatz- und Beschaffungsmärkte gerichtet ist,[257] dazu, die externen Gegebenheiten und Anforderungen zu ermitteln. Damit können u. a. Absatzpotenziale für neue Krankenhausleistungen ausgelotet, Konkurrenten eingeschätzt sowie die Situation in Personal- und Spendenmärkten erfasst werden.[258] Als abschließendes Beispiel für ein nach außen gerichtetes Klinik-Marketing soll an dieser Stelle der korrekte und unmittelbare Umgang mit Beschwerden (z. B. von Patienten, Besu-

255) Vgl. Kotler/Bliemel 1992, S. 145.
256) Zum Thema „Krankenhaus vs. Gesundheitshaus“ siehe Riegl 1992a, S. 29-34.
257) Vgl. Meffert 1986a, S. 179.
258) Vgl. Kotler/Bliemel 1992, S. 145.

chern, Einweisern) genannt werden, der in vielen Häusern heute leider noch immer wenig professionell gehandhabt wird.

Eine eindeutige, in allen Fällen gültige Trennlinie zwischen Innen- und Außenorientierung kann jedoch nicht gezogen werden. Einige Komponenten tauchen in beiden Bereichen auf und wirken somit gleichzeitig intern und extern. Ein hierfür typisches Beispiel betrifft die Corporate-Identity, die sich am Leitbild der Klinik orientiert[259] und wie bereits beschrieben aus den vier Bestandteilen „Corporate Behavior", „Corporate Design", „Corporate Communication" und „Corporate Culture" besteht. Ferner hängt es in einigen Fällen von der jeweiligen Definition bzgl. Innen- und Außenorientierung ab, zu welcher dieser Kategorien die einzelnen Elemente jeweils zu zählen sind.

In Abbildung 33 sind sowohl die Innen- als auch die Außenorientierung graphisch dargestellt und der besseren Verständlichkeit wegen mit für sie typischen Beispielen versehen.

Innenorientierung	Außenorientierung
Motivation, Wir-Gefühl, Ausbildung, Weiterbildung, Marktorientierung, Krankenhausleitbilder, Unternehmensmotto, Arbeitsbedingungen, Marketingforschung, Aufstiegschancen, Personalführung	Image, Beschwerde-management, Auftritte in der Öffentlichkeit, Mundpropaganda, Zielgruppenpflege, Public Relations, Marktforschung, Instrumente des Marketing-Mix

Abbildung 33: Aufteilung der horizontalen Implementierungsdimension in eine Innen- und eine Außenorientierung des Krankenhauses

259) Vgl. Widmer 1994, S. 810.

Die horizontale Implementierungsdimension unterscheidet des Weiteren idealtypisch folgende Einführungsrichtungen:

- Inside-Out-Implementierung,
- Outside-In-Implementierung und
- horizontale Simultan-Implementierung.

Unter *Inside-Out-Implementierung* wird die Tatsache subsumiert, dass zuerst die Innenorientierung der Klinik berücksichtigt wird, während die Außenorientierung des Krankenhauses erst im Anschluss daran in die Einführungsaktivitäten einbezogen wird.

Sinn und Zweck dieser Vorgehensweise ist es, zunächst die Mitarbeiter der Klinik von der Notwendigkeit der Marktorientierung zu überzeugen und deren Zufriedenheit[260] herzustellen. Ferner gilt es, den vielfältigen Anforderungen des Marktes für Krankenhausleistungen innerhalb des Hauses gerecht zu werden, um dadurch speziell die Einweiser, Patienten und Besucher permanent zufrieden zu stellen. Dabei spielt – wie bei Dienstleistungen üblich – die persönliche Kommunikation eine herausragende Rolle.[261] Erst in der zweiten Phase wird dem – vor allem durch persönliche Krankenhauserlebnisse und Mundpropaganda gesteigerten – öffentlichen Interesse an der Klinik Rechnung getragen, indem die Öffentlichkeit in konzentrierter Form über das Krankenhaus und sein Leistungsspektrum informiert wird. An dieser Stelle greifen auch andere Aktivitäten wie beispielsweise Programme für Einweiser und Förderer.

Unbestritten sind durch diese Einführungsrichtung verursachte Rückkopplungswirkungen in umgekehrter Richtung – also von außen nach innen – zu erwarten. Dazu zählen etwa die erneut gesteigerte Arbeitszufriedenheit und Arbeitsqualität im Krankenhaus, ausgelöst durch zufriedene Patienten, Besucher und Einweiser („Marketing-Pendel-Effekt“[262]).

Bei der *Outside-In-Implementierung* wird davon ausgegangen, dass es vorteilhafter ist, zunächst die Außenorientierung und erst im zweiten Implementierungsstadium die Innenorientierung des Krankenhauses zu berücksichtigen.

Man beabsichtigt in diesem Fall, den relevanten Zielgruppen die – evtl. neu entwickelten und bereits implementierten – Leistungspotenziale des Krankenhauses beispielsweise im Rahmen von gezielten PR-Programmen näher zu bringen und sie davon zu überzeugen, dass es im Bedarfsfall

260) Vgl. Cooper 1994, S. 41.
261) Vgl. Stauss 1994, S. 4.
262) Cooper 1994, S. 41.

keine bessere Alternative zum betreffenden Krankenhaus für sie gibt.[263] Etwa wie bei den Pull-Strategien des traditionellen Marktketten-Marketing[264] wird bei der Outside-In-Implementierung von Krankenhaus-Marketing ein auf die Innenorientierung wirkender Sog erzeugt. Dadurch erhofft man sich unter anderem, dass die Patienten durch öffentliche Bekanntmachung der Leistungsangebote bzgl. ihrer Präferenzen auf die eigene Klinik hin ausgerichtet werden („Erhoffter Domino-Effekt"[265]). Dabei macht das in dieser ersten Stufe eventuell ausgelöste Mehrinteresse am Krankenhaus in einem nachgelagerten zweiten Schritt die nach innen gerichtete Marketingorientierung notwendig oder verstärkt zumindest die Dringlichkeit von internem Marketing, um den Ansprüchen der Interessenten tatsächlich gerecht zu werden.

Auch bei diesem Ansatz dürfte sich sicherlich ein von innen nach außen gerichtetes Feedback – wie beispielsweise die öffentliche Mitteilung hinsichtlich durchgeführter Modifikationen und Verbesserungen bezüglich des Leistungsspektrums – einstellen.

Eine Kombination aus Inside-Out-Implementierung und Outside-In-Implementierung stellt die *horizontale Simultan-Implementierung* dar. Dabei werden in einem einzigen Schritt gleichzeitig sowohl die Innen- als auch die Außenorientierung des Krankenhauses berücksichtigt.

Dieser Implementierungsalternative liegt die Annahme zugrunde, dass es nicht sinnvoll ist, den internen und den externen Bereich voneinander isoliert und sukzessive zu bearbeiten, sondern dass es ggf. Vorteile mit sich bringt, sie als eng miteinander verbunden anzusehen und gleichzeitig bei der Einführung von Marketing einzubeziehen. Innen- und Außenorientierung können demnach auch deshalb nicht separat in Arbeit genommen werden, weil man sich sonst mögliche Synergieeffekte und die gegenseitige positive Stimulation beider Gebiete nicht zunutze machen würde. Auch bei dieser Vorgehensweise sind wechselseitige Rückkopplungen vorauszusehen.

7.1.2 Vertikale Implementierungsdimension

Ähnlich wie bei der horizontalen kann auch bei der vertikalen Implementierungsdimension eine Zweiteilung vorgenommen werden. Grundsätzlich unterscheiden lassen sich demzufolge eine

- obere Entscheidungsebene und eine
- untere Entscheidungsebene.

---

263) Vgl. Cooper 1994, S. 41.
264) Siehe beispielsweise Nieschlag/Dichtl/Hörschgen 1988, S. 493 f.
265) Cooper 1994, S. 41.

Auf der *oberen Entscheidungsebene* sind idealtypisch der Krankenhausträger sowie das Krankenhaus-Management (z. B. Geschäftsführer, Vorstand, Verwaltungsdirektor, ärztlicher Direktor, Pflegedienstleitung) angesiedelt.

Ihre Aufgabe ist es, aufgrund der dort vorhandenen Global- bzw. Makroperspektive konzeptionelle Vorgaben normativer und strategischer Art[266] für die gesamte Klinik zu entwerfen und deren operative Realisierung in den einzelnen nachgeordneten Teilbereichen zu überwachen. Entscheidungen über generelle und langfristige Intentionen sowie strategische Ziele des Krankenhauses – wie etwa Unternehmenspolitik, Unternehmensverfassung und Unternehmenskultur – werden von dieser Ebene genauso getroffen wie beispielsweise Positionierungsentscheidungen. Dabei ist allerdings unbedingt die Sicherstellung der dauerhaften Fähigkeit zu Flexibilität und Krankenhausentwicklung als gleichrangiges Ziel zu verfolgen. Zu den weiteren typischen Aufgaben der oberen Entscheidungsebene können Beschlüsse zu den Themen Unternehmensmotto, Krankenhausleitbild, Farben, Formen, Symbole, medizinisches sowie nichtmedizinisches Dienstleistungsspektrum, Kooperationsprogramme, Outsourcing, Klinik-Partnerschaften, Internationalisierungsaktivitäten, PR-Kampagnen, Marktforschungs-Programme, EDV-Investitionen, elektronische Patientenakte, Disease Management Programme, Medizinisches Versorgungszentrum, Integrierte Versorgung, Service-GmbH sowie Qualitätszirkel gezählt werden.

Typischerweise auf der *unteren Entscheidungsebene* agieren die einzelnen Abteilungen und Mitarbeiter des Krankenhauses, die sich in erster Linie nicht mit strategischen bzw. konzeptionellen Aufgabenstellungen befassen.

Zum Arbeitsgebiet dieser Ebene gehören Planung, Organisation, Durchführung und Kontrolle der operativen, kurzfristigen und individuell wirkenden Aktivitäten bzw. Verhaltensweisen, die fester Bestandteil der auf der oberen Entscheidungsebene festgelegten Direktiven sind. Aufgrund der Individual- bzw. Mikroperspektive sind sie explizit auf die einzelnen Systemelemente – wie etwa Patienten, Einweiser, Besucher und Kollegen – ausgerichtet. Wichtig ist dabei vor allem, die relevanten Zielgruppen durch permanent hohe Leistungsbereitschaft zufrieden zu stellen. Klassische Betätigungsfelder der unteren Entscheidungsebene sind deshalb neben der voraussetzbaren professionellen und freundlichen Berufsaus-

266) Vgl. Bleicher 1991, S. 4.

übung der Mitarbeiter und der daraus resultierenden Anregung von positiver Mundpropaganda, beispielsweise die Führung von Besuchergruppen, die aktive Nutzung des betrieblichen Vorschlagswesens, die Teilnahme an Fortbildungsveranstaltungen sowie die Sicherstellung und Verbesserung von Qualitätsstandards.

Wie bei der Unterscheidung nach Innen- und Außenorientierung ist auch die Grenze zwischen oberer und unterer Entscheidungsebene weitgehend fließend. Dies ist leicht einsichtig, wenn man sich vor Augen hält, dass es nicht nur eine oberste und eine unterste Entscheidungsebene gibt, sondern dass dazwischen eine Vielzahl von mittleren Entscheidungsebenen vorhanden ist. Einzig aus Abstrahierungs- bzw. Vereinfachungsgründen und damit der prinzipiellen Verdeutlichung dienend, ist in diesem Zusammenhang lediglich von der Existenz eines oberen und eines unteren Entscheidungslevels die Rede.

Darüber hinaus können auch aus dem Verhalten eines einzelnen Mitarbeiters der unteren Entscheidungsebene sehr wohl gleichermaßen globale und langfristige Auswirkungen resultieren. Man denke nur an die vier Hilfsschwestern eines österreichischen Krankenhauses, die nach dem ungewöhnlichen Tod von mehr als 35 Patienten als „Teufelinnen von Lainz"[267] bekannt wurden und noch Jahre später mit der Klinik assoziiert werden. Durch ihr auf den einzelnen Patienten ausgerichtetes Verhalten sowie durch folgende Negativ-Schlagzeilen machten sie die Klinik, in der sie arbeiteten, sogar international und damit weit über das angestammte Krankenhauseinzugsgebiet hinaus bekannt. Analog hierzu sind auch eine Reihe von Aktivitäten auf der oberen Entscheidungsebene (z. B. unbürokratische Hilfe durch den Geschäftsführer der Klinik bei Patienten-Beschwerden) denkbar, die auf individueller Ebene Reaktionen (z. B. Kunden-Loyalität gegenüber der Klinik und positive Mundpropaganda) hervorrufen können.

Des Weiteren gilt wie im Falle der horizontalen Implementierungsdimension, dass die Zuordnung der einzelnen Komponenten zu den Entscheidungsebenen von der jeweiligen Definition dieser Ebenen abhängt. Abbildung 34 fasst deshalb, mit Beispielen versehen, den geschilderten Sachverhalt übersichtsartig zusammen.

Analog zur horizontalen Ausrichtung existieren auch bei der vertikalen Implementierungsdimension generell folgende drei Einführungsalternativen:

267) „Die Presse" zitiert in Steinhoff 1991, S. 210.

Obere Entscheidungsebene

Normen und Strategien,
Global- bzw. Makroperspektive,
dauerhafte und mittelbare Ziele,
langfristige Pläne und Vorhaben,
Krankenhauspositionierung,
Unternehmensmotto

unmittelbare Ziele,
situatives Verhalten,
Individual- bzw. Mikroperspektive,
Umsetzung der Normen und Strategien,
kurzfristige Vorgehensweisen,
dispositive Aktivitäten

Untere Entscheidungsebene

Abbildung 34: Aufteilung der vertikalen Implementierungsdimension in eine obere und eine untere Entscheidungsebene des Krankenhauses

- Top-Down-Implementierung,
- Bottom-Up-Implementierung und
- vertikale Simultan-Implementierung.

Idealtypisch wird in Stufe eins der *Top-Down-Implementierung* damit begonnen, auf der oberen Entscheidungsebene eine strategische Marktausrichtung im Krankenhaus durchzusetzen bzw. richtungweisende Leitlinien vorzugeben. Die zweite Stufe schließlich dient dem Zweck, operatives Marketing auf der unteren Entscheidungsebene einzuführen bzw. Einzelaktivitäten umzusetzen.

Explizit bedeutet dies, zu Beginn der Implementierung langfristige und damit sinnvollerweise tendenziell grobe Rahmenpläne für das gesamte Krankenhaus-Marketing festzulegen. Im zweiten Schritt haben nun die nachgeordneten Abteilungen und einzelnen Mitarbeiter die Aufgabe, diese Zielvorgaben in operationale Teilziele zu zerlegen und marktorientiertes Denken und Handeln im Rahmen des ihnen zugeordneten Kompetenzspielraumes sukzessive auf der unteren Entscheidungsebene zu implementieren.

Mit Feedback-Informationen wie beispielsweise Verbesserungsvorschlägen der Betroffenen vor Ort – nunmehr von unten nach oben – ist dabei in jedem Fall zu rechnen. Vom Gegenstromverfahren[268] kann dann gesprochen werden, wenn sowohl die Belange und Möglichkeiten der unteren Entscheidungsebene als auch die die Gesamtinteressen des Krankenhauses berücksichtigende obere Entscheidungsebene bei der Einführung von Markt- und Wettbewerbsorientierung einbezogen werden.

Im Gegensatz dazu stehen bei der *Bottom-Up-Implementierung* Detailpläne der unteren Entscheidungsebene als Ausgangspunkt[269] und erst im weiteren Implementierungsverlauf die obere Hierarchieebene im Vordergrund.

Marketing, auf diese Weise im Krankenhaus eingeführt, bedeutet, dass einzelne Mitarbeiter oder einzelne Abteilungen gegebene Marktorientierungsbedarfe erkennen und diese soweit wie möglich bereits mit eigenen Mitteln zu befriedigen versuchen. Parallel dazu leiten sie die geänderten Anforderungen gebündelt an die obere Entscheidungsebene weiter. Die Initialzündung findet also – ähnlich wie beim betrieblichen Vorschlagswesen – auf dem unteren Plateau statt und breitet sich zunehmend auf die nächsthöheren hierarchischen Organisationseinheiten aus. Von dort werden die Anforderungen und Handlungsalternativen sowohl untereinander als auch mit anderen Bedarfen und Möglichkeiten koordiniert und bewertet. Auf der obersten Entscheidungsebene können die eingeführten Neuerungen nunmehr manifestiert und als konstitutives Element in die determinierenden Krankenhausstrategien aufgenommen werden.

Auch an dieser Stelle ergeben sich – aufgrund des auch hier geltenden Actio-Reactio-Prinzips – zwangsläufig Rückmeldungen von oben nach unten, beispielsweise hinsichtlich der juristischen Durchführbarkeit der jeweiligen Implementierungsaktivitäten.

Bei der *vertikalen Simultan-Implementierung* wird davon ausgegangen, dass die gleichzeitige Einbeziehung der oberen und unteren Entscheidungsebene bereits zu Beginn der Implementierung von Marketing im Krankenhaus von großer Bedeutung ist.

In diesem Fall werden einerseits Vorgaben und Direktiven des Krankenhausträgers bzw. der Klinikleitung auf die nachgelagerten Entscheidungsebenen übertragen. Andererseits findet eine gleichzeitige Synchronbewegung – initiiert von den einzelnen Mitarbeitern und Ab-

268) Vgl. Bleicher 1991, S. 32.
269) Vgl. Hammer 1985, S. 96.

teilungen – in Richtung obere Entscheidungsebene statt. Letztlich sind auch in diesem Fall Rückkopplungen auf beide Bewegungen absehbar.

7.2 Darstellung des idealtypischen Implementierungsverlaufs

Nachdem im vorangegangenen Abschnitt die grundsätzlichen Einführungsrichtungen dargestellt wurden, soll nun unter Einbeziehung von anschaulichen Beispielen ein idealtypischer Implementierungsverlauf deduziert werden.

Krankenhäuser lassen sich in der Praxis allerdings nicht alternativ in Innen- und Außenorientierung oder obere und untere Entscheidungsebene unterteilen, sondern können vielmehr sowohl horizontal als auch vertikal untergliedert werden. Zur Illustration des Sachverhaltes kombiniert man Abbildung 33 und Abbildung 34 in der Weise miteinander, indem man beide aufeinander projiziert. Als Ergebnis erhält man eine Matrix (dargestellt in Abbildung 35) mit vier Quadranten, den elementaren Aktions- und Wirkungsbereichen des marktorientierten Krankenhaus-Managements.

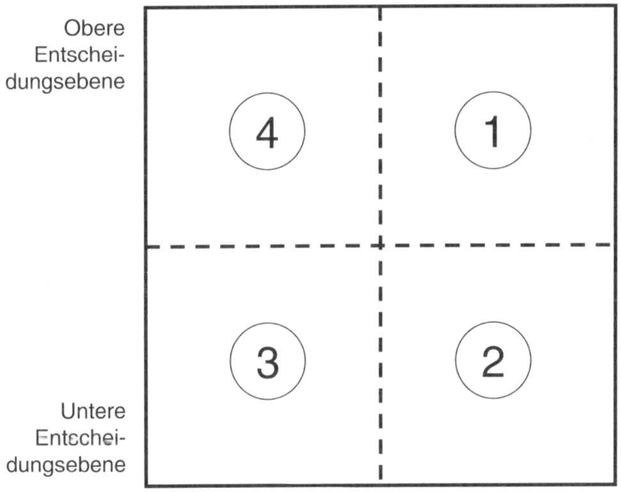

Abbildung 35: Matrix der vier Aktions- und Wirkungsbereiche des Klinik-Marketing

Erklärung der vier Quadranten aus Abbildung 35:

① externer Bereich der oberen Entscheidungsebene
② externer Bereich der unteren Entscheidungsebene
③ interner Bereich der unteren Entscheidungsebene
④ interner Bereich der oberen Entscheidungsebene

Analog zu den beiden Implementierungsdimensionen sind auch diese Quadranten nicht eindeutig durch eine Trennlinie voneinander abzugrenzen, was durch die unterbrochene Linie angedeutet wird. Nach den erfolgten einführenden und grundlegenden Erläuterungen gilt es nun, die einzelnen Implementierungsschritte systematisch und schlüssig herzuleiten. Dazu sollen die durch Pfeile (siehe Abbildung 36) abstrahiert dargestellten Einführungsmaßnahmen in die Implementierungsmatrix mit ihren vier Aktions- bzw. Wirkungsbereichen (siehe Abbildung 35) eingetragen werden, um die idealtypische Vorgehensweise zu visualisieren. Wie bereits erwähnt, ist Klinik-Marketing ein dynamischer Prozess, der durch Aktionen und Reaktionen zustande kommt. Da jedoch an dieser Stelle in erster Linie die originären Einführungsaktivitäten von Marketing im Krankenhaus von Interesse sind und es gilt, die Übersichtlichkeit zu wahren, finden die zahlreichen wechselseitigen Feedback-Pfeile keinen Eingang in die Graphik.

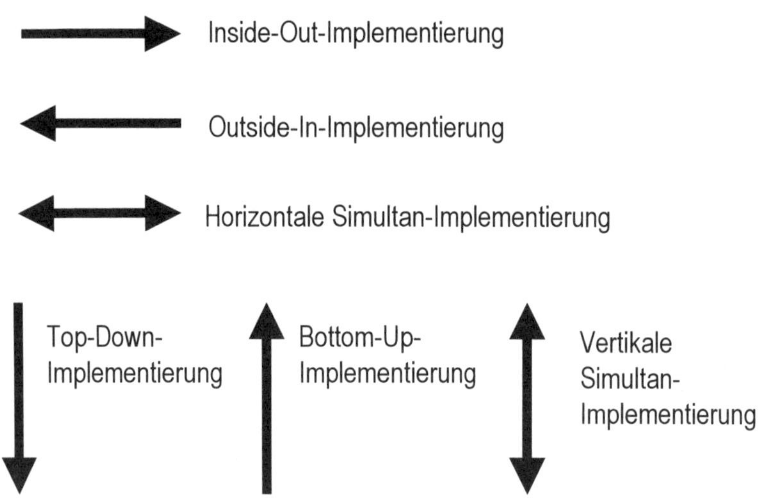

Abbildung 36: Implementierungsrichtungen des Klinik-Marketing

Das generierte idealtypische Implementierungsmodell ist allerdings nicht als starrer Algorithmus aufzufassen, sondern stellt vielmehr eine sehr allgemeine, grundsätzliche Vorgehensweise dar, die in mehr oder weniger modifizierter Form auf unterschiedliche Krankenhäuser übertragen werden kann. Der Verlauf der detaillierten Implementierung von Marketing hängt jedoch stark von der jeweiligen Definition der Ebenen, der Orientierungsbereiche sowie ihrer Aufgabenkomponenten ab. Zwingend individuell berücksichtigt werden müssen ferner die jeweiligen Gegebenheiten[270] beispielsweise in der Klinik selbst, bei den Wettbewerbern, Einweisern, Patienten, Krankenkassen, Förderern sowie innerhalb der das Krankenhaus umgebenden Gemeinde. Da es sich hier um ein kategorisches Modell handelt, sind des Weiteren partielle Überschneidungen der Implementierungsphasen nicht ausgeschlossen und im Einzelfall sogar sinnvoll.

Einige erläuternde Vorbemerkungen speziell zum Thema „Klinik-Audit" (erste und zweite Implementierungsphase) sind an dieser Stelle noch von Bedeutung. Sinn und Zweck des in einen internen und einen externen Bereich geteilten Klinik-Audit[271] ist die Feststellung von vergangenen und augenblicklichen Gegebenheiten sowie die Gewinnung von aufschlussreichen Informationen über die dahinter stehenden, oftmals sehr komplexen Zusammenhänge. Um diese verstehen und darauf aufbauende Entscheidungen treffen zu können, muss das Klinik-Audit ganz am Anfang der Implementierung von Marketing im Krankenhaus stehen.[272] Erst wenn internes und externes Klinik-Audit sowie die daraus resultierenden Ergebnisse in die Planung der später folgenden Stufen einbezogen werden, kann tatsächliche Marktorientierung im Krankenhaus erreicht werden. Folgende Fragen[273] sind im Rahmen des Klinik-Audit von jedem um Markt- bzw. Wettbewerbsorientierung bemühten Krankenhaus im eigenen Interesse vordringlich zu beantworten:

- Wer sind wir?
- An welchen Stellen sind wir (besonders) verwundbar?
- An welchen Stellen sind wir (besonders) stark?
- Worin liegen unsere (großen) Stärken?
- Worin liegen unsere (großen) Schwächen?
- Welche Möglichkeiten bieten sich für uns?
- Wodurch können wir bedroht werden?

Mit der SWOT-Analyse[274] (siehe Abbildung 37) wird beabsichtigt, aufschlussreiche Daten über die Vergangenheit sowie die Gegenwart des Krankenhauses zu sammeln und damit solide Informationsgrundlagen für die optimale Gestaltung der Zukunft zu erhalten.[275] Nachdem man diese Fragestellungen, jeweils für die interne als auch die externe Krankenhaus-

270) Vgl. Clarke 1981, S. 268.
271) Vgl. MacStravic 1980, S. 49.
272) Vgl. Schlinger 1994, S. 463.
273) Vgl. Corrigan/McNamara 1985, S. 20.
274) Kurzbezeichnung für Strengths, Weaknesses, Opportunities, Threats.
275) Vgl. Ireland 1979, S. 264.

orientierung getrennt, operationalisiert und in Teilgebiete zerlegt hat, können die den Innen- und den Außenbereich der Klinik betreffenden Daten erhoben werden.

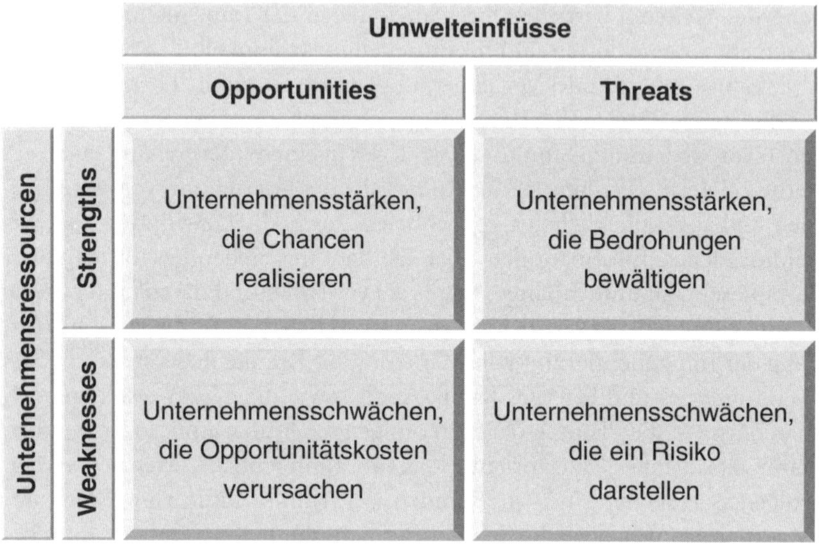
Umwelteinflüsse
Opportunities
Threats
Unternehmensressourcen
Strengths
Weaknesses
Unternehmensstärken, die Chancen realisieren
Unternehmensstärken, die Bedrohungen bewältigen
Unternehmensschwächen, die Opportunitätskosten verursachen
Unternehmensschwächen, die ein Risiko darstellen

Abbildung 37: SWOT-Analyse

7.2.1 Internes Klinik-Audit

Die erste Implementierungsphase – das interne Klinik-Audit – verfolgt das Ziel, verschiedene Informationen innerhalb der Klinik über dieselbe und das von ihr angebotene Leistungsspektrum zu gewinnen. Es ist auf die Vergangenheit, die gegenwärtige Situation und auf sich vollziehende Trendbewegungen gerichtet. Zu einem späteren Zeitpunkt können die in dieser Phase ermittelten Gegebenheiten dazu benutzt werden, strenge Vergleiche mit Konkurrenten zu ziehen, die Wettbewerbsfähigkeit zu ermitteln und ggf. Änderungsbedarf zu derivieren.

Wie bereits in der Implementierungsmatrix des vorangehenden Abschnitts dargestellt, wird das interne Klinik-Audit weder top-down noch bottom-up durchgeführt, sondern es werden beide Entscheidungsebenen vielmehr gleichzeitig durchleuchtet. Die Initialzündung für diese Aktivitäten findet jedoch idealtypisch auf der oberen Entscheidungsebene statt.

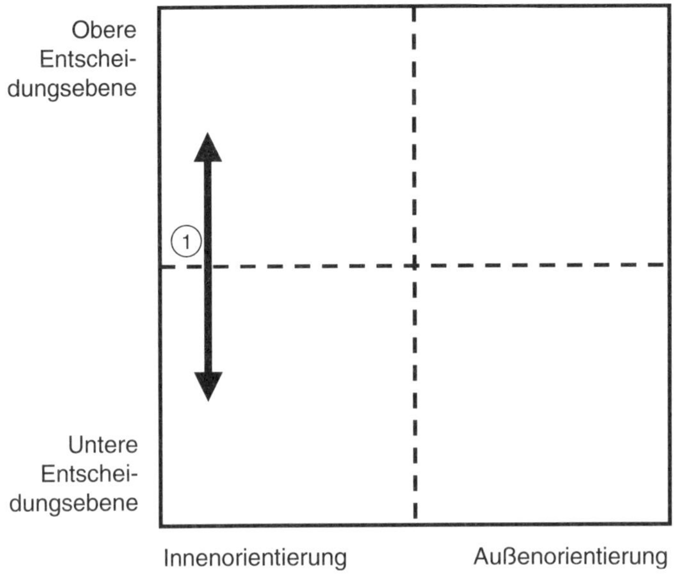

Abbildung 38: Erste Implementierungsstufe des Klinik-Marketing

Erklärung der Pfeile aus Abbildung 38:

① Internes Klinik-Audit

Zur Beantwortung der obigen Fragen, die im Interesse der Klinik sehr ehrlich und korrekt gegeben werden müssen, sollten sowohl ältere als auch jüngere Informationsquellen herangezogen werden. Das Alter, die Trägerschaft, die Entwicklung der Klinik im Zeitablauf sollten bei der internen Bestandsaufnahme ebenso wenig übersehen werden wie etwa die originäre Zielsetzung, die finanzielle Situation, die personellen Gegebenheiten, die Einweiserprogramme, das Verhältnis zu den Krankenkassen sowie die Aufbau- und Ablauforganisation des Krankenhauses, um nur einige Aspekte zu nennen.

Von besonders hoher Zentralität bei der Feststellung der Innenorientierung sind jedoch sorgfältige Untersuchungen des Leistungsspektrums, stellt es doch den Hauptgrund für die Patienten dar, sich in ein Krankenhaus zu begeben. Im Anschluss an die Ermittlung des gesamten Spektrums sollte für dieses ein Stärken-Schwächen-Profil entwickelt werden, aus dem die starken Seiten und die Schwachpunkte[276] der Einzeldienstleistungen zu entnehmen sind. In Abbildung 39 ist ein solches Profil exemplarisch für eine der medizinischen Abteilungen einer Klinik dargestellt.

276) Vgl. Berkowitz/Flexner 1981, S. 88.

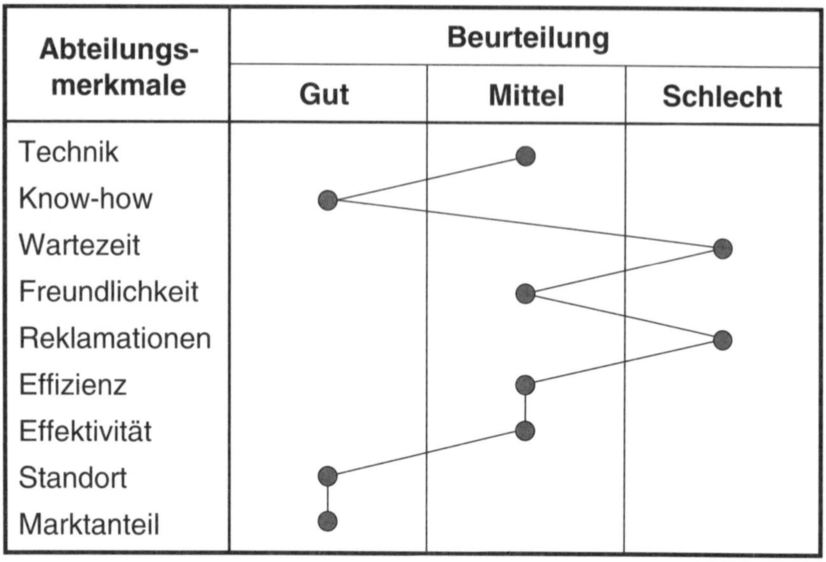

Abbildung 39: Stärken-Schwächen-Profil für eine medizinische Abteilung

Erklärung der Symbole aus Abbildung 39:

●———● Einstufung der untersuchten eigenen medizinischen Abteilung

Dieses Beispiel soll lediglich die zugrunde liegende Systematik verdeutlichen. Die Auswahl der zur Beurteilung zur Verfügung zu stellenden Merkmale (im Beispiel: „Abteilungsmerkmale“) ist jedoch im Einzelfall festzulegen, was allerdings die Gefahr von Subjektivität in sich birgt. Die Beurteilungskategorien (im Beispiel: „gut“, „mittel“ und „schlecht“) können noch wesentlich differenziert werden. Bei zu großem Beurteilungsspektrum besteht aber die Gefahr der Pseudogenauigkeit, so dass es sinnvoller erscheint, eine mittlere, überschaubare Anzahl von Kategorien zu verwenden.

Es ist zu empfehlen, die aktuellen Klinikqualitäten anhand eines Stärken-Schwächen-Profils unter anderem aus Sicht der Klinikmitarbeiter, der Patienten, der Einweiser sowie der Entscheidungsträger zu erstellen.[277] Dadurch kann gewährleistet werden, dass sich potenzielle Betriebsblindheit nicht zu stark auf spätere Entscheidungen und somit auf den Erfolg des Krankenhauses auswirken kann.

277) Vgl. Riegl 1993a, S. 52.

Als sinnvoll kann sich auch der Einsatz von Scoring-Modellen[278] erweisen. In einem solchen sind den Antwortkategorien des Profils Punktwerte (Scores) zugeordnet und es findet eine unterschiedliche Gewichtung der Beurteilungsmerkmale statt. Durch dieses unter Umständen sehr aufwändige Bewertungssystem[279] kann ein Punktwert durch Multiplikation der einzelnen Beurteilungswerte mit der Gewichtung des jeweiligen Merkmals und anschließende Addition dieser Ergebnisse über sämtliche Merkmale berechnet werden. Dieser lässt sich im Zuge der Strategieentwicklung jedoch sehr angenehm mit den im Rahmen des externen Klinik-Audit zu ermittelnden Punktwerten anderer Häuser vergleichen.

Schwächen bzw. Stärken der Klinik könnten aus finanziellen (z. B. mangelnde Unterstützung durch Förderer oder Zahlungsverzögerungen der Krankenkassen), personellen (z. B. Mangel an motivierten Nachwuchskräften) oder organisatorischen Umständen (z. B. lange Entscheidungswege) ebenso herrühren wie beispielsweise aus der technischen Ausstattung des Hauses (z. B. sich über Jahre stauende Erneuerungsinvestitionen). Neben den kausalen Zusammenhängen sind weiterhin eventuelle gegenseitige Kompensationswirkungen zwischen Stärken und Schwächen festzustellen und korrekt zu bewerten.

Die zur Ermittlung und Bewertung der Stärken und Schwächen des Leistungsspektrums einer Klinik dargestellten Möglichkeiten können allerdings auch zur Diagnose der eigenen Ressourcensituation eingesetzt werden. Im Rahmen solcher Ressourcenanalysen lassen sich beispielsweise die Kapitalausstattung oder die personelle Situation des Hauses feststellen.

Wo gegeben kann mit Hilfe einer effektiven Kosten- und Leistungsrechnung in Kombination mit einer performanten Krankenhaus-EDV auch das betriebswirtschaftliche Ergebnis jeder einzelnen erbrachten Leistung erhoben werden. Dabei kann in diesem Zusammenhang die graphische Veranschaulichung der wirtschaftlichen Bedeutung der einzelnen Krankenhausleistungen in einem zweidimensionalen Koordinatensystem die Transparenz deutlich erhöhen und dadurch für bessere Vergleichbarkeit sorgen.

Anhand eines Beispielkrankenhauses mit 13 strategischen Geschäftsfeldern (SBUs)[280] bzw. angebotenen Leistungen z. B. in Form von Behandlungsarten (im Beispiel: A bis M) soll diese Vorgehensweise dargestellt werden. Dabei werden für jede SBU die aus dem internen Rechnungswe-

278) Ausführliche Darstellung des Scoring-Modells bzw. Punktbewertungsmodells siehe Meffert 1986a, S. 386-390.
279) Vgl. Coenenberg/Baum 1992, S. 82.
280) Kurzbezeichnung für Strategic Business Units.

sen erhältlichen Daten zu den beiden Dimensionen „Umsatz pro Zeiteinheit“ sowie „Umsatzrentabilität“ (Gewinn dividiert durch Umsatz multipliziert mit 100)[281] ermittelt und in einem Koordinatensystem eingetragen. Zur Verdeutlichung des Sachverhalts ist in Abbildung 40 eine solche Vorgehensweise exemplarisch dargestellt.

Anstelle der im Beispiel verwendeten Dimensionen können etwa auch Stückdeckungsbeitrag (Umsatz pro Stück minus variable Kosten pro Stück) oder wertmäßige Wirtschaftlichkeit einer Leistung (Ertrag dividiert durch Aufwand)[282] jeweils der Fallzahl pro Zeiteinheit gegenübergestellt werden. In der Unternehmenspraxis zeigt sich jedoch häufig, dass einzelne der genannten Positionen mangels einer ausgefeilten Kostenträgerrechnung nur grob ermittelt werden können. Aus den Ergebnissen dieser Analysen müssen im Rahmen der Operationalisierung des externen Marketing Normstrategien (z. B. für das zukünftig vom Krankenhaus anzubietende Leistungsspektrum) generiert werden.

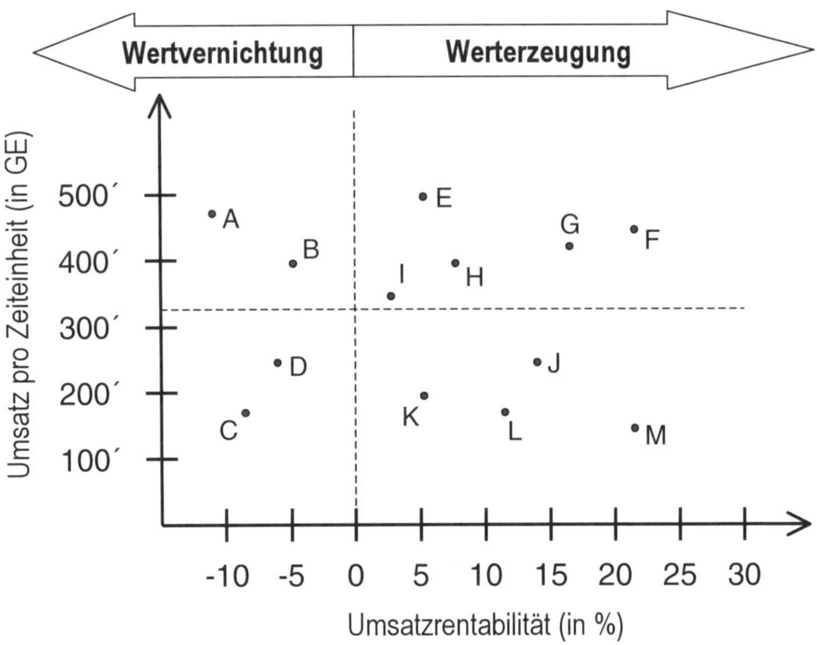

Abbildung 40: Exemplarische zweidimensionale Darstellung der strategischen Geschäftsfelder einer Klinik

281) Vgl. Wöhe 1986, S. 48.
282) Vgl. Wöhe 1986, S. 49.

Ein weiteres nützliches Instrument zur Untersuchung des Leistungsangebotes einer Klinik stellt die Konzentrationsanalyse dar. Mit ihrer Hilfe kann herausgefunden werden, ob beispielsweise der Deckungsbeitrag oder der Umsatz von allen Leistungen eines offerierten Spektrums gleichmäßig erbracht wurde oder ob bestimmte Leistungen besonders stark zum wirtschaftlichen Erfolg des Krankenhauses beigetragen haben. Als Ergebnis dieser Analyse erhält man die drei Kategorien A, B und C, die Empfehlungen über das in Zukunft anzubietende Servicespektrum des Hauses zulassen (ABC-Analyse).

Aus der in Abbildung 41 dargestellten ABC-Analyse ist beispielsweise zu entnehmen, dass bereits knapp 70 % der pro Zeiteinheit in einer Klinik erwirtschafteten Deckungsbeiträge allein von zwei (im Beispiel Kategorie A: V und T) der insgesamt neun angebotenen Leistungen (im Beispiel: N bis V) bewirkt werden. Weitere ca. 23 % werden von drei anderen Leistungen (im Beispiel Kategorie B: P, S und R) beigetragen, während es vier Serviceangebote (im Beispiel Kategorie C: Q, O, U und N) gibt, die lediglich ungefähr acht Prozent des kumulierten Deckungsbeitrags der Krankenhausleistungen erbringen.

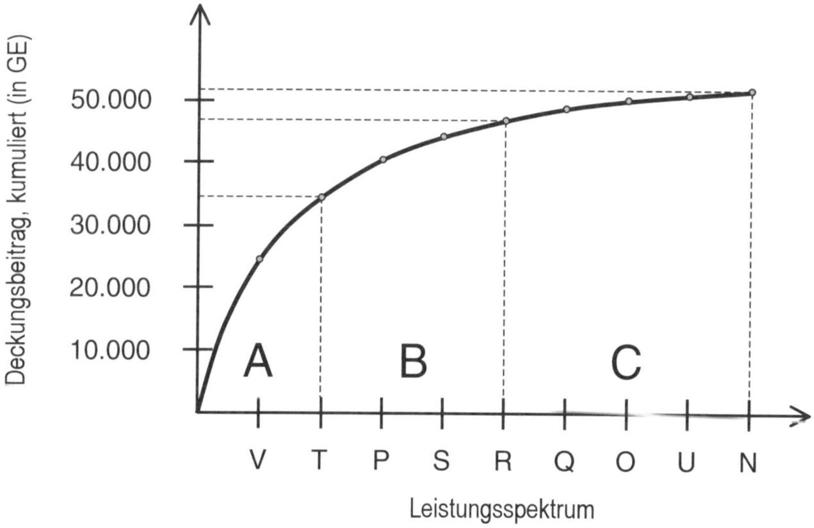

Abbildung 41: ABC-Analyse des Leistungsspektrums einer Klinik

Je ungleichmäßiger sich der Gesamtdeckungsbeitrag auf die einzelnen Serviceleistungen verteilt, desto gekrümmter stellt sich die Kurve dar. Bei absolut gleichmäßiger Verteilung wäre der Graph eine Gerade. Mit Hilfe des so genannten „Gini-Koeffizienten“[283] lässt sich die Konzentration der Ergebnisgröße auf die Bezugsobjekte rechnerisch ermitteln. Je höher die Konzentration, desto sinnvoller scheint eine Modifizierung des Leistungsspektrums zu sein, da es Leistungen gibt, die nur unterdurchschnittlich zum Gesamterfolg der Klinik beitragen.

Anstelle des im Beispiel für die Ordinatenachse verwendeten Kriteriums „Deckungsbeitrag, kumuliert“ könnte ebenso der kumulierte Umsatz oder eine andere Größe eingesetzt werden. Auch aus den Resultaten dieser Analysemethode können zu einem späteren Implementierungszeitpunkt Idealstrategien abgeleitet werden.

Allerdings ist es nicht ausreichend, ausschließlich die unmittelbar wirtschaftlich wirkenden Aspekte der Leistungen zu betrachten. Es muss auch untersucht werden, inwieweit diese dazu geeignet sind, die Zielgruppen des Hauses dauerhaft zufrieden zu stellen und deshalb mittel- bzw. langfristig – also auch ohne sofort feststellbaren wirtschaftlichen Erfolg – in der Lage sind, die Existenz der Klinik abzusichern.

Vergessen werden darf darüber hinaus ebenfalls nicht, die Mitarbeiter des Krankenhauses nach Existenz und Ausmaß ihrer Motivation, markt- bzw. kundenorientiert zu denken und zu handeln, zu befragen. Unter Umständen resultiert gerade hieraus ein sehr starker Handlungsbedarf, der seinerseits jedoch erst bei der Implementierung von internem Marketing beseitigt wird.

Das interne Klinik-Audit abschließen soll der dringende Hinweis, dass die genannten Daten nicht nur zur erstmaligen Implementierung von Marketing im Krankenhaus erhoben werden müssen. Wichtig ist vielmehr, dass die für die Innenorientierung der Klinik aussagekräftigen Informationen in regelmäßigen Abständen ermittelt und untersucht werden, um die permanente Marktorientierung des Hauses zu gewährleisten.

7.2.2 Externes Klinik-Audit

Bevor im nächsten Schritt Strategien für das zukünftige Verhalten des Krankenhauses im relevanten Markt generiert werden, müssen in der vorliegenden Implementierungsphase zunächst die dazu notwendigen Gegebenheiten außerhalb der Klinik[284] untersucht und bewertet werden. Die Erhebung der Sachverhalte und Zusammenhänge hinsichtlich der Außenorientierung eines Krankenhauses wird im Rahmen des externen Klinik-

283) Interessierte an weitergehenden Informationen zum Thema „Konzentrationsmaße“ seien auf Bamberg/Baur (1987), S. 24-29 verwiesen.

284) Vgl. Flexner/Berkowitz/Brown 1981, S. 53.

Audit durchgeführt. Dieses wird – analog zur Vorgehensweise bei der Ermittlung der nach innen gerichteten Faktoren – weder von unten nach oben noch umgekehrt, sondern vielmehr simultan auf beiden Entscheidungsebenen durchgeführt, wobei auch hier der initiierende Anstoß von der oberen Ebene ausgehen muss.

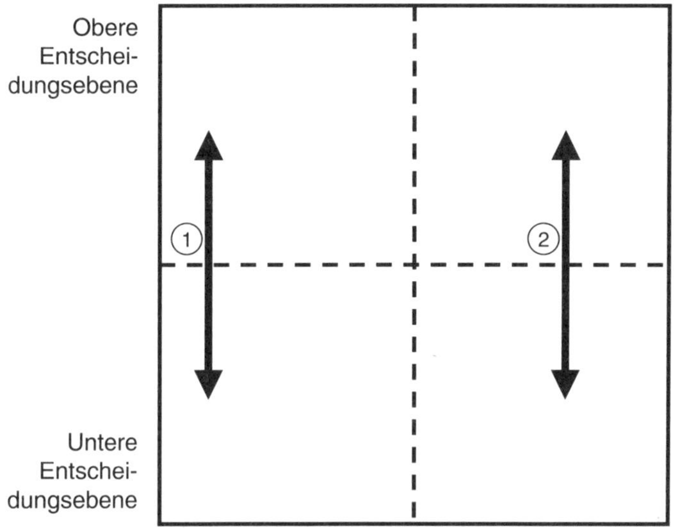

Abbildung 42: Zweite Implementierungsstufe des Klinik-Marketing

Erklärung der Pfeile aus Abbildung 42:

① Internes Klinik-Audit

② Externes Klinik-Audit

Genau wie beim internen Klinik-Audit ist bei der Erhebung der externen Daten unbedingt zu beachten, dass die Qualität der Informationen sowie die Qualität der darauf aufbauenden, später getroffenen Entscheidungen positiv miteinander korrelieren.[285] Besondere Sorgfalt ist deshalb bei allen Aktivitäten der Marktforschung geboten. Bei der Ermittlung der Gegebenheiten ist zu gewährleisten, dass sämtliche Informationen vollständig, sicher, aktuell, nützlich und wahr sind.[286] Bruchstückhafte, vage, veraltete, überflüssige oder unwahre Daten können zu gravierenden Fehlentscheidungen führen und sogar die Existenz der Klinik gefährden.

285) Vgl. Berekoven/Eckert/Ellenrieder 1991, S. 22.
286) Vgl. Berekoven/Eckert/Ellenrieder 1991, S. 22-26.

Zu Beginn dieser Phase sollte man sich die wesentlichen Determinanten vor Augen führen, die den Wettbewerb im Markt bestimmen (siehe Abbildung 43).[287] Neben der gegebenen Rivalität der gegenwärtig miteinander im Wettbewerb stehenden Kliniken sind dabei zunächst die Lieferanten zu nennen, die mit ihrer Verhandlungsstärke Einfluss auf das einzelne Krankenhaus ausüben. Dies sind zum einen natürlich diejenigen Unternehmen, die dem Krankenhaus die klassischen Ressourcen und Vorprodukte zur Verfügung stellen. Lieferanten sind jedoch ebenso die niedergelassenen Ärzte, die als Einweiser fungieren. Als potenzielle neue Konkurrenten können beispielsweise Kliniken auftreten, die vergleichbare stationär zu erbringende Leistungen anbieten. Mögliche Konkurrenz könnte aber ebenso von Seiten großer Praxisgemeinschaften, Ärztehäuser oder einzelner Niedergelassener kommen, die bestimmte Klinikleistungen ambulant erbringen. Patienten als die Abnehmer i. e. S. fördern den Wettbewerb angesichts zunehmender Markttransparenz und ihrer steigenden Verhandlungsmacht. Mögliche Ersatzprodukte für Klinikleistungen können sich dann als Bedrohung erweisen, wenn sich die in Krankenhäusern angebotenen Diagnose- und Heilverfahren durch Alternativmethoden ersetzen lassen. Das gesamte System wird eingerahmt von den jeweils gültigen Rahmenbedingungen des Gesetzgebers.

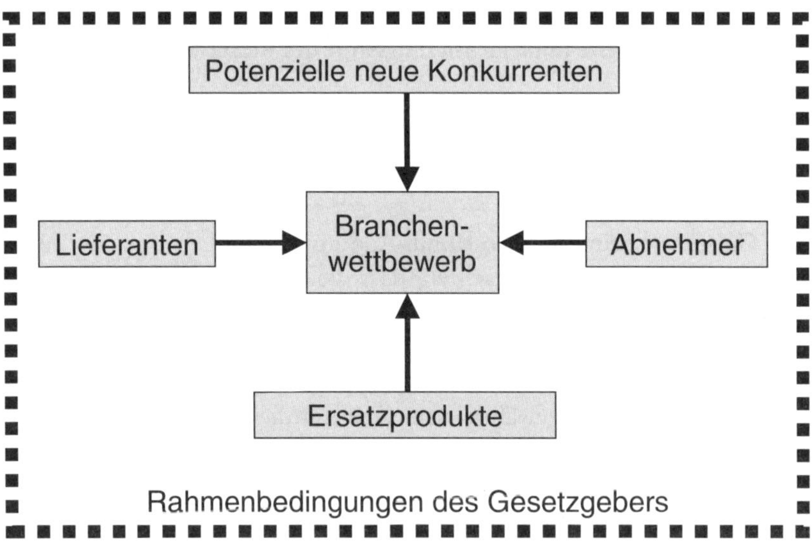

Abbildung 43: Porter´sche Branchenstrukturanalyse

287) Siehe hierzu Porter 1999, S. 33-35.

Von großer Bedeutung – da für die Gestaltung des Krankenhauses und seiner Leistungen in den nachfolgenden Implementierungsschritten wichtig – ist die Frage nach den typischen Patienten im bisherigen Markt. Ohne großen Aufwand herauszufinden sind dank der immer leistungsfähiger werdenden Klinik-EDV dabei zunächst deren demographische Daten. Dazu zählen beispielsweise[288] Alter, Geschlecht, Religion, Wohnort, Familienstand, Familiengröße, Ausbildung, Einkommen, Beruf, Krankenversicherung, Krankengeschichte, einweisender Arzt sowie Informationen über die Art, den Ort und die Häufigkeit der in Anspruch genommenen Gesundheitsleistungen.[289]

Werden diese Informationen mit den etwas aufwändiger feststellbaren und bewertbaren psychographischen Daten (z. B. Erwartungen, Erfahrungen, Motive, Einstellungen, persönlicher Charakter, Verhaltensmerkmale) kombiniert, ist – da sie sich gegenseitig ergänzen[290] – eine sehr fundierte Orientierung an den Vorstellungen, Bedürfnissen und Erwartungen der Patienten möglich. Diese Ausrichtung wiederum leistet einen wichtigen Beitrag zur Sicherung der Wettbewerbsposition der Klinik im Markt für Krankenhausleistungen. Generell gilt jedoch, dass gerade eine ausschließliche Segmentierung der Kunden aufgrund von soziodemographischen Merkmalen nicht zufrieden stellen kann. Mittlerweile ist ein Trend festzustellen, wonach sich so genannte Lebensstil- bzw. Milieu-Konzepte immer stärker durchsetzen, mit deren Hilfe sich Unterteilungen zielgerichteter durchführen lassen.

Das Wissen um den typischen Patienten ist unter anderem für die Abstimmung des Mitarbeiterverhaltens gegenüber den Patienten sehr hilfreich. Wünscht beispielsweise[291] der typische Patient, stark in die komplexen Diagnose- und Therapieprozesse involviert zu sein, so ist es sinnvoll, die Pflegekräfte und Ärzte entsprechend zu interaktivem Verhalten gegenüber dem Patienten anzuregen oder die Mitarbeiter sogar von vornherein beispielsweise nach den entsprechenden psychographischen Merkmalen auszuwählen.

Nachdem die Patienten des bisher bedienten Marktes eindeutig identifiziert worden sind, müssen – sofern bisher nicht bereits der Gesamtmarkt bearbeitet wurde – darüber hinaus die verbleibenden potenziellen Marktsegmente auf die gleiche Weise untersucht und kategorisiert werden. Die dabei gewonnenen Informationen werden zu einem späteren Zeitpunkt zur Festlegung des in Zukunft zu bearbeitenden Marktes sowie der Art und Menge der anzubietenden Krankenhausleistungen benötigt.

288) Vgl. MacStravic 1980, S. 7.
289) Vgl. Sapienza 1981, S. 289.
290) Vgl. Sapienza 1981, S. 288.
291) Zugrunde liegendes Beispiel aus Sapienza 1981, S. 291 f.

Der Feststellung bedürfen des Weiteren Informationen, welche die typischen Einweiser betreffen. So sind im Rahmen entsprechender Untersuchungen Niederlassungsort, medizinisches Spezialisierungsgebiet, Praxisgröße, persönliche und fachliche Präferenzen, Berufsausbildung der Mitarbeiter, Alter und andere bedeutsame Daten zu erheben,[292] um sich dieser erfolgsrelevanten Zielgruppe – ihrem Stellenwert entsprechend – mit den adäquaten Marketinganstrengungen der Klinik widmen zu können. Auch kann es sich als sinnvoll erweisen, bei den Niedergelassenen Telefonbefragungen durchzuführen, um wichtige Informationen zu erhalten.[293] Ferner sollten die Einweisungsaktivitäten – eventuell durch Instrumente der Marktforschung – für alle Abteilungen ermittelt und akribisch festgehalten werden. Im Idealfall kann man daraus eine der Tabelle 5 ähnelnde Einweisungsübersicht generieren. Diese kann etwa dazu genutzt werden, sich bei der Gestaltung der individuellen und globalen Beziehungen zu den externen Zielgruppen der Klinik um bestimmte nie-

	Einweiser					
	A	B	C	D	E	Σ
Anzahl der Einweisungen insgesamt	200	500	400	500	600	**2.200**
Davon Einweisungen in die eigene Klinik	100	200	300	400	600	**1.600**
Einweisungsanteil der Klinik beim Einweiser (in %)	50	40	75	80	100	–
Einweisungsanteil des Einweisers bei der Klinik (in %)	6,25	12,5	18,75	25	37,5	**100**
Einweisungsanteil der Klinik an der Gesamtzahl der Einweisungen (in %)[294]	4,54	9,09	13,63	18,18	27,27	72,71

Tabelle 5: Einweisungsübersicht zur Analyse der absoluten und relativen Einweisungsbewegungen im relevanten Krankenhauseinzugsgebiet

292) Vgl. MacStravic 1980, S. 8.
293) Vgl. Cobaugh 1994b, S. 360.
294) Werte gerundet.

dergelassene Ärzte besonders zu bemühen, die sich mit ihren Einweisungen in die eigene Klinik bisher noch zurückgehalten haben.

Ergänzt werden könnte die Übersicht sinnvollerweise um diejenigen Einweiser, die bislang noch gar keine Patienten in die eigene Klinik einweisen. Mit diesen Informationen wäre es beispielsweise möglich, ganz gezielt die bisherigen Nichteinweiser im Rahmen ausgeklügelter Programme und Aktivitäten anzusprechen und somit möglicherweise für sich zu gewinnen.

Andere in dieser Implementierungsphase zu erhebende Informationen beziehen sich auf den unmittelbaren Wettbewerb[295] im Einzugsgebiet des Krankenhauses. Dazu müssen die Konkurrenten jedoch zunächst als solche hinsichtlich Anzahl, Leistungsspektrum, Größe, Trägerschaft, Versorgungsauftrag, Marktstellung und anderer aussagekräftiger Kriterien identifiziert werden. Um die Positionen im relevanten Markt zu bestimmen, bedarf es auch der Ermittlung der jeweiligen Marktanteile für jedes Krankenhaus und jede einzelne Abteilung. Auch wenn dies zunächst schwierig erscheint, sind diese Anteile etwa im Rahmen von gezielten Einweiser- und Patientenbefragungen im Einzugsgebiet der Klinik mit überschaubarem Aufwand festzustellen. Der Marktanteil und besonders seine Veränderung im Zeitablauf ist der wohl beste Indikator für den Erfolg der eingesetzten Marketinginstrumente.[296] Daran angeschlossen werden muss die Analyse des eigenen Erfolgs im Vergleich zu dem der anderen Wettbewerber. Folgende Fragen sollten in diesem Zusammenhang beantwortet werden:

- Wie kam der eigene/fremde Erfolg zustande?
- Wodurch könnte der eigene Erfolg gefährdet werden?
- Wodurch könnte der eigene Erfolg sichergestellt werden?
- Womit könnte der eigene Erfolg ausgeweitet werden?

Das im Verlauf des internen Klinik-Audit erstellte Stärken-Schwächen-Profil kann nun ein weiteres Mal zum Einsatz kommen. Dabei werden analog zu den eigenen Abteilungen die entsprechenden Bereiche anderer Kliniken beurteilt und ebenfalls graphisch in derselben Profildarstellung fixiert. In Abbildung 44 ist diese relativ einfache und gleichzeitig sehr nützliche Vorgehensweise verdeutlicht.

295) Vgl. Rynne 1981, S. 261.
296) Vgl. MacStravic 1992, S. 191.

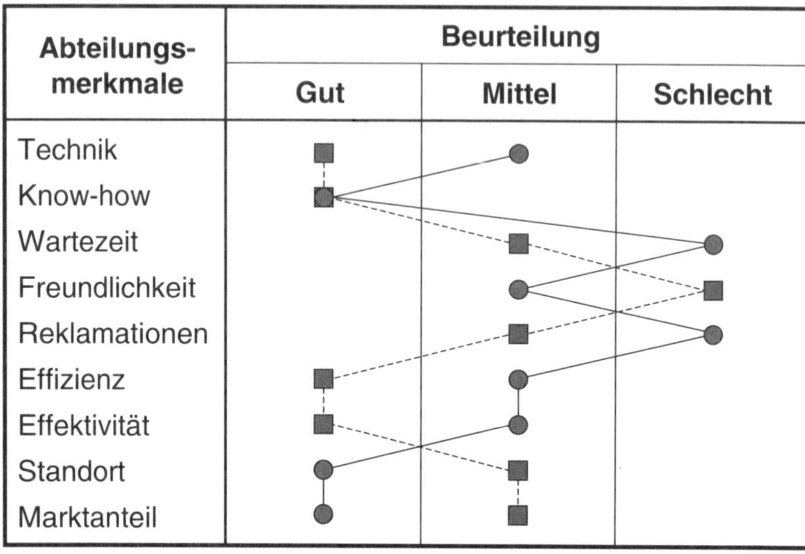

Abbildung 44: Stärken-Schwächen-Profil zur Gegenüberstellung von zwei vergleichbaren medizinischen Abteilungen

Erklärung der Symbole aus Abbildung 44:

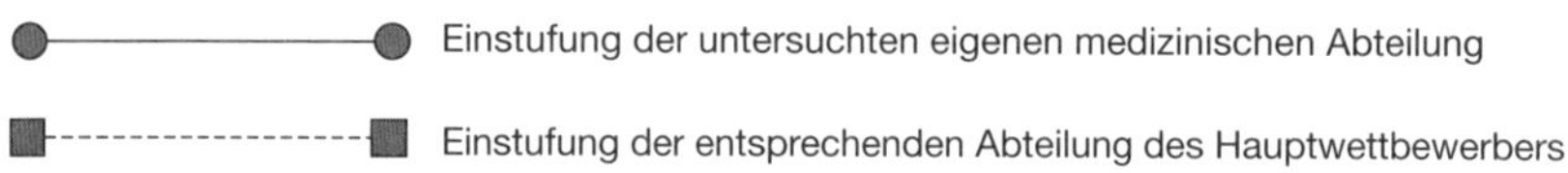

Es bietet sich aus Praktikabilitäts- und Übersichtlichkeitsgründen allerdings nicht an, sämtliche Wettbewerber in die Skizze einzutragen. In der Praxis hat es sich vielmehr bewährt, nur den Marktführer oder den jeweils stärksten Konkurrenten zum Vergleich heranzuziehen. Alternativ ist auch die Einbeziehung des Branchendurchschnitts, vergleichbarer eigener Abteilungen oder des individuellen Anspruchsniveaus als Vergleichsmaßstab denkbar.

Ein weiterer essentieller Bestandteil des externen Klinik-Audit stellt diejenige Form der Umweltanalyse dar, bei der sowohl zukünftige Chancen als auch Risiken abgeschätzt werden sollen. Diese Implikationen können auf

- juristische (z. B. weitere Reformierung der Gesundheitsgesetze),
- ökonomische (z. B. sinkende Sozialversicherungseinnahmen),
- soziokulturelle (z. B. steigende Lebenserwartung),
- technologische (z. B. neue Generation von Medizingeräten) und
- ökologische (z. B. strengere Auflagen bei der Abfallentsorgung)

Aspekte gerichtet sein, die das Krankenhaus unmittelbar oder mittelbar sowie kurz-, mittel- oder langfristig betreffen. Beispielsweise kann für möglich gehalten werden, dass aus neuerlichen Gesundheitsreformen in der Bundesrepublik Deutschland positive und/oder negative Konsequenzen für die Krankenhäuser zu erwarten sind. Denkbar ist auch, dass sich neue oder geänderte EU-Gesetze (z. B. rechtliche Grundlagen für die internationale Betätigung von Krankenkassen oder Krankenhäusern) zumindest mittelfristig auf die Existenz von Kliniken auswirken könnten.

Unerlässlich ist des Weiteren die Feststellung der Perzeptionen durch verschiedene Zielgruppen (z. B. Einweiser, Patienten, Förderer) hinsichtlich der miteinander im Wettbewerb stehenden Krankenhäuser. Hier kann bereits mit vergleichsweise einfachen Methoden herausgefunden werden, wo ggf. Verbesserungspotenziale bestehen und aus welcher Richtung möglicherweise Gefahren drohen. Um etwa die Zufriedenheit der Patienten herauszufinden, werden bereits heute in vielen Kliniken Zufriedenheitsanalysen durchgeführt. Im dargestellten, zur Erläuterung abstrahierten Beispiel (siehe Abbildung 45) können die jeweiligen Zielgruppen die für sie relevanten Beurteilungsmerkmale (z. B. Ausstattung, Kompetenz, Liegezeit) auf einer Skala bewerten (im Beispiel: von 1 bis 5) und ferner angeben, welche Bedeutung dieses Merkmal für sie hat. Eine entsprechende Anpassung dieser Analysemethode auf andere Zielgruppen ist dabei problemlos möglich.

Beurteilungs-merkmale	Beurteilung					Bedeutung				
	1	2	3	4	5	1	2	3	4	5
Ausstattung	X							X		
Kompetenz				X						X
Liegezeit		X					X			
Freizeitangebot		X							X	
Pflegequalität			X					X		
Essen		X						X		
Betreuung				X				X		
Zeitaufwand				X					X	
Zimmergröße					X				X	

Abbildung 45: Beispiel für eine Zufriedenheitsanalyse

Etwas aufwändiger gestaltet sich hingegen der Einsatz von mehrdimensionalen Skalierungsverfahren bzw. MDS[297]-Analysen, die jedoch recht genaue Vergleiche zwischen einzelnen Kliniken ermöglichen. Beispielsweise lassen sich mittels Ähnlichkeiten-MDS die sich auf bestimmte Merkmale der Kliniken beziehenden Wahrnehmungen der Einweiser, Patienten und anderer Zielgruppen ermitteln. In Abbildung 46 sind exemplarisch neun Anbieter (im Beispiel: A bis I) von Krankenhausleistungen in einen zweidimensionalen Objektraum eingezeichnet. Dadurch kann die von den Befragten perzipierte Ähnlichkeit zwischen den Wettbewerbern im relevanten Markt besonders gut verdeutlicht werden.

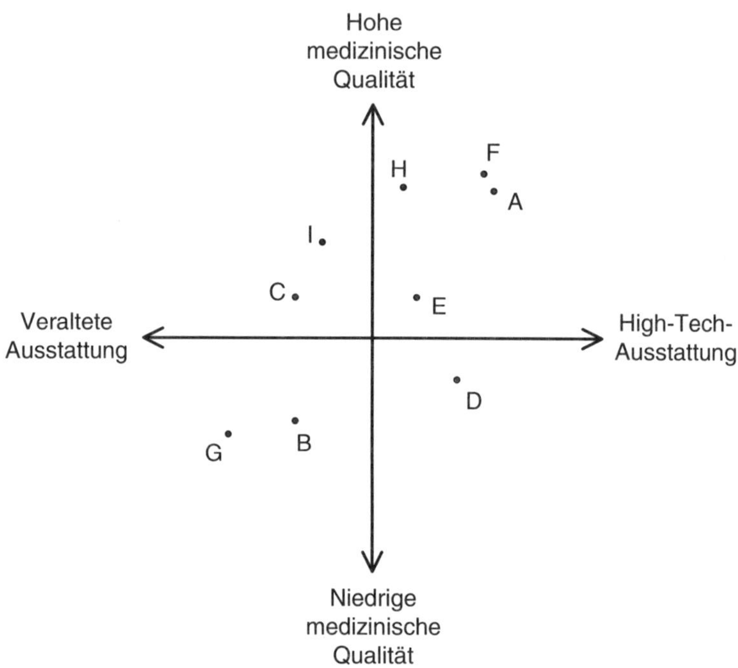

Abbildung 46: Zweidimensionaler Objektraum mit Wettbewerbern

Erklärung der Symbole aus Abbildung 46:

- Perzeption eines Anbieters über alle Zielgruppen

297) Kurzbezeichnung für Mehrdimensionale Skalierung. Ergänzende Informationen zu MDS finden sich bei Dichtl/Schobert (1979), S. 1.

Äußerst sinnvoll sind Imageanalysen dieser Art für Kliniken in Regionen mit hoher Wettbewerbsdichte wie etwa in Großstädten und Ballungsgebieten.[298] Die oben verwendeten Dimensionen sind jedoch lediglich exemplarischer Natur. Weitere Beurteilungskriterien wie beispielsweise die Qualität der Hotelleistungen (z. B. Zimmerkomfort, Tresor, Kühlschrank, Sitzgelegenheiten, Radio, Internet, TV, DVD), die Qualität des Catering (z. B. Frische, Geschmack, Menge und Bekömmlichkeit der Speisen), der Umfang des nichtmedizinischen Dienstleistungsangebotes (z. B. Bibliothek, Bank, Blumengeschäft, Friseur, Kapelle, Andachtsraum, Internet-Terminal, Aufenthaltsraum, Raucherzimmer, Speiseraum, Patientengarten, Telefonzelle, SB-Automaten, Café, Restaurant, Minimarkt, Kiosk, Post, Körperpflege, Begleitpersonen-Unterbringung, Wellness, Fitness, Gymnastik, Kino, Sekretariatsdienste, Tanzgruppen, Kosmetik, Souvenirverkauf) oder Niveau der persönlichen Betreuung (z. B. Beratungsstellen, Patientenfürsprecher, Selbsthilfegruppen, Ernährungsberatung) können des Weiteren zur Untersuchung herangezogen werden.

Im Anschluss an diese Erhebung sollten die gewonnenen Informationen mittels Clusteranalyse[299] verdichtet und die als jeweils sehr ähnlich wahrgenommenen Kliniken in homogene Gruppen eingeteilt werden, die ihrerseits untereinander jedoch durch starke Heterogenität gekennzeichnet sein sollten. Durch diese Vorgehensweise lassen sich direkte Konkurrenten im Markt für Krankenhausleistungen ohne großen Aufwand ermitteln und beispielsweise strategische Positionierungsentscheidungen leichter treffen.

Es erweist sich oftmals als sinnvoll, gleichzeitig die Vertrautheit der Befragten mit der Klinik sowie das Ausmaß ihrer Favorisierung derselben zu messen und die resultierenden Werte in einem zweidimensionalen Koordinatensystem einzutragen.[300] Anschließend untersucht man mögliche Kriterien, die zur Bildung des jeweiligen Images der miteinander im Wettbewerb stehenden Kliniken beitragen, anhand eines semantischen Differentials, in welches ferner zum Vergleich die angestrebte Ideallinie eingezeichnet wird.

Mit der externen Präferenz-MDS dagegen lassen sich von den Befragten als idealtypisch empfundene, imaginäre Krankenhäuser bzw. Abteilungen herausfinden. Dies liefert aufschlussreiche Informationen, wie sie etwa

298) Vgl. Braun/Schmutte 1995, S. 49.
299) Kurzbezeichnung für Clusteranalyse. Ergänzende Informationen zu CA finden sich bei Meffert (1986b), S. 91-104.
300) Vgl. Kotler/Clarke 1987, S. 61-67.

insbesondere auch bei (Re-)Positionierungsentscheidungen benötigt werden. In Abbildung 47 sind die von drei zu Clustern zusammengefassten Zielgruppensegmenten (im Beispiel: 1, 2, und 3) empfundenen Vorstellungen eines idealen Anbieters von Krankenhausleistungen in einem zweidimensionalen Objektraum exemplarisch visualisiert. Ergänzt werden sie durch die von den Befragten genannten, sich auf einzelne existierende Kliniken beziehende Perzeptionen (im Beispiel: A bis I). Dadurch können die Häuser untereinander verglichen und gegebenenfalls (Re-)Positionierungsentscheidungen getroffen werden.

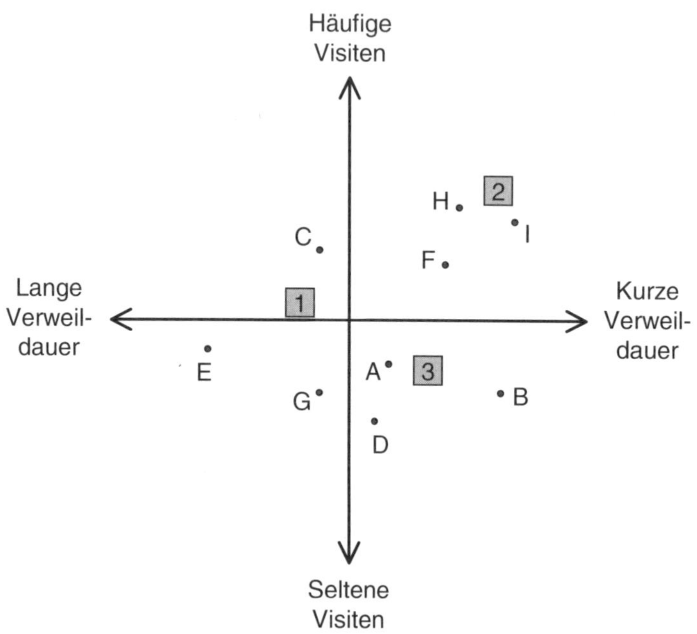

Abbildung 47: Zweidimensionaler Objektraum mit Wettbewerbern und Idealpunkten

Erklärung der Symbole aus Abbildung 47:

- [1] Idealvorstellung eines Zielgruppensegments
- • Perzeption eines Anbieters über alle Zielgruppen

Die Idealvorstellungen der einzelnen Zielgruppensegmente müssen des Weiteren gewichtet, das heißt, deren mengen- oder wertmäßige Anteile am relevanten Gesamtmarkt ermittelt werden. Erst durch diese Gewichtung ist es möglich, sich ggf. auf lukrative Zielgruppensegmente zu spezialisieren und im Rahmen der Strategieentwicklung gut fundierte (Re-)Positionierungsentscheidungen zu treffen.

Die im obigen Objektraum exemplarisch verwendeten Dimensionen lassen sich selbstverständlich modifizieren, um den individuellen Anforderungen der Kliniken und der bearbeiteten Märkte gerecht zu werden. So könnte beispielsweise die Präferenz der Zielgruppen im Markt für Krankenhausleistungen auch anhand der Dimensionen „Parkplatzsituation", „Anbindung an das öffentliche Nahverkehrssystem" oder „Besuchszeiten" gemessen werden.

Es reicht allerdings nicht aus, die Perzeptionen des gesamten Hauses im Vergleich zu anderen, eventuell den Idealvorstellungen der unterschiedlichen Zielgruppen näher stehenden, Kliniken festzustellen. Es muss darüber hinaus auch sichergestellt werden, dass das gesamte Krankenhaus-Marketing-Mix mit seinen bereits weiter oben beschriebenen Bestandteilen „Service", „Access", „Consideration" und „Promotion" einer genauen Untersuchung unterzogen wird.

Dabei sollten bezüglich der Service-Dimension nicht nur einige wenige Klinikleistungen den Erwartungen der relevanten Zielgruppen entsprechen, sondern die gesamte Bandbreite der vom Krankenhaus angebotenen Leistungen sollte von ihnen positiv beurteilt werden. Zur Ermittlung neuer, von den Zielgruppen tatsächlich präferierter Krankenhausleistungen kann die Anwendung von Conjoint-Analysen[301] (CM) hilfreich sein. Hierbei wird der von den einzelnen Zielgruppen empfundene Teilnutzenwert für Krankenhausleistungen – also die Wichtigkeit unterschiedlicher Leistungsmerkmale für verschiedene Zielgruppen – ermittelt. Besonders gut geeignet sind und gern eingesetzt werden diese Verfahren zum Überprüfen und Generieren der von den Kliniken anzubietenden Wahlleistungsspektren[302] und den damit verbundenen Wahlleistungszuschlägen. Bereits in dieser frühen Implementierungsphase müssen die Nachfrager der Klinikleistungen einbezogen werden,[303] ja sogar im Mittelpunkt aller Bemühungen stehen. Die Integration der Zielgruppenbedürfnisse nach

301) Kurzbezeichnung für Conjoint Measurement. Ergänzende Informationen zu CM finden sich bei Green/Tull (1982), S. 447-465.
302) Vgl. Tscheulin/Helmig 1995, S. 84.
303) Vgl. Rynne 1981, S. 258.

Festlegung des Angebotsspektrums erweist sich als nicht zielführend und ist ein Beleg für mangelnde Marktorientierung.

In diesem Zusammenhang müssen ferner beispielsweise die Meinungen der Zielgruppen hinsichtlich der eingesetzten PR-Instrumente wie etwa Krankenhauszeitung, Patientenbroschüre, Internetauftritt oder Klinik-Video festgestellt werden (Promotion-Dimension). Ähnlich verhält es sich mit den von den Zielgruppen in Kauf zu nehmenden Preisen für die gewünschten Krankenhausleistungen wie Wartezeiten, Risiken und Wahlleistungszuschläge (Consideration-Dimension). Schließlich dürfen in diesem Zusammenhang auch die physische, zeitliche, informatorische, akquisitorische und psychologische Erreichbarkeit nicht übersehen werden (Access-Dimension).

Weitere Fragen, die auf dieser Einführungsstufe beantwortet werden müssen, beziehen sich auf die Nachwuchskräfte für medizinische und nichtmedizinische Abteilungen, den Standort sowie die Infrastruktur der Region, um nur eine kleine Auswahl zu nennen.

Es darf jedoch nicht vergessen werden, dass auch die in dieser Implementierungsphase ermittelten Daten lediglich eine Grundlage für weitere Marketingaktivitäten darstellen. Wird an dieser Stelle die Einführung abgebrochen, sind die nun verfügbaren Informationen ohne großen Wert, da mit dem Risiko der schnellen Überalterung gerechnet werden muss. Sinnvoll eingesetzt, können sie dagegen in den darauf folgenden Stufen als solide Ausgangsbasis für Konzeptionen, Pläne und Strategien des Klinik-Marketing genutzt werden. Es bleibt allerdings festzuhalten, dass auch externe Informationen regelmäßig erhoben werden und stets von neuem in den kontinuierlichen Marketingprozess – und damit auch nach der eigentlichen Implementierung von Marketing in die weiteren Planungen – einfließen müssen.

7.2.3 Strategieentwicklung

Auf dieser Implementierungsstufe gilt es, die Aktivitäten der nachfolgenden Phasen gedanklich vorwegzunehmen, in sinnvolle Einführungskategorien aufzuteilen und rahmengebende Implementierungsvorgaben zu entwickeln. Dazu werden die aus dem internen und dem externen Klinik-Audit stammenden Resultate verdichtet und für die weitere Planung aufbereitet. Festgelegt werden zu diesem Zeitpunkt ferner generelle, strategisch wirkende Globalvorgaben und nicht so sehr detaillierte Teilpläne oder operative Individualvorgaben. Dies ist auch der Grund dafür, dass die untere Entscheidungsebene während dieser Einführungsphase kaum in die Planungsaktivitäten involviert ist. Wichtig ist in diesem Zusammenhang hingegen, dass die globale Innen- und Außenorientierung simultan und gleichmäßig integriert werden, da andernfalls inhaltliche Verzerrungen und zeitliche Verzögerungen die Folge wären. Auch würden bei einem sequentiellen Vorgehen die bestehenden Wechselwirkungen zu wenig berücksichtigt werden.

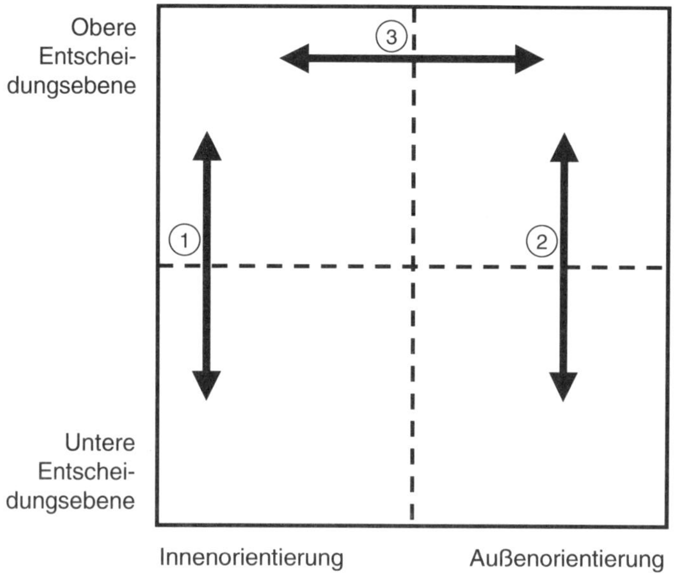

Abbildung 48: Dritte Implementierungsstufe des Klinik-Marketing

Erklärung der Pfeile aus Abbildung 48:

① Internes Klinik-Audit
② Externes Klinik-Audit
③ Strategieentwicklung

Typischerweise in dieser Implementierungsphase zu bearbeitende Aufgaben beziehen sich auf die strategische Analyse und Konsolidierung der im Zuge des internen und des externen Klinik-Audit erhobenen unternehmens- und umfeldbezogenen strategischen Erfolgsfaktoren (SEF). Da sie Zielgruppenpräferenzen erzeugen, determinieren die SEF die Erfolgspotenziale einer Klinik und damit deren Erfolg (z. B. in Form von Kundenzufriedenheit, Umsatz, Liquidität oder Gewinn) ganz wesentlich.

Einige der aus diesen Analysen resultierenden Ergebnisse lassen sich besonders gut in strategischen Planungsmatrizen wie beispielsweise dem Marktwachstums-Marktanteils-Portfolio, dem Branchenattraktivitäts-Geschäftsfeldstärken-Portfolio, dem Geschäftsfeld-Ressourcen-Portfolio oder dem Marktattraktivitäts-Wettbewerbsstärken-Portfolio visualisieren.[304] Sie alle zeichnen sich jeweils durch die gleichzeitige Integration der beiden Analyse-Dimensionen „marktliche Entwicklungschance" und „relative Unternehmensstärke" aus. Wegen ihrer leichtverständlichen graphischen Darstellung lassen sich explizite Normstrategien und Handlungsanweisungen hinsichtlich der Klinikleistungen und des zu bearbeitenden Marktes ohne größeren Aufwand ableiten und in den folgenden Einführungsstufen operationalisieren.

Grundsätzlich stehen für die Festlegung der Größe des zu bearbeitenden Marktes und des Umfangs der für die Marktbearbeitung einzusetzenden Krankenhausleistungen idealtypischerweise insgesamt vier mögliche Kombinationen zur Verfügung. Mit Hilfe von Abbildung 49 werden diese jeweils aus Leistungsangebots- und Marktbearbeitungsstrategie bestehenden alternativen Kategorien übersichtlich dargestellt.

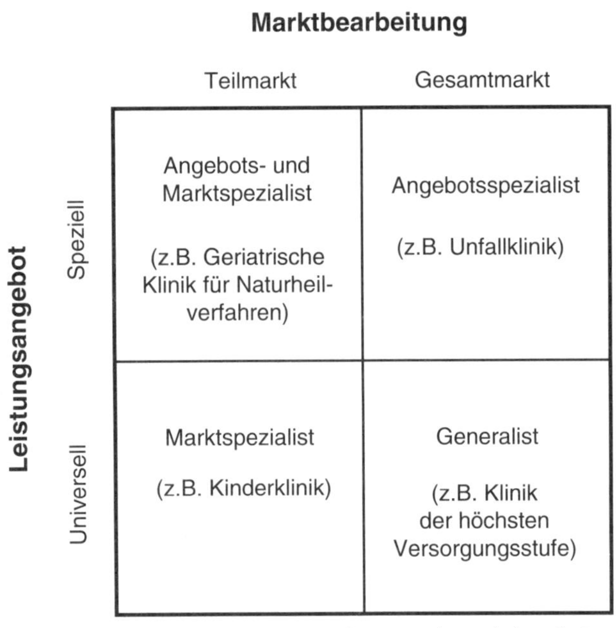

Abbildung 49: Matrix der Leistungsangebots- und Marktbearbeitungsstrategien

Bei der vom Generalisten verfolgten Strategie wird der gesamte Markt – also die Summe an augenblicklichen und potenziellen Interessenten für Krankenhausleistungen[305] – mit einem vollständig ausgeprägten Leistungs-

304) Ausführliche Diskussion zum Thema „Produktportfolios" bei Coenenberg 1992, S. 45.
305) Vgl. Kotler/Clarke 1987, S. 108.

angebot bearbeitet (z. B. Großklinikum der vierten Versorgungsstufe). Der Marktspezialist hingegen bearbeitet einen Teil des Gesamtmarktes mit einem universellen Angebot an Krankenhausleistungen (z. B. Kinderklinik), während der Angebotsspezialist zwar auf den gesamten Markt ausgerichtet ist, diesen allerdings mit ausgewählten Leistungen versorgt (z. B. Unfallklinik). Als letzte Möglichkeit kann der Angebots- und Marktspezialist genannt werden, der sich bei der Bearbeitung des Marktes sowohl auf ein Marktsegment als auch auf eine spezielle Leistung beschränkt (z. B. Geriatrische Klinik für Naturheilverfahren).[306]

Bei Bedarf kann ebenso eine etwas detailliertere, weniger kategorische Vorgehensweise eingesetzt werden.[307] Hierbei werden anhand einer 3x3-Matrix die bereits vorgestellten Strategien um die so genannte „Selektive Spezialisierungsstrategie" ergänzt. Bei dieser im Prinzip der Angebots-/Marktspezialisierungsstrategie entsprechenden Vorgehensweise spezialisiert man sich nicht nur auf eine, sondern entscheidet sich für einige wenige, voneinander unabhängige Angebots/Markt-Kombinationen.

Welche der genannten Alternativen für das einzelne Krankenhaus am besten geeignet ist, hängt sicherlich sehr stark von der Trägerschaft der Klinik, dem Versorgungsauftrag, dem bisher bearbeiteten Markt, den bislang angebotenen Leistungen, regionalpolitischen Interessen und weiteren Einflussfaktoren ab. Ferner müssen bei der Auswahl der Strategie auch mögliche zukünftige Ereignisse berücksichtigt werden, was ein individuell ausgerichtetes Vorgehen zwingend notwendig macht. Mit Hilfe der Szenariotechnik könnten alternative Situationen der Zukunft gedanklich vorweggenommen werden, was dazu beiträgt, die für die einzelne Klinik optimale Entscheidung zu fällen.

Als zweckdienlich kann sich bei der Formulierung der zukünftigen Marktumfangs-Leistungsangebots-Strategie jedoch auch das in Tabelle 6 dargestellte Tableau bzw. dessen graphische Darstellung in Abbildung 50 erweisen.[308] Hierbei wird auch die dynamische Entwicklung einbezogen und es können mögliche Stoßrichtungen berücksichtigt werden. Je nach den vom bereits etablierten Krankenhaus in Zukunft anzubietenden Serviceleistungen und den von den Kliniken zu bearbeitenden Märkten ergeben sich abermals vier kategorische Vorgehensweisen bzw. Strategien.

306) Vgl. Zelman/Parham 1992, S. 155.
307) Siehe hierzu Kotler/Clarke 1987, S. 107-110.
308) Siehe hierzu Ansoff 1957, S. 113-124.

Strategie	Marktumfang	Leistungsangebot
Marktdurchdringung	konstant	konstant
Marktentwicklung	erweitert	konstant
Angebotsentwicklung	konstant	erweitert
Diversifikation	erweitert	erweitert

Tabelle 6: Tableau zur Formulierung der zukünftigen Marktumfangs-Leistungsangebots-Strategie

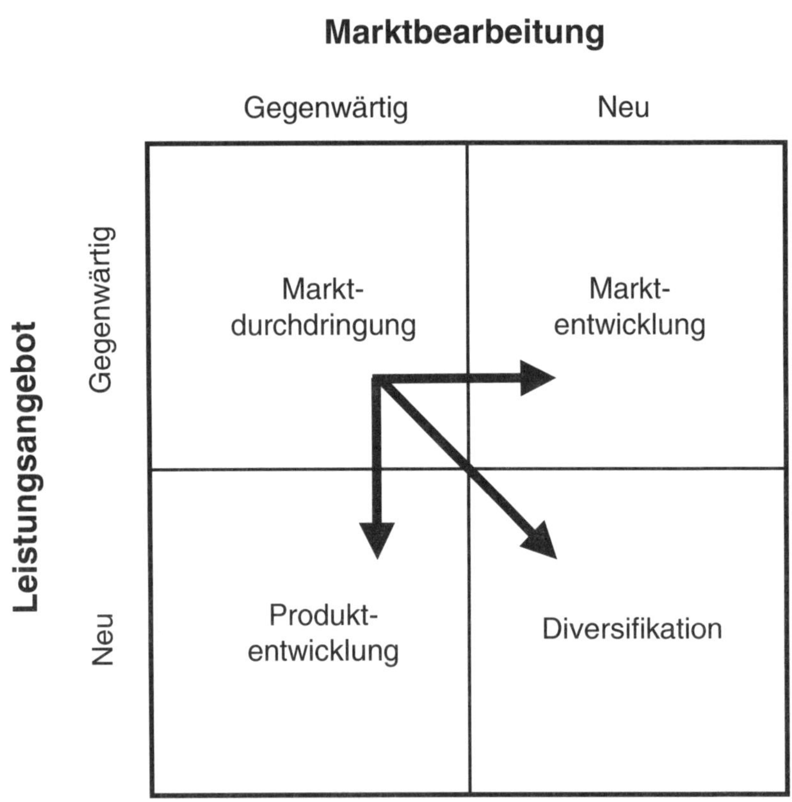

Abbildung 50: Matrix der dynamisierten Marktumfangs-Leistungsangebots-Strategie

Im Falle der Marktdurchdringung behält die Klinik den bisher bearbeiteten Markt und die zur Bearbeitung eingesetzten Serviceleistungen auch in Zukunft bei. Bei der Marktentwicklung wird lediglich der zu bearbeitende Markt vergrößert (z. B.: Kinderklinik behandelt in Zukunft auch Erwachsene), während bei der Angebotsentwicklung nur das angebotene Leistungsspektrum erweitert wird (z. B.: Unfallklinik bietet künftig auch orthopädische Dienstleistungen an). Bei der verbleibenden Alternative, der Diversifikation, dehnt sich sowohl der zu bearbeitende Markt eines Krankenhauses als auch dessen Angebotsspektrum aus (z. B.: Geriatrische Klinik für Naturheilverfahren wird zum Generalisten).

Bei der Entwicklung von Strategien müssen des Weiteren die aus dem internen Audit stammenden Daten zu Stärken und Schwächen der Klinik sowie die extern ermittelten Informationen zu Chancen und Risiken für die Klinik miteinander in Verbindung gebracht werden. Falls hierbei die Unternehmensstärken den Marktchancen entsprechen, kann von Kernkompetenzen des Krankenhauses gesprochen werden.[309] Diese bilden die Basis für strategische Wettbewerbsvorteile (SWV) bzw. Erfolgspotenziale[310] und sind dadurch gekennzeichnet, dass sie

- von den Zielgruppen wahrgenommen werden,
- für die Zielgruppen von hoher Bedeutung sind,
- durch Einzigartigkeit gekennzeichnet sind,
- von hoher Beständigkeit bzw. Nachhaltigkeit sind und
- schwer oder gar nicht reproduziert bzw. imitiert werden können.

Nachdem Entscheidungen zu den Themen „Leistungsangebot“ und „Umfang der Marktbearbeitung“ getroffen wurden, sollten Vorgaben für die Positionierung der Klinik entworfen werden. Aufbauend auf den aus dem externen Klinik-Audit stammenden Daten zu den von den Befragten perzipierten Ähnlichkeiten bzw. erfragten Idealvorstellungen, können an dieser Stelle Repositionierungsentscheidungen getroffen werden, falls die Notwendigkeit hierzu festgestellt wird. Die in Abbildung 46 und Abbildung 47 visualisierten Objekträume lassen sich zu diesem Zweck an die individuellen Gegebenheiten des Krankenhauses flexibel anpassen, um sehr breit gefächerte und gut fundierte Informationen als Entscheidungsgrundlage zu erhalten.

309) Eine detaillierte Erörterung von Kernkompetenzen anhand des VRIO-Schemas (Kurzbezeichnung für Value, Rareness, Imperfect Imitability, Organizational Specificity) findet sich bei Freiling 1998, S. 65 f. Andere Merkmale kommen beispielsweise bei Petts 1997, S. 552 sowie Handlbauer/Hinterhuber/Matzler 1998, S. 911 f. zum Einsatz.

310) Vgl. Hamilton/Eskin/Michaels 1998, S. 407.

Weiterhin in dieser Implementierungsphase behandelt werden müssen beispielsweise Fragen zur späteren Unternehmensphilosophie bzw. zum Unternehmensleitbild. Ziel dieser Aktivitäten ist, Wertvorstellungen, Motivationen und unternehmenspolitische Grundsätze quasi als ein das Krankenhaus überspannende Dach zu institutionalisieren sowie den Gegebenheiten und immer dynamischer werdenden Trendbewegungen in der Umwelt[311] Rechnung zu tragen. Mit anderen Worten ausgedrückt, soll die innere Verbundenheit der generierten Strategien sichergestellt und eine Unternehmenskultur entwickelt werden. Nach erfolgter Implementierung des internen Marketing wird es den einzelnen Klinikmitarbeitern dadurch erleichtert, sich mit dem Krankenhaus als Ganzes sowie seinen Aufgaben zu identifizieren und – im Verbund mit den Kollegen – ein marktorientiertes Wir-Gefühl zu entwickeln. Dieses wiederum wirkt sich positiv auf die Zufriedenheit der externen Zielgruppen aus, da erhöhte Mitarbeitermotivation etwa höhere Arbeitsqualität und Freundlichkeit im gemeinsamen Umgang zur Konsequenz hat.

Die erfolgreiche Implementierung eines stimmigen Klinikleitbildes ist jedoch nur dann möglich, wenn dieses auf den Träger, die Zielgruppen und das Leistungsspektrum eines Hauses abgestimmt wird.[312] Ferner müssen bei seiner Implementierung die wesentlichen Imageträger der Klinik – wie etwa die Chefärzte – einbezogen werden.[313] Während in der Vergangenheit die einzelnen Interessenvertretungen der Kliniken und die Krankenhausträger bisweilen die Entwicklung eines solchen Leitbildes – etwa durch ausgeprägtes Standesbewusstsein und Bereichsegoismus – behindert haben, war es lange Zeit nicht sehr verbreitet.[314] Anders ist hingegen die heutige Situation, in der die Kliniken die Bedeutung dieser strategischen Klammer zunehmend erkennen.

Als letzte innerhalb der aktuellen Implementierungsphase zu erfüllende Aufgabe ist die grobe Ziel- und Parametervorgabe für die zu einem späteren Zeitpunkt vorzunehmende Umsetzung des Klinik-Marketing-Mix zu nennen. Mit diesem Konglomerat aus den bereits weiter oben beschriebenen Einzelinstrumenten „Service“, „Access“, „Consideration“ und „Promotion“ kann die angestrebte Marktposition erreicht oder die bereits bestätigte Position im Markt für Klinikleistungen gefestigt werden.[315]

311) Vgl. Meffert 1986a, S. 26 f.
312) Vgl. Riegl 1990, S. 189.
313) Vgl. Riegl 1993a, S. 53.
314) In Anlehnung an Klingenburg/Laskewitz 1993, S. 516.
315) Vgl. Kotler/Clarke 1987, S. 112.

7.2.4 Operationalisierung des internen Klinik-Marketing

Nachdem in den ersten drei Implementierungsphasen sowohl interner als auch externer Krankenhausbereich durch das Klinik-Audit[316] hinreichend genau untersucht und aus diesen Ergebnissen Strategien generiert wurden, gilt es im Rahmen der aktuellen Stufe zum einen, die hinsichtlich der Innenorientierung festgestellten Mängel zu beseitigen bzw. Lücken aufzufüllen und zum anderen, übergeordnete Normen, ganzheitliche Strategien, Pläne und Rahmenbedingungen zu operationalisieren und intern zu integrieren. Erst nachdem die Innenorientierung entsprechend ausgeformt wurde, kann in den später folgenden Phasen die Außenorientierung optimiert werden.[317] Entsprechende nach innen gerichtete Maßnahmen können jedoch keinesfalls, von der unteren Entscheidungsebene beginnend, auf die oberen Bereiche des gesamten Krankenhauses übertragen werden, da dies – wenn überhaupt – mehr zufällig und unkoordiniert geschehen würde. Aus der Globalperspektive der oberen Ebene resultiert die bessere Kenntnis der Gesamtzusammenhänge sowie der optimalen Abfolge der zur Durchsetzung notwendigen Schritte. Da auf diese Weise eine effizientere und reibungslosere Implementierung[318] des Marketing sichergestellt wird, muss internes Klinik-Marketing top-down eingeführt werden.

---

316) Interessierte an einem sehr umfangreichen Katalog an von in der Praxis zu erhebenden internen und externen Informationen seien auf Berkowitz/Flexner (1981), S. 94-97 verwiesen.

317) Vgl. Riegl 1992b, S. 353.

318) Vgl. Winter 1985, S. 70.

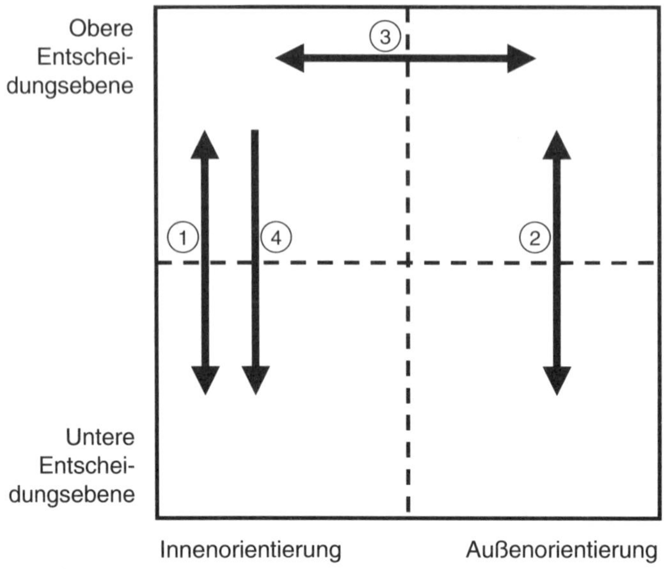

Abbildung 51: Vierte Implementierungsstufe des Klinik-Marketing

Erklärung der Pfeile aus Abbildung 51:

① Internes Klinik-Audit
② Externes Klinik-Audit
③ Strategieentwicklung
④ Internes Marketing

Bei der Implementierung des internen Marketing gibt es jedoch einige den Einführungsprozess hemmende Faktoren. Oftmals fehlt den Entscheidungsträgern und den Mitarbeitern vor Ort das Verständnis für Marketing. Der Grund ist häufig darin zu sehen, dass nur der geringste Teil des Klinikpersonals mit diesem Begriff hinreichend vertraut ist, da dieser weder im Rahmen des Medizinstudiums noch bei der Ausbildung von Krankenschwestern und -pflegern eine Rolle spielt. Selbst in den Verwaltungsabteilungen der Kliniken sind in vielen Fällen eklatante Lücken beim Wissen über Marketing festzustellen.

Da den Mitarbeitern des Hauses der tatsächliche Wert des Marketing vielfach unbekannt ist, dürfte es ihnen unmöglich sein, die aus fehlendem oder fehlerhaftem Marketing resultierenden Probleme als solche zu identifizieren,[319] und sie verstehen es ferner nicht, mit diesen umzugehen. Weiterbildungsmaßnahmen auf dem Gebiet des Marketing in Form von Kur-

319) Vgl. Clarke 1981, S. 269.

sen, Seminaren, Messebesuchen und Firmenkontakten können deshalb ebenso einen Ausweg aus dieser Situation aufzeigen wie die Konsultation von spezialisierten Unternehmensberatungsgesellschaften.

Eine weitere Implementierungshürde besteht, wie bereits erwähnt, darin, dass der Begriff „Marketing" oftmals ausschließlich mit aggressiver TV-Werbung für Verbrauchsgüter oder Verkaufsförderung in Supermärkten in Verbindung gebracht und damit missverstanden wird.

Ein Ausweg aus diesem Dilemma könnte und sollte jedoch durch entsprechende, auf die verschiedenen Mitarbeitergruppen und Abteilungen zugeschnittene Aufklärung gefunden werden. Dies kann erneut durch gezielte Fortbildungsangebote, permanente Kontaktpflege zu anderen Krankenhäusern zum gegenseitigen Erfahrungsaustausch, Fachvorträge im eigenen Haus oder Einbeziehung renommierter Consulting-Unternehmen geschehen.

Da die Implementierung von innenorientiertem Klinik-Marketing nochmals sowohl horizontal (in einen administrativen, einen pflegerischen und einen ärztlichen Bereich) als auch vertikal (in unterschiedliche Entscheidungsebenen) untergliedert werden kann, ist eine sehr sorgfältige Planung sämtlicher Einzelaktivitäten angebracht. Um bei der praktischen Umsetzung der Implementierung erfolgreich zu sein, reicht es außerdem nicht aus, die formale Aufbau- und Ablauforganisation der Klinik zu berücksichtigen. Um innenorientiertes Marketing effektiv implementieren zu können, bedarf es darüber hinaus unbedingt der Integration der informalen Krankenhausgegebenheiten.[320]

Deshalb ist beispielsweise bei der horizontalen Implementierung von innenorientiertem Marketing ein entgegenkommendes Verhältnis zwischen der Verwaltung, dem pflegerischen und dem ärztlichen Personal sicherzustellen.[321] Durch sinnvolle und genaue Aufteilung der Kompetenzen und Zuständigkeiten im Haus können potenzielle Intergruppenkonflikte von vornherein verhindert oder zumindest in ihrem Verlauf und ihren Auswirkungen abgeschwächt werden. Möglicherweise dennoch auftretende Spannungen lassen sich durch unterschiedliche Konflikthandhabungsmöglichkeiten wie beispielsweise der intensiven Kontaktpflege zur sachli chen Verdeutlichung der jeweiligen Standpunkte im Sinne des gemeinsamen Oberziels[322] „Marktorientierung" verringern.

Marketing kann allerdings keinesfalls auf den administrativen Krankenhausteil beschränkt werden, sondern muss vielmehr von allen Mitarbeitern

320) Vgl. Winter 1985, S. 72.
321) Vgl. Goldsmith 1981, S. 6.
322) Vgl. Staehle 1994, S. 373.

getragen werden. Aber gerade dieses ständige gemeinsame Praktizieren von Marketing stellt sich in der Unternehmenspraxis regelmäßig als eine große Schwierigkeit dar. Dennoch müssen Anstrengungen unternommen werden, um sich die Unterstützung aller Mitarbeiter zu sichern, da alle Beteiligten einen wichtigen Beitrag zum Erfolg des Krankenhauses leisten können und müssen.[323]

Aus vertikaler Sicht wird die Implementierung von innenorientiertem Marketing, wie bereits erwähnt, von oben nach unten betrieben. Allerdings müssen daraus resultierende Rückkopplungswirkungen der untergeordneten Ebenen unbedingt bereits von Beginn an einbezogen, ja sogar durch geeignete Maßnahmen und offenes Betriebsklima provoziert werden.

Leider hängt das Interesse an Marketing jedoch oftmals mit der finanziellen Situation einer Klinik zusammen; je höher die erwirtschafteten Verluste sind, desto höhere Beachtung wird dem Marketing geschenkt, auch wenn es dann oft bereits zu spät ist.[324] Dennoch sind es selbst dann zumeist halbherzig durchgeführte und durch operative Hektik getriebene Maßnahmen. Nur in den wenigsten Fällen handelt es sich um systematisch entwickelte Strategievorgaben und zielorientiert durchgeführte Aktivitäten.

Dem häufig genannten Argument, Marketing sei zu teuer, ist entgegenzuhalten, dass bei korrekter Implementierung und Fortführung des Marketingprozesses die Kosten der professionellen Markt- und Wettbewerbsausrichtung durch erhöhte Einsparungen überkompensiert und somit die Gewinne des Hauses gesteigert[325] bzw. die Verluste verringert werden. Die ferner aus der Marktorientierung resultierende, deutlich spürbare Zielgruppenzufriedenheit hat wiederum Auswirkungen in Form von gestiegener Selbstbestätigung bzw. Arbeitszufriedenheit der Klinikmitarbeiter und deshalb erhöhter Motivation zu kontinuierlich marktorientiertem Verhalten.

Es reicht demnach nicht aus, dass die Mitarbeiter den Gesamtwert des Marketing für das Krankenhaus erkennen und verstehen; wichtig ist vielmehr, dass jedem einzelnen die hohe Bedeutung der eigenen Person im Klinik-Marketing bekannt ist.[326] Jeder Mitarbeiter muss wissen, dass sein Arbeitsplatz ausschließlich durch die Patienten legitimiert wird. Sie sind die eigentlichen Arbeit-Geber. Dementsprechend muss dafür Sorge getragen werden, dass die Patienten, aber auch die anderen Zielgruppen des Krankenhauses stets im Mittelpunkt aller Bemühungen stehen und dauerhaft zufrieden gestellt werden. Auch wenn die Krankenhausmitarbeiter

323) Vgl. Simon 1981, S. 57.
324) Vgl. Goldsmith 1981, S. 6.
325) Vgl. Rynne 1981, S. 261.
326) Vgl. Winter 1985, S. 71.

häufig unterschiedliche Aufgaben zu erfüllen haben, so müssen dennoch alle das gleiche Ziel verfolgen: Entwicklung und Sicherstellung von marktorientiertem Denken und Handeln in allen Bereichen ihrer Klinik.

7.2.5 Operationalisierung des externen Klinik-Marketing

Nachdem die auf die Entstehung und Erhaltung des marktorientierten Denkens und Handelns der Klinikmitarbeiter gerichteten Bemühungen in der vorangehenden Einführungsphase dargestellt worden sind, müssen nun auch die primär extern orientierten Entscheidungen bezüglich dreier wichtiger Bestandteile des bisherigen und des in Zukunft einzusetzenden Klinik-Marketing-Mix (Service-, Access- und Consideration-Dimension) getroffen werden. Idealtypischerweise geschieht dies top-down, wobei die hier wiederum zustande kommenden Feedback-Ströme beachtet und fest in den weiteren Implementierungsprozess aufgenommen werden müssen.

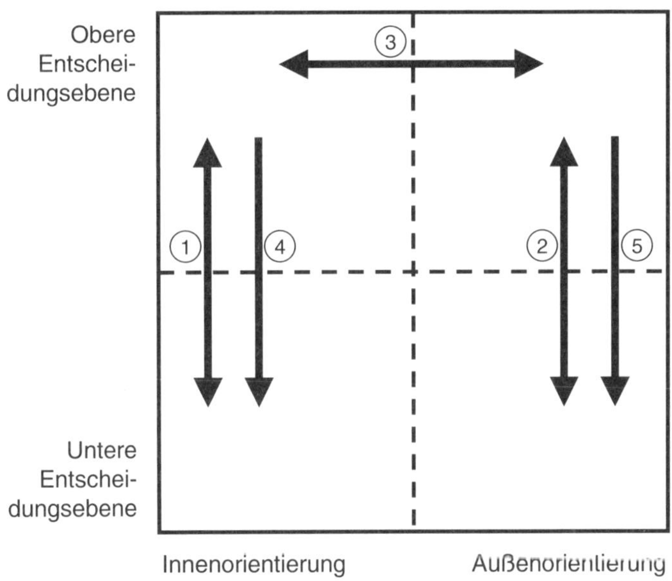

Abbildung 52: Fünfte Implementierungsstufe des Klinik-Marketing

Erklärung der Pfeile aus Abbildung 52:

① Internes Klinik-Audit
② Externes Klinik-Audit
③ Strategieentwicklung
④ Internes Marketing
⑤ Operationalisierung des externen Marketing

Aus Koordinatensystemen der Art, wie sie in Abbildung 40 vorgestellt wurden, kann nun beispielsweise abgeleitet werden, welche Serviceleistungen in Zukunft unverändert angeboten (im Beispiel: eventuell E, F, G, H und I), stärker gefördert bzw. forciert angeboten (im Beispiel: eventuell J, K, L und M), rentabler angeboten (im Beispiel: eventuell A und B) und welche – zumindest aus wirtschaftlichen Gesichtspunkten – eliminiert werden sollten (im Beispiel: eventuell C und D). Weitere Normstrategien können auch aus den durch ABC-Analysen gewonnenen Daten deriviert werden. So könnten in Zukunft beispielsweise Leistungen der Kategorie A stärker gefördert, B-Leistungen konstant gehalten und Serviceleistungen aus der Gruppe C eingeschränkt werden. Besteht allerdings – z. B. wegen des Versorgungsauftrages bzw. aufgrund regionalpolitischer Interessen – keine Möglichkeit, auf unrentable SBUs zu verzichten, sollten diese lediglich in minimalem Umfang vorgehalten werden. Gleichzeitig sollten Kapazitäten effizienterer SBUs möglichst stark gefördert werden, um den finanziellen Gesamterfolg der Klinik zu maximieren.

Ohne Frage ist aber bei der Analyse der Leistungen nicht nur deren unmittelbar betriebswirtschaftlicher Aspekt von Bedeutung, sondern ebenso potenzielle Synergien, die sich etwa aus der Bekanntheit eines Produktes bzw. einer markierten Gesundheitsleistung ergeben. Erzielt beispielsweise ein einzelner Service keinen direkten pekuniären Gewinn oder weist eine negative Umsatzrentabilität auf, ist aber gleichzeitig wegen seiner überdurchschnittlich hohen Qualität weit über das typische Einzugsgebiet des Krankenhauses hinaus bekannt und wird deshalb besonders geschätzt und sehr stark in Anspruch genommen, müssen bei einem möglichen Verzicht auf diese Leistung eventuell anfallende Opportunitätskosten – z. B. resultierend aus dem Wegfall des wesentlichen Imageträgers – mit ins Kalkül gezogen werden.

Zweifellos reicht die Durchführung der bisher genannten Aktivitäten nicht aus, um bereits von einem marktorientiert aufgestellten und agierenden Krankenhaus sprechen zu können. Ein weiteres wichtiges Element des externen Marketing ist die Generierung und Integration von bereichsspezifischen Strategien – generell also die Entwicklung von Plänen zur Erreichung von Zielen[327] – die einen Teilbeitrag zur Bestandssicherung des gesamten Hauses leisten. Dabei sollten die Bemühungen unter anderem darauf gerichtet sein, einzigartige Eigenschaften des Leistungsangebots der Klinik zu entwickeln. Durch diese, auch unter der Abkürzung „USP“[328] be-

327) Vgl. Hillestad/Berkowitz 1991, S. 17.
328) Kurzbezeichnung für Unique Selling Proposition.

kannten, Einzigartigkeitscharakteristika gekennzeichnet, können sich Krankenhäuser leichter im Gedächtnis ihrer jeweiligen Zielgruppen etablieren sowie langfristig verankern und sind dadurch von anderen Häusern leichter zu unterscheiden. Diese USPs können dabei sehr unterschiedlich ausfallen. Während das eine Krankenhaus etwa besonders für seine technologisch ausgefeilte Hochleistungsmedizin überregional bekannt ist, spielt in einer anderen Klinik möglicherweise die schonende Behandlung auf der Basis von Naturheilverfahren eine zentrale Rolle (z. B. AirportClinic München). Aufgrund ihrer hohen Bedeutung für den dauerhaften Erfolg gilt es, die USPs permanent zu pflegen und systematisch zu verbessern.[329]

Des Weiteren wird durch die Access-Dimension an dieser Stelle festgelegt, wie die Klinik etwa mit dem öffentlichen Nahverkehr bzw. dem eigenen Wagen besser erreicht werden kann. Komfortable Parkplätze für Patienten und Besucher in ausreichender Zahl sind genauso zu beachten wie die Einrichtung eines Taxistandes. Weiterhin müssen im Inneren des Hauses die Abteilungen so gestaltet und organisiert sein, dass die dort angebotenen Krankenhausleistungen von möglichst vielen Angehörigen der Zielgruppen in Anspruch genommen werden können. Die Festlegung von zielgruppenfreundlichen Öffnungszeiten sowie die Optimierung des Betriebsflusses zur Vermeidung von unnötigen Wartezeiten können hier als vordringlich genannt werden.

Durch die Consideration-Dimension werden sowohl tatsächliche monetäre Preise als auch sonstige Konditionen für das Leistungsspektrum der Klinik fixiert. Die optimale Ausgestaltung der tatsächlichen Preise hängt bisweilen stark mit der Produkt- und Distributions-Dimension zusammen. Sind beispielsweise die Wartezeiten für eine bestimmte ambulante Behandlung gering, so entstehen für den einzelnen Patienten tendenziell kleine Opportunitätskosten wie etwa der Ausfall von Einkommen aus beruflicher Tätigkeit. Der von ihm geforderte Preis ist somit vergleichsweise gering.

Weitere tatsächliche Preise sind Zuschläge für Wahlleistungen und müssen von den Patienten direkt bezahlt werden. Sie sind so zu kalkulieren, dass sie sich entweder über eine starke Nachfrage oder über einen hohen Deckungsbeitrag vorteilhaft für die Klinik auswirken. Doch nicht nur die unmittelbar ökonomischen Argumente müssen hier beachtet werden. Mittelfristig erfolgsrelevant können sich ferner Synergien auswirken wie beispielsweise die Verbundnachfrage nach mehreren Wahlleistungen (z. B. Inanspruchnahme von Fitness-Angeboten nach erfolgter Ernäh-

329) Vgl. Müller 1991, S. 13.

rungsberatung), die Attraktion von Referenzpatienten (z. B. hochrangige Politiker aus dem Ausland) oder akquisitorische Wirkungen der Krankenhausprofilierung bzw. die Abrundung des Wahlleistungssortiments (z. B. Kinoangebot im Krankenhaus-Hörsaal).

Sonstige Kosten entstehen für die Patienten beispielsweise durch den Aufwand an Zeit für Anfahrt, Kuration und Rehabilitation sowie auftretende Risiken sozialer, psychologischer, physiologischer, funktioneller und beruflicher Natur. Auch diese sind bei der Implementierung von Marketing im Krankenhaus auf jeden Fall zu berücksichtigen. Insofern kann es sich als vorteilhaft erweisen, Qualitätsgarantien für bestimmte Leistungen anzubieten (z. B. Mindesthaltbarkeit bei Hüftprothesen), um dadurch die Angst der Kunden zu mindern.

Alle bisher genannten Aktivitäten waren ausschließlich darauf gerichtet, den Absatz von Klinikleistungen zu steigern. Es gibt darüber hinaus jedoch auch nicht zu vernachlässigende Maßnahmen des Beschaffungsmarketing. So wird beispielsweise in den USA seit einiger Zeit im Wettbewerb um Spendengelder[330] versucht, durch gezielte, permanente Programme zusätzliche und vor allem kontinuierliche Inputströme zu erschließen. Unterstützt werden müssen solche Programme allerdings zwingend durch geeignete Kommunikationsmaßnahmen[331] auf globaler Ebene, welche im letzten Schritt der Implementierung zum Einsatz kommen.

Abschließend darf ein weiterer Bereich des Beschaffungsmarketing – die Rekrutierung von geeigneten Nachwuchsmitarbeitern – an diesem Punkt nicht unerwähnt bleiben, da auch damit die Existenz des Krankenhauses nachhaltig gesichert wird. Es sei an dieser Stelle beispielsweise an den für das einzelne Haus bisweilen prekären Pflegenotstand vor einigen Jahren erinnert, als es vielen Personalabteilungen nicht gelungen ist, den hohen quantitativen und qualitativen Bedarf an Pflegekräften zu decken, so dass die benötigten Mitarbeiter sogar im Ausland rekrutiert werden mussten.

7.2.6 Gestaltung der individuellen Beziehungen zu den externen Zielgruppen der Klinik

Erst nachdem das interne und das externe Klinik-Audit durchgeführt und Strategien für die weitere Vorgehensweise entwickelt worden waren, war es möglich bzw. zweckmäßig, darauf aufbauend das Verständnis für Marketing bei den Mitarbeitern sicherzustellen. In der weiteren logischen Abfolge der Implementierungsschritte war es nun notwendig, das richtige

330) Vgl. Clarc 1984, S. 125.
331) Vgl. Seguin 1984, S. 129.

Leistungsspektrum zu generieren, die geeignete Distribution sicherzustellen sowie die „Preiskalkulation“ vorzunehmen. Die schlüssige Abfolge der Einführungsstufen wird an dieser Stelle mit der Gestaltung der individuellen Beziehungen zu den externen Zielgruppen der Klinik fortgesetzt.

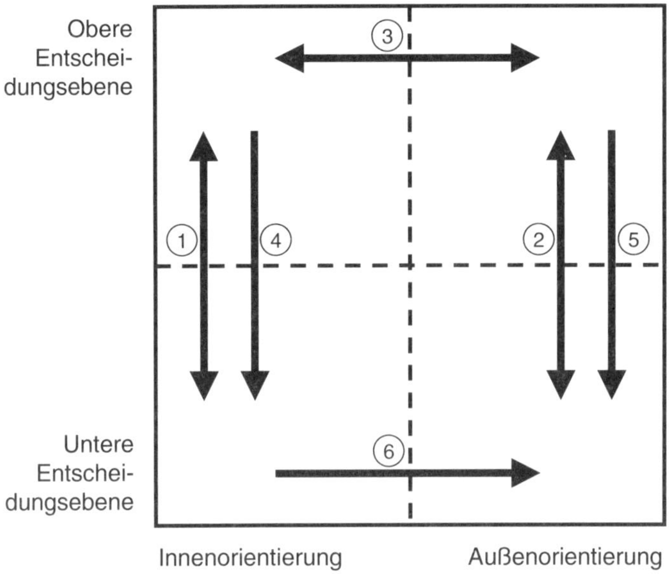

Abbildung 53: Sechste Implementierungsstufe des Klinik-Marketing

Erklärung der Pfeile aus Abbildung 53:

① Internes Klinik-Audit
② Externes Klinik-Audit
③ Strategieentwicklung
④ Internes Marketing
⑤ Operationalisierung des externen Marketing
⑥ Gestaltung der individuellen Beziehungen zu den externen Zielgruppen der Klinik

Individuelle Beziehungen entstehen zwischen einzelnen Pflegekräften, Patienten, Krankenhausärzten bzw. Einweisern und sind somit auf der unteren Entscheidungsebene angesiedelt. Durch bereits etabliertes internes Marketing ist den betroffenen Klinikmitarbeitern die Wichtigkeit einer sorgfältigen, zufrieden stellenden Ausgestaltung individueller Kontakte bekannt. Aufgrund dessen sollte die Implementierungsbewegung dieser Stufe innen beginnen und nach außen geführt werden. Diese Phase der Implementierung ist deshalb von so großer Bedeutung, da eines ihrer wesentlichen Elemente die eigentliche und unmittelbare Zufriedenstellung der Zielgruppen des Krankenhauses ist. So ist nun darauf zu achten, dass das durch internes Marketing vermittelte Wissen um die Bedeutung der Zielgruppen in der alltäglichen Krankenhauspraxis umgesetzt wird.

So sollten beispielsweise die Mitarbeiter der medizinischen Abteilungen ihre Patienten nicht nur aus medizinischer Sicht optimal betreuen, was die zunehmend anspruchsvollen und selbstbewusst auftretenden Nachfrager ohnehin als Selbstverständlichkeit ansehen. Vielmehr ist dafür Sorge zu tragen, dass die Mitarbeiter ihren Beruf gegenüber den Kunden mit professioneller Freundlichkeit und Hilfsbereitschaft ausüben. Der zufriedene Patient wird noch lange nach seinem Klinikaufenthalt das Pflegepersonal und die Ärzte in guter Erinnerung behalten. Durch freundliche Behandlung und menschlich-sympathische Gesten, die wohlgemerkt eines geringen Aufwandes bedürfen, gelingt es, sich von anderen Wettbewerbern im Markt für Krankenhausleistungen positiv abzuheben. Bei einem eventuell zu einem späteren Zeitpunkt erneut anstehenden Krankenhausaufenthalt wird sich der bereits in der Vergangenheit zufrieden gestellte und gegenüber dem Einweiser souverän auftretende Patient für die wiederholte Einweisung in die betreffende Klinik aussprechen, sofern nicht ein Notfall vorliegt, der die ihm zur Verfügung stehenden Handlungsalternativen naturgemäß minimiert. Zufriedene Kunden der Klinik werden ihre Zufriedenheit des Weiteren in Form von Mundpropaganda kundtun bzw. Recommendation-Marketing betreiben, was wiederum dazu beitragen kann, neue Patienten zu gewinnen.

Es reicht allerdings nicht aus, die direkte Beziehung zu den Patienten durch Klinik-Marketing zu optimieren. Es bedarf vielmehr auch der Gestaltung des indirekten Verhältnisses – also via Einweiser – zwischen Patient und Krankenhaus. Die niedergelassenen Ärzte müssen durch Vertrauen erweckende Maßnahmen dazu gebracht werden, ihre Patienten im Bedarfsfall in diejenige Klinik einzuweisen, die sich um den guten Kontakt und ein offenes Verhältnis zu ihnen bemüht hat. Als typische Maßnahmen sind in diesem Zusammenhang beispielsweise Fachvorträge, die Demonstration neuer Medizingeräte und Verfahren, Podiumsdiskussionen, regelmäßige Ärztestammtische, gemeinsame Arbeitskreise und Ähnliches zu nennen. Ausgesprochen wichtig ist jedoch auch, die gute telefonische bzw. persönliche Erreichbarkeit der Chef- und Oberärzte durch die Niedergelassenen zu gewährleisten. Durch diese und andere Aktivitäten kann es Kliniken selbst in einem stark umkämpften Krankenhausmarkt gelingen, deutliche Vorteile hinsichtlich Art und Anzahl der in Zukunft einzuweisenden Patienten zu erringen.

Individuelle Beziehungen müssen auch zu den Förderern der Klinik (Spender, Mäzene und Sponsoren) geknüpft und sehr sorgfältig gepflegt werden. Auf besonders individueller Basis sind natürlich vornehmlich die großzügigen Einzelspender zu behandeln. Gerade sie sind es, die, ohne durch jahrelange institutionalisierte Spendenprogramme zur Unterstützung der Klinik animiert worden zu sein, immer wieder freigebiges Verhalten an den Tag zu legen bereit sind.[332] Ferner können sich auch persönliche externe Kontakte einzelner Klinikangehöriger, da sie auf Einzelfallbasis neue und besonders geeignete Mitarbeiter zu rekrutieren in der Lage sind, als vorteilhaft für das Krankenhaus erweisen. Sie müssen deshalb ebenfalls in starkem Umfang als förderungswürdig angesehen werden. Dabei gilt es, den eigenen Mitarbeitern beispielsweise bei gegebenen oder sich abzeichnenden Personalengpässen Honorare für die erfolgreiche Vermittlung neuer Kollegen anzubieten. Ähnlich wie in anderen Branchen steht hierbei auch für Krankenhäuser im Mittelpunkt der Überlegungen, die eigene Leistungsfähigkeit jederzeit sicherzustellen. Die Beispiele haben gezeigt, dass die individuellen Beziehungen zu den Förderern und potenziellen Mitarbeitern des Krankenhauses als erfolgsrelevante Instrumentarien des Beschaffungsmarketing anzusehen sind.

Die Ausführungen zu dieser vorletzten Einführungsphase müssen durch den wichtigen Hinweis abgeschlossen werden, dass die Inside-Out-Implementierungsbewegung zwangsläufig Rückkopplungen zur Folge hat. Diese treten z. B. in Form von Reklamationen der Patienten, Verbesserungsvorschlägen bzw. Wünschen der Einweiser und Anregungen von Seiten der Krankenhausförderer in Outside-In-Richtung auf. Um die Marketingbemühungen der Klinik zu optimieren und sich sämtliche Hilfestellungen zunutze zu machen, dürfen auch diese Feedback-Bewegungen nicht vernachlässigt werden. Es ist vielmehr zu empfehlen, sie durch gezielte Marketingforschungs-Programme und effektives Beschwerdemanagement zu stimulieren.

Die Nutzenpotenziale von Beschwerden liegen dabei auf der Hand. So besteht in einer Beschwerdesituation die Gelegenheit, aus einem unzufriedenen Nachfrager bzw. Einweiser einen begeisterten und treuen Weiterempfehler zu machen. Gleichzeitig bietet sich die Möglichkeit, die besonders schädlich wirkende negative Mundpropaganda und mögliche

332) Vgl. Clarc 1984, S. 125.

Umsatzrückgänge abzuwehren. Die Klinik behält somit einen Patienten bzw. Einweiser, der bei verborgener Unzufriedenheit und entsprechender Abstimmung mit den Füßen evtl. an einen Wettbewerber verloren worden wäre. Auch darf nicht übersehen werden, dass sich jede erfolgte Beschwerde wie eine kostenlose Unternehmensberatung auswirkt und Verbesserungspotenziale aufzeigt. Die ausschließliche Identifizierung von Schwachstellen im Rahmen interner Audits ist ferner in vielen Fällen mit erheblichen Zeit- und im schlimmsten Fall mit Umsatzeinbußen verbunden.

7.2.7 Gestaltung der globalen Beziehungen zu den externen Zielgruppen der Klinik

Dieser letzte Implementierungsschritt rundet alle bisher getroffenen Implementierungsmaßnahmen ab. Ihm obliegt primär die Aufgabe, das Krankenhaus sowie die dort angebotenen und an den Erwartungen der Zielgruppen ausgerichteten Serviceleistungen öffentlich bekannt zu machen. Dadurch soll zum einen der Absatz dieser Leistungen gefördert und zum anderen der Inputstrom neuer Ressourcen dauerhaft sichergestellt werden. Ähnlich wie auf der Individualebene sollte auch auf der oberen, globalen Entscheidungsebene Marketing inside-out implementiert werden. Ebenso analog zur unteren Entscheidungsebene sind auch oben Rückkopplungen von außen nach innen zu erwarten und liefern auch hier sehr wertvolle Hinweise auf bestehende Verbesserungspotenziale. Dazu zählen, um nur einige zu nennen, Anregungen, Wünsche und Reklamationen beispielsweise von Seiten der die Klinik beherbergenden Gemeinde oder dieser angehörenden Bildungseinrichtungen, Notfalldienste, medizinischen Vereinigungen und natürlich der Medien.

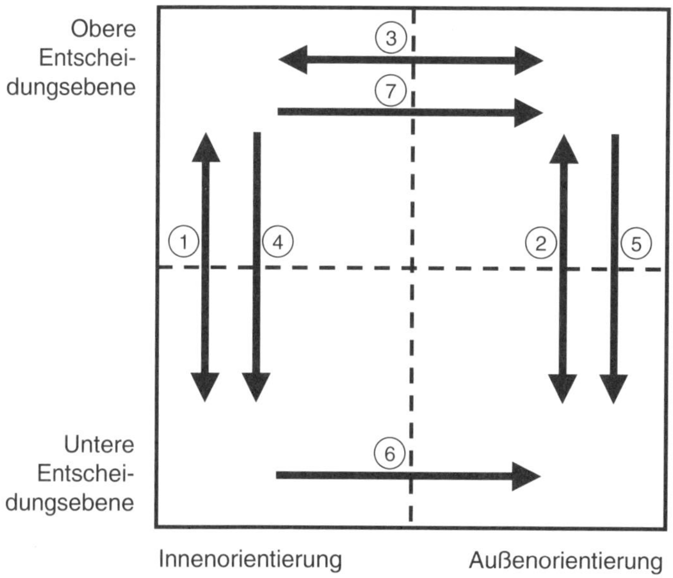

Abbildung 54: Siebte Implementierungsstufe des Klinik-Marketing

Erklärung der Pfeile aus Abbildung 54:

① Internes Klinik-Audit
② Externes Klinik-Audit
③ Strategieentwicklung
④ Internes Marketing
⑤ Operationalisierung des externen Marketing
⑥ Gestaltung der individuellen Beziehungen zu den externen Zielgruppen der Klinik
⑦ Gestaltung der globalen Beziehungen zu den externen Zielgruppen der Klinik

Würden die globalen Beziehungen zu den externen Zielgruppen der Klinik hingegen outside-in implementiert werden, stünde also beispielsweise die öffentliche Bekanntmachung eines Leistungsmerkmals vor dessen tatsächlicher interner Implementierung und damit seiner Verfügbarkeit, müsste mit negativen Konsequenzen wie etwa Abwanderungsbewegungen von Patienten und Einweisern gerechnet werden. Zwar könnte man durch geeignete Maßnahmen versuchen, das Time-Lag zwischen öffentlicher Bekanntmachung und eigentlicher interner Implementierung zu minimieren oder sogar beide Aktivitäten einander überlappen zu lassen und dadurch die eventuellen Risiken möglichst klein zu halten. Da hier jedoch ein idealtypisches Modell generiert werden soll, scheint die Inside-Out-Einführung die besser geeignete Möglichkeit zu sein.

Als besonders vordringliche, auf dieser Stufe einzusetzende Instrumente sind die Öffentlichkeitsarbeit und – unter den oben gemachten Einschränkungen durch die rechtlichen Rahmenbedingungen – werbliche Maßnahmen zu nennen. Es mag auf den ersten Blick überraschend erscheinen, ausgerechnet diejenigen Aktivitäten, die laienhaft noch heute sehr häufig als Synonyme für Marketing angesehen werden, als letztes einzusetzen. Doch solange die interne Situation im Krankenhaus nicht vollständig den dargestellten Voraussetzungen entspricht und das Krankenhaus mit seinen Leistungspotenzialen nicht auf den Markt ausgerichtet ist, sind sämtliche Maßnahmen der PR sowie der Werbung zum Scheitern verurteilt und damit reine Verschwendung.[333]

Man sollte sich noch einmal daran erinnern, dass PR die Pflege der Beziehungen zwischen der Klinik und einer für sie wichtigen Öffentlichkeit ist. Dadurch soll im Zeitablauf ein Klima des Einverständnisses und des gegenseitigen Vertrauens entwickelt werden,[334] welches das Krankenhaus langfristig dazu benötigt, um über die Generierung von Win-win-Konstellationen die einzelnen Zielgruppen zufrieden stellen und damit gleichzeitig die eigenen Ziele erreichen zu können.

Natürlich können PR-Aktivitäten nicht auf Großkrankenhäuser beschränkt bleiben. Vielmehr sollte jede Klinik eine professionelle Öffentlichkeitsarbeit betreiben, da schließlich sämtliche Krankenhäuser die wichtigsten Dienstleistungen anbieten, die es überhaupt gibt: die Pflege und Behandlung von Kranken und Verletzten.[335] Um genau diese Leistungen bekannt zu machen, bedarf es guter Public Relations.

Im Gegensatz zum kurzfristig umstrukturierbaren Servicespektrum des Krankenhauses beginnen gerade Programme der Public Relations mit relativ großer zeitlicher Verzögerung zu wirken, sind dafür jedoch sehr lange anhaltend. Sie können kaum spontan geändert werden, ohne die angesprochene Öffentlichkeit zu stark zu verwirren und dadurch eher negativ zu wirken. Aufgrund dieser Umstände ist es wichtig, dass gerade in diesem Aufgabenbereich möglichst wenig Fehler gemacht werden. Spätere Korrekturen des einmal eingeschlagenen Weges sind nur sehr mühsam und langfristig durchzuführen.

333) Vgl. Winter 1985, S. 70.
334) Vgl. Schultze-Rhonhof 1984, S. 110.
335) Vgl. Kurtz 1969, S. 4.

Es ist deswegen sinnvoll, den permanent guten Kontakt zu den Medien sicherzustellen und über die Journalisten mit der Öffentlichkeit den Dialog aufzunehmen bzw. zu pflegen.[336] Dies kann beispielsweise durch regelmäßig angesetzte Pressekonferenzen geschehen. Ein harmonisches Verhältnis zu unterschiedlichen Vertretern von Zeitungen, Zeitschriften, Radio- und Fernsehsendern könnte in einer potenziellen Krisensituation des Krankenhauses, ausgelöst z. B. durch einen Arztfehler, ausgesprochen hilfreich sein, um zu verhindern, dass allzu viele Negativmeldungen über die Klinik verbreitet werden und diese dadurch nachhaltigen Schaden erleidet.[337]

Angesichts der zu publizierenden Qualitätsberichte ist heute aber auch ein informativer und sympathischer Internetauftritt von elementarer Bedeutung für den guten globalen Kontakt zur Öffentlichkeit. Die Gestaltung der Beziehungen zu den externen Zielgruppen sollte jedoch auch durch die Publikation einer Patientenbroschüre, eines Krankenhausführers, einer Klinikzeitung sowie durch Herausgabe einer abteilungs- bzw. krankheitsspezifischen Informationsschrift betrieben werden.[338] Ergänzt werden könnten diese Medien durch interessant gestaltete Faltblätter, Plakate und andere Informationsmaterialien um beispielsweise auf aktuelle Programme, Aktivitäten und Geschehnisse in der Klinik aufmerksam machen zu können.

Als weiteres Mittel zur Gestaltung dieser Außenbeziehungen müssen ferner Aktionen berücksichtigt werden. Die regelmäßige Veranstaltung eines Tages der offenen Tür oder von festlichen Empfängen, Theaterabenden, Partys und anderen Events kommen dafür besonders in Frage. Als Anlässe für entsprechende Aktionen sind beispielsweise Einweihungen bzw. Eröffnungen, Jahrestage, Mitwirkung an überregionalen Tätigkeiten, Start von Spendenprogrammen und andere Ereignisse,[339] jedoch auch Feste wie Weihnachten und Ostern zu nennen. Bei solchen Feiern kann der globalen Öffentlichkeit die Schlagkraft des Hauses demonstriert werden. So gewinnen potenzielle Patienten Vertrauen zum Krankenhaus und verlieren möglicherweise vorhandene Hemmschwellen zu diesem. Außerdem können niedergelassene Ärzte durch solche Aktionen davon überzeugt werden, dass sie mit der Einweisung ihrer Patienten in diese Klinik die richtige Entscheidung treffen. Man sollte dabei jedoch beachten, dass,

336) Vgl. Pfeffer 1984, S. 108.
337) Zur korrekten Pressearbeit in Krisenfällen siehe beispielsweise Nasaroff 1994a, S. 556 f.
338) Detaillierte Hinweise zur Erstellung von Krankenhausbroschüren finden sich bei Nasaroff 1995a, S. 51-53.
339) Vgl. Schenk 1984, S. 31.

falls sich ähnelnde Veranstaltungen in zu kurzen Abständen wiederholen, diese stark an Effektivität verlieren können.

Im Rahmen von strategischen Einweiserprogrammen ist es möglich, Vereinigungen niedergelassener Ärzte anzusprechen und diese von den Qualitäten des Krankenhauses zu überzeugen. Regelmäßig veranstaltete Symposien mit der Möglichkeit der Krankenhausbesichtigung, der Teilnahme an Vorführungen von innovativen Medizingeräten und der Demonstration von zukunftsweisenden Behandlungsverfahren sind für diesen Zweck besonders gut geeignet. Ähnliches gilt für die Gestaltung der Beziehungen zu den verschiedenen Bildungseinrichtungen wie beispielsweise Pflegeschulen und Universitäten. Gegenseitige Besuche zum Aufbau und zur Aufrechterhaltung eines guten Verhältnisses können hier mit den gleichen Vertrauen fördernden Mitteln erreicht werden wie bei den Einweiserprogrammen.

Genau wie alle anderen Phasen der Einführung von Marketing im Krankenhaus darf auch die vorliegende Implementierungsstufe nicht bereits dann beendet werden, wenn man einen angestrebten Punkt erreicht zu haben glaubt. Essentiell ist es vielmehr, sich stets die Bedeutung der globalen Beziehungen zu allen externen Zielgruppen der Klinik vor Augen zu halten und diese permanent und mit großem Engagement zu pflegen.

7.3 Fazit

In den vorangegangenen Ausführungen des vorliegenden Kapitels ging es darum, einen Weg aufzuzeigen, wie Markt- bzw. Wettbewerbsorientierung systematisch im einzelnen Krankenhaus eingeführt werden kann. Dabei war es besonders wichtig, die komplexe Thematik verständlich darzulegen und die Vorgehensweise mit nachvollziehbaren Praxisbeispielen zu ergänzen.

Unbeschadet der Tatsache, dass dem Stufenmodell stets abgeschlossene Phasen zugrunde liegen, verbietet sich dennoch deren völlig isolierte Betrachtung. Vielmehr erfordert ein überzeugendes, hierarchisch aufgebautes Konzept zur Einführung von Marketing im Krankenhaus eine holistische Betrachtungsperspektive sowie die Berücksichtigung der zwischen den einzelnen Phasen bestehenden Wechselwirkungen. Dementsprechend wurden sämtliche Implementierungsstufen zwar einzeln, jedoch mit Rücksicht und unter Bezugnahme auf die anderen Prozessabschnitte dargestellt. Idealtypisch ist spätestens nach Beendigung jeder einzelnen Prozessphase zu entscheiden, wie die Implementierung im Detail weiter fortgesetzt werden soll. Auch muss darauf hingewiesen werden, dass sich jede Stufe des Implementierungsmodells aus einzelnen, bisweilen miteinander eng verknüpften Schritten zusammensetzt, die in individueller Reihenfolge und nach fallspezifischer Gewichtung durchzuführen sind, um ein optimales Resultat zu erzielen.

Entscheidend für den langfristig erfolgreichen Einsatz des Implementierungsmodells ist die Beachtung des sich dahinter verbergenden Regelkreises (siehe Abbildung 55). So kann das entwickelte Verfahren trotz seiner modellhaft begrenzten Phasenzahl kaum jemals als abgeschlossen angesehen werden. Vielmehr erfordern gerade die dynamische Krankenhausumgebung und sich immer schneller verändernde Einflüsse die laufende Überprüfung der getroffenen Entscheidungen hinsichtlich Effektivität und Effizienz. Spätestens an dieser Stelle wird deutlich, dass die Marktorientierung eines Krankenhauses kontinuierlich weiterentwickelt und angepasst werden muss. Demzufolge ist Klinik-Marketing kein starres Konstrukt, sondern unterliegt permanenten Veränderungen und kann

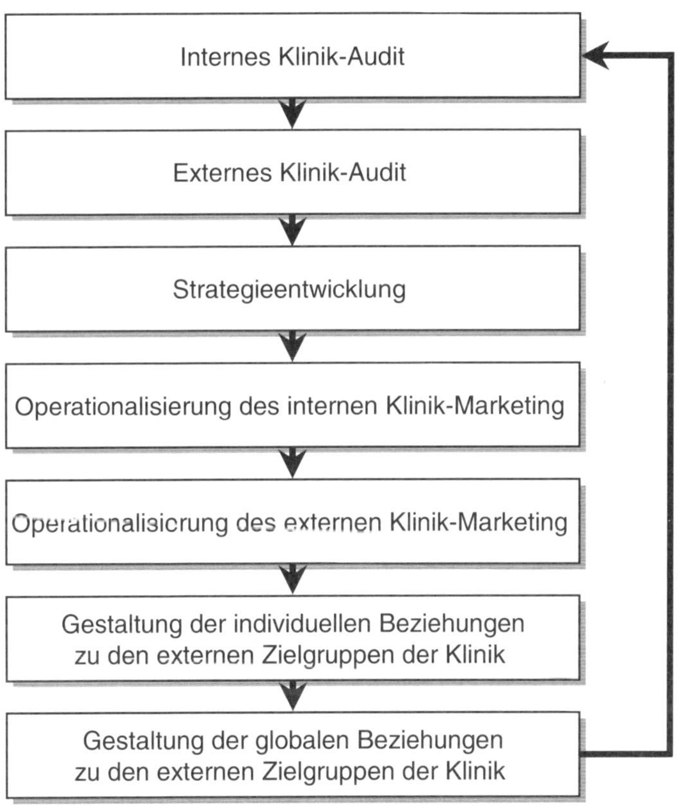

Abbildung 55: Regelkreis des Marketing-Implementierungsmodells

somit niemals eine endgültige Ausprägung annehmen. So wird Klinik-Marketing einerseits von seiner Systemumgebung determiniert, bietet aber gleichfalls sehr attraktive Spielräume für proaktives Verhalten.

8 Schlussbetrachtung

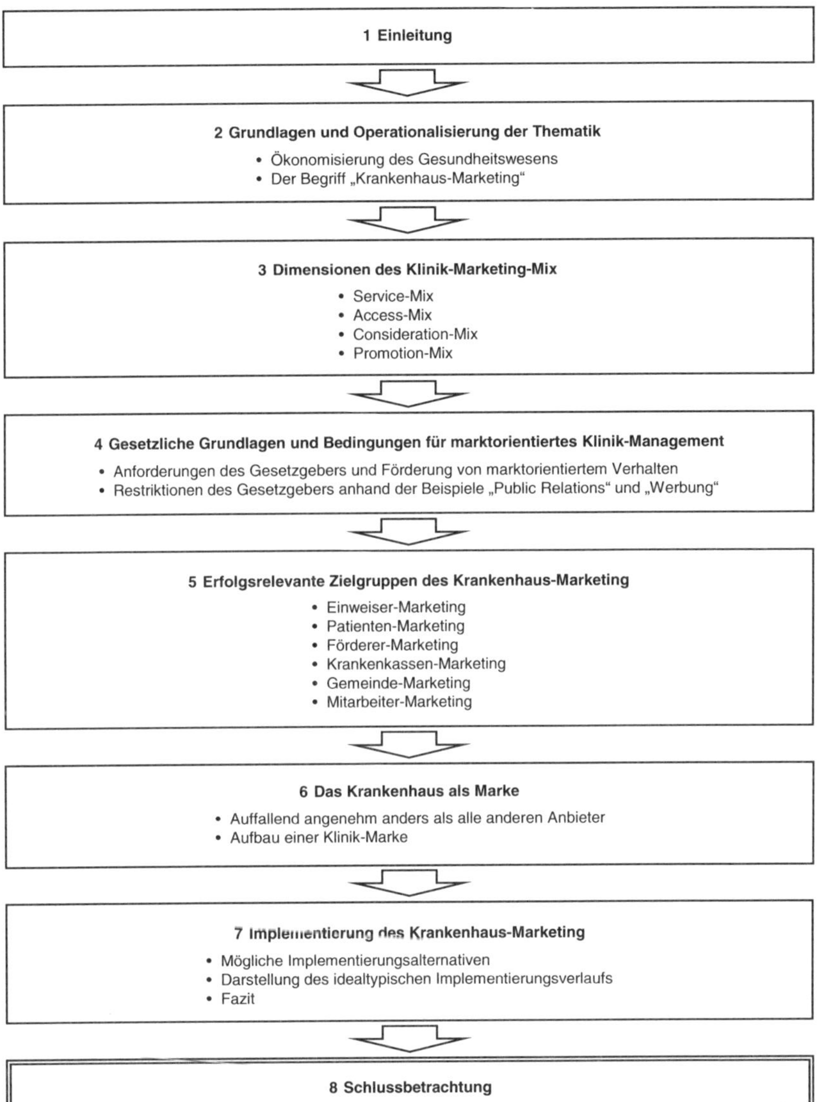

Abbildung 56: Orientierungshilfe für Kapitel 8

Krankenhaus-Marketing ist kein Mode-Phänomen, über die in der aktuellen Fachliteratur nur vorübergehend heiß diskutiert wird. Ebenso wenig ist es auch ein Instrumentarium für eine elitäre Schicht von Führungskräften zur Profilierung der eigenen Person. Krankenhaus-Marketing ist vielmehr ein ausgereifter, erprobter und sehr umfassender Werkzeugsatz, der jedem Klinikmitarbeiter zugänglich ist und von diesem entsprechend genutzt werden muss.

Es ist an der Zeit, das Krankenhauswesen wie andere Industriezweige zu betrachten, in denen ein Unternehmen ausschließlich dann im Markt bestehen kann, wenn es ihm gelingt, sich durch den ununterbrochenen hochprofessionellen Einsatz von Marketing gegen die Wettbewerber durchzusetzen und damit seinen Erfolg sicherzustellen.

Es ist deshalb nicht die Frage ob, sondern wann Kliniken beginnen, sich auf die Bedürfnisse ihres relevanten Marktes einzustellen und Marketing zu implementieren. Wie oben geschildert, kann und muss dieses performante Instrumentarium von allen Arten von Kliniken übernommen werden, um ihre Existenz zu sichern. Die aktuellen gesetzlichen Änderungen bieten eine gute Gelegenheit, diese einschneidenden, aber zukunftsweisenden Umgestaltungen vorzunehmen.

Das wichtigste Kennzeichen dieser Implementierungsaktivitäten ist allerdings, dass sie nur vorübergehend und für sehr kurze Zeit als solche bezeichnet werden können. Wie bereits erwähnt, ist Marketing ein kontinuierlicher Prozess, der unter anderem davon genährt wird, dass mittels eines permanenten Input die Beziehungen zu den Zielgruppen des Krankenhauses hergestellt und gepflegt werden und dass versucht wird, diese Zielgruppen dauerhaft zufrieden zu stellen. Jede Einführungsphase muss, nachdem sie begonnen hat, ununterbrochen fortgeführt, weiterentwickelt und verbessert werden. Langfristig betrachtet kann also keine der Phasen wirklich abgeschlossen werden, da sie alle aufeinander abgestimmt sind und sich permanent gegenseitig determinieren. Würde eine der Phasen dieses Regelkreises nicht stets modifiziert werden, würden die dieser Stufe zugrunde liegenden Informationen rasch veraltern. Bei Verwendung von überholten Vorgaben wäre jedoch die im Markt für Krankenhausleistungen notwendige Flexibilität nicht mehr vorhanden.

Ja, es trifft zu, dass man in den Krankenhäusern heute in der Lage ist, Live-Bilder aus dem Operationssaal in Kliniken auf anderen Kontinenten zu übertragen und man ferner bestrebt ist, menschliche Stammzellen zur Behandlung von Herzinfarkten oder der Alzheimer-Krankheit einzusetzen. Es ist aber ebenso sicher, dass sich die Krankenhäuser vermehrt auf ihre Zielgruppen konzentrieren und diese zufrieden stellen müssen, um nicht plötzlich vor vollendeten Tatsachen zu stehen. Wenn sich eine Klinik unentwegt an den Wünschen und Bedürfnissen ihrer Zielgruppen orientiert, kann ihr naturgemäß niemand vorwerfen, sie würde zu viel bzw. zu wenig Betten vorhalten, Not leidende Menschen ausnützen, Gelder verschwenden oder schlechten Service bieten.

Das Instrumentarium, das es einem Krankenhaus ermöglicht, die Zügel selbst in die Hand zu nehmen und auf Einwirkungen von außen rechtzeitig reagieren zu können, heißt „Marketing".

Literaturverzeichnis

Altenstetter, Christa (1985): Krankenhausbedarfsplanung: Was brachte sie wirklich?, o. Aufl., München: Oldenbourg, 1985 (Soziologie und Sozialpolitik; Bd. 6)

Altmann, Robert (1997): Marketingfunktionen und Vertriebsstrategien im Bereich der Rehabilitation, in: Jeschke, Horst A. (Hrsg.); Lang, Jochen R. (Hrsg.): Rehabilitation im Umbruch: Entwicklungschancen und Zukunftsrisiken, 1. Aufl., Kulmbach: Baumann, 1997, S. 123-131 (ku-Profi-Reihe)

American Society for Hospital Public Relations of the American Hospital Association (1973): A Basic Guide to Hospital Public Relations, 1. Aufl., Chicago: Selbstverlag, 1973

Andel, Norbert (1992): Finanzwissenschaft, 3., überarbeitete und erweiterte Aufl., Tübingen: Mohr, 1992

Andersen Consulting (1993): The Future of European Health Care: A Study by Andersen Consulting in Co-Operation With Burson-Marsteller, London, 1993

Ansoff, Igor H. (1957): Strategies for Diversification, in: Harvard Business Review, Vol. 35, September-Oktober 1957, S. 113-124

Atteslander, Peter (1991): Methoden der empirischen Sozialforschung, 6., neu bearbeitete und erweiterte Aufl., Berlin, New York: de Gruyter, 1991 (Sammlung Göschen, 2100)

Bamberg, Günter; Baur, Franz (1987): Statistik, 5., überarbeitete Aufl., München, Wien: Oldenbourg, 1987 (Oldenbourgs Lehr- und Handbücher der Wirtschafts- und Sozialwissenschaften)

Bamberg, Günter; Coenenberg, Adolf Gerhard (1992): Betriebswirtschaftliche Entscheidungslehre, 7., überarbeitete Aufl., München: Vahlen, 1992 (WiSo-Kurzlehrbücher: Reihe Betriebswirtschaft)

Bamler, Gunther (1987): Zur Wirkung von Direktwerbung im Investitionsgüterbereich, 1. Aufl., Frankfurt am Main; Bern; New York; Paris: Lang, 1987 (Schriften zum Investitionsgütermarketing, Bd. 2)

Barta, Thomas (1989): PR und Werbung für das Krankenhaus – rechtliche Grenzen, in: Das Krankenhaus, 81. Jg., Nr. 1/1989, S. 12-15

Bayerisches Staatsministerium für Arbeit und Sozialordnung, Familie, Frauen und Gesundheit (2005): Krankenhausplan des Freistaates Bayern, Stand: 1. Januar 2005 (30. Fortschreibung), München

Behrens, Gerold (1996): Werbung: Entscheidung – Erklärung – Gestaltung, 1. Aufl., München: Vahlen, 1996

Behrens, Gerold; Esch, Franz-Rudolf; Leischner, Erika; Neumaier, Maria (2001): Gabler Lexikon Werbung, 1. Aufl., Wiesbaden: Gabler, 2001

Berekoven, Ludwig; Eckert, Werner; Ellenrieder, Peter (1991): Marktforschung: Methodische Grundlagen und praktische Anwendung, 5., durchgesehene und ergänzte Aufl., Wiesbaden: Gabler, 1991

Berkowitz, Eric N.; Flexner, William A. (1981): The Marketing Audit: A Tool for Health Servive Organizations, in: Flexner, William A. (Hrsg.); Berkowitz, Eric N. (Hrsg.); Brown, Montague (Hrsg.): Strategic Planning in Health Care Management, o. Aufl., Rockville – London: Aspen Systems Corporation, 1981, S. 87-98

Berlin, Leonard (1985): Advertise? You`ll Need a Thick Skin, in: Cooper, Philip D. (Hrsg.): Health Care Marketing: Issues and Trends, 2. Aufl., Rockville: Aspen Systems Publication, 1985, S. 307-310

Beyrle, Bern (2004): Erfahrungen mit der Einführung des DRG-Systems aus der Sicht der Techniker Krankenkasse, in: Präsentationsunterlagen für die MCC-Konferenz „DRG 2004: Erfahrungen von Krankenhäusern und Krankenversicherungen“ vom 1.-2. Juli 2004 in Köln, 2004

Bleicher, Knut (1991): Organisation: Strategien – Strukturen – Kulturen, 2., vollständig neu bearbeitete und erweiterte Aufl., Wiesbaden: Gabler, 1991

Blum, Gereon (2005): MDK konforme Abrechungen: Probleme und Lösungen aus Sicht eines mittleren Hauses, in: Präsentationsunterlagen für die MCC-Konferenz „MDK Prüfungen und Qualitätsbericht: Aktuelle Entwicklungen“ vom 26. April 2005 in Köln, 2005

Bonnem, Shirley (1979): Vox Populi – Or Hearing the Voices of Your Public, in: Cooper, Philip D. (Hrsg.): Health Care Marketing: Issues and Trends, o. Aufl., Germantown – London: Aspen Systems Corporation, 1979, S. 91-95

Borges, Peter (2003): Zusammenarbeit mit niedergelassenen Ärzten: Kommunikation ist der Erfolgsfaktor Nr. 1, in: f&w: Führen und wirtschaften im Krankenhaus, 20. Jg., Nr. 3/2003, S. 267-269

Borowski, Sascha (1997): Mandeloperation: 20jähriger stirbt: Wieder Todesfall im Vincentinum – Staatsanwalt ermittelt, in: AZ: Augsburger Allgemeine, 53./146. Jg., Ausgabe A, 21. August 1997

Braun, Günther E. (1994): Sich nach außen darstellen – Informationswerbung des Krankenhauses: Was wollen niedergelassene Ärzte über uns wissen?, in: ku: Krankenhaus-Umschau: Krankenhaus & Kommunikation, 63. Jg., Nr. 8/1994, S. 618-622

Braun, Günther E.; Schmutte, Andre M. (1995): Der Stellenwert von Imageanalysen: Marketing eines Krankenhauses, in: f&w: Führen und wirtschaften im Krankenhaus, 12. Jg., Nr. 1/1995, S. 48-56

Brennecke, Ralph; Schelp, Frank P. (1993): Sozialmedizin, 1. Aufl., Stuttgart: Enke, 1993

Breyer, Friedrich; Zweifel, Peter (1992): Gesundheitsökonomie, 1. Aufl., Berlin, Heidelberg, New York, London, Paris, Tokyo, Hong Kong, Barcelona, Budapest: Springer, 1992 (Springer-Lehrbuch)

Bröckelmann, Bernfried (1993): Gutes will verkauft sein: Marketing-Management im Krankenhaus muß auch öffentliche Zustimmung zum Ziel haben, in: Jeschke, Horst A. (Hrsg.): Krankenhausmanagement zwischen Frustration und Erfolg, 1. Aufl., Kulmbach: Baumann, 1993, S. 90-99

Bruhn, M. (1990): Sozio- und Umweltsponsoring: Engagements von Unternehmen für soziale und ökologische Aufgaben, 1. Aufl., München: Vahlen, 1990

Bruhn, Manfred; Homburg, Christian (2001): Gabler Marketing Lexikon, 1. Aufl., Wiesbaden: Gabler, 2001

Brütting, Thomas (2003): Eigene „Röhre" für Haunstetter Klinik: Krankenhaus hat nun einen Computertomographen, in: AZ: Augsburger Allgemeine, 59./152. Jg., Ausgabe AS, 13. Juni 2003

Bundesministerium für Arbeit und Sozialordnung (1991): Übersicht über die Soziale Sicherheit, 2. Aufl., Bonn, 1991

Bundesministerium für Gesundheit (1993): Die gesetzliche Krankenversicherung, Bonn, 1993

Clarc, Bob (1984): Zur Rolle von PR und Spendenwerbung in den USA, in: Deutscher Evangelischer Krankenhausverband e. V. (Hrsg.): Helfen und Heilen: Auftrag und Angebot: Berichte zum Evangelischen Krankenhaus-Kongreß 1983, 1. Aufl., Stuttgart: Verlagswerk der Diakonie, 1984, S. 123-125

Clarke, Roberta N. (1979): Marketing Health Care: Problems in Implementation, in: Cooper, Philip D. (Hrsg.): Health Care Marketing: Issues and Trends, o. Aufl., Germantown – London: Aspen Systems Corporation, 1979, S. 201-210

Clarke, Roberta N. (1981): Marketing Health Care: Problems in Implementation, in: Flexner, William A. (Hrsg.); Berkowitz, Eric N. (Hrsg.); Brown, Montague (Hrsg.): Strategic Planning in Health Care Management, o. Aufl., Rockville – London: Aspen Systems Corporation, 1981, S. 267-276

Clarke, Roberta N.; Shyavitz, Linda (1981): Marketing Information and Market Research – Valuable Tools for Managers, in: Flexner, William A. (Hrsg.); Berkowitz, Eric N. (Hrsg.); Brown, Montague (Hrsg.): Strategic Planning in Health Care Management, o. Aufl., Rockville – London: Aspen Systems Corporation, 1981, S. 99-108

Cobaugh, Heike M. (1994a): Wie verbessere ich unser Image unter niedergelassenen Ärzten?: Sieben Tips zur Kontaktpflege, in: ku: Krankenhaus-Umschau: Krankenhaus & Kommunikation, 63. Jg., Nr. 4/1994, S. 273 274

Cobaugh, Heike M. (1994b): Physician Relations: oder Wie betreiben amerikanische Krankenhäuser Beziehungspflege zu niedergelassenen Ärzten, in: ku: Krankenhaus-Umschau: Krankenhaus & Kommunikation, 63. Jg., Nr. 5/1994, S. 360-361

Cobaugh, Heike M. (1994c): Patientenloyalität: Tips für den kommunikativen und partnerschaftlichen Umgang mit Patienten, in: ku: Krankenhaus-Umschau: Krankenhaus & Kommunikation, 63. Jg., Nr. 6/1994, S. 473-474

Cobaugh, Heike M. (1994d): Gewinnen Sie Vertrauen und verbessern Sie den Ruf Ihres Hauses mit einem Tag der offenen Tür, in: ku: Krankenhaus-Umschau: Krankenhaus & Kommunikation, 63. Jg., Nr. 9/1994, S. 705-709

Cobaugh, Heike M. (1994e): Wie verbessert man die Verständigung untereinander?, in: ku: Krankenhaus-Umschau: Krankenhaus & Kommunikation, 63. Jg., Nr. 10/1994, S. 799-800

Coddington, Dean C.; Moore, Keith D. (1987): Market-Driven Strategies in Health Care, o. Aufl., San Francisco – London: Jossey-Bass, 1987

Coenenberg, Adolf G. (1993): Kostenrechnung und Kostenanalyse, 2., durchgesehene Aufl., Landsberg am Lech: Moderne Industrie, 1993

Coenenberg, Adolf Gerhard; Baum, Heinz-Georg (1992): Strategisches Controlling: Grundfragen der strategischen Planung und Kontrolle, Unveränderter Nachdruck der 1. Aufl., Stuttgart: Schäffer-Poeschel, 1992 (Universitätsseminar der Wirtschaft, Schriften für Führungskräfte, Bd. 12)

Cooper, Philip D. (1994): Marketing From the Inside Out, in: Cooper, Philip D. (Hrsg.): Health Care Marketing: A Foundation for Managed Quality, 3. Aufl., Gaithersburg: Aspen Publishers, 1994, S. 39-41

Cooper, Philip D.; Robinson, Larry M. (1982): Health Care Marketing Management: A Case Approach, o. Aufl., Rockville – London: Aspen Systems Corporation, 1982

Corrigan, Karen V.; McNamara, John E. III (1985): Center of Excellence: A Team Approach to Marketing, in: Paul, David Terry (Hrsg.): Building Marketing Effectiveness in Healthcare, o. Aufl., Chicago: American Marketing Association, 1985, S. 20-23

Deutsche Krankenhausgesellschaft (1994): Zahlen, Daten, Fakten: '94/95, Düsseldorf: Deutsche Krankenhaus Verlagsgesellschaft, 1994

Deutsche Krankenhausgesellschaft (2003): Zahlen, Daten, Fakten: 2003, Düsseldorf: Deutsche Krankenhaus Verlagsgesellschaft, 2003

Dibelius, Alexander; Pfahlert, Volker; Röder, Ulrich; Wettke, Jürgen (1991): Diskussionsansätze zur Optimierung des Krankenhauswesens: Erfahrungen aus der internationalen Health-Care-Praxis von McKinsey, in: f&w: Führen und wirtschaften im Krankenhaus, 8. Jg., Nr. 6/1991, S. 400-404

Dichtl, Erwin; Schobert, Rudolf (1979): Mehrdimensionale Skalierung: Methodische Grundlagen und betriebswirtschaftliche Anwendungen, 1. Aufl., München: Vahlen, 1979

Diller, Hermann (2001): Vahlens großes Marketing Lexikon, 2., völlig überarbeitete und erweiterte Aufl., München: Vahlen, 2001

Disch, Wolfgang K. A. (1998): „Marketing“: Schleichende Erosion eines „griffigen“ Begriffes, in: Marketing Journal, 31. Jg., Nr. 5/1998, S. 332-337

Drewes, Detlef (2003a): Zugezahlt wird bald immer und überall: Die neue Gesundheitsreform (Serie 2): Ob Arzneimittel, Massage, Hausarzt oder Krankenhaus – alles kostet irgendwie extra, in: AZ: Augsburger Allgemeine, 59./152. Jg., Ausgabe AS, Nr. 196/2003 vom 27. August 2003, S. 6

Drewes, Detlef (2003b): Kliniken sollen sich nun auch für Ärzte öffnen: Die neue Gesundheitsreform (7): Die integrierte Versorgung kommt – Neue Versorgungszentren für Mediziner und Heilberufe, in: AZ: Augsburger Allgemeine, 59./152. Jg., Ausgabe AS, Nr. 201/2003 vom 2. September 2003, S. 7

Drösler, Saskia E. (2004): Qualitätsbericht: Darf es auch mehr sein?: Auf was müssen sich die Krankenhäuser 2005 einstellen?, in: f&w:

Führen und wirtschaften im Krankenhaus, 21. Jg., Nr. 2/2004, S. 118-121

Ebers, Mark; Gotsch, Wilfried (1993): Institutionenökonomische Theorien der Organisation, in: Kieser, Alfred (Hrsg.): Organisationstheorien, 1. Aufl., Stuttgart: Kohlhammer, 1993, S. 193-242

Esch, Franz-Rudolf (2003): Strategie und Technik der Markenführung, 1. Aufl., München: Vahlen, 2003

Fabricius, Sabine; Hoffmann, Antje (2005): Auswirkungen des Qualitätsberichtes, in: Präsentationsunterlagen für die MCC-Konferenz „MDK Prüfungen und Qualitätsbericht: Aktuelle Entwicklungen" vom 26. April 2005 in Köln, 2005

Fink, Gerold (1995): Bundespflegesatzverordnung `95: Neue Rechtsgrundlage für die Vergütung von Krankenhausleistungen – Teil 2, in: Unser Klinikum: Im Mittelpunkt der Mensch (Zeitung des Zentralklinikums Augsburg für Patienten, Besucher und Mitarbeiter), 7. Jg., Nr. 2 Juni/August `95, S. 19

Fischer, Marc (1994): Make-or-Buy der Distributionsleistung: Überlegungen aus transaktionskostentheoretischer Sicht, in: BFuP: Betriebswirtschaftliche Forschung und Praxis, 46. Jg., Nr. 4/1994, S. 291-315

Flexner, William A.; Berkowitz, Eric N.; Brown, Montague (1981): Marketing: An Overview, in: Flexner, William A. (Hrsg.); Berkowitz, Eric N. (Hrsg.); Brown, Montague (Hrsg.): Strategic Planning in Health Care Management, o. Aufl., Rockville – London: Aspen Systems Corporation, 1981, S. 51-54

Franklin, Daniel P. (1985): The Seven Most Common Mistakes Made by Health Care Marketers and How to Avoid Them, in: Paul, David Terry (Hrsg.): Building Marketing Effectiveness in Healthcare, o. Aufl., Chicago: American Marketing Association, 1985, S. 38-41

Freiling, Jörg (1998): Neue Aufgaben für das Marketing, in: ASW: Absatzwirtschaft: Zeitschrift für Marketing, o. Jg., Nr. 3/1998, S. 64-68

Garton, Tim (1979): Marketing Health Care: Its Untapped Potential, in: Cooper, Philip D. (Hrsg.): Health Care Marketing: Issues and Trends, o. Aufl., Germantown – London: Aspen Systems Corporation, 1979, S. 57-62

Ghanaat, Henrik (2005): Die Branche braucht Marken: Von der Versorgungsleistung zum Medizinprodukt: Kassen und Kliniken entdecken den Kunden, in: KMA: Klinik Management Aktuell:

Das Magazin für die Gesundheitswirtschaft, o. Jg., Nr. 107, 5/2005, S. 26-37

Gierl, Heribert; Höser, Hans (1992): Patientenzufriedenheit, in: Der Markt, 31. Jg., 1992/2, Nr. 121, S. 78-85

Goldsmith, Jeff Charles (1981): Can Hospitals Survive?: The New Competitive Health Care Market, o. Aufl., Homewood: Dow Jones-Irwin, 1981

Gray, Robert J. (1988): Marketing for Success Through Product-Line Development, in: Marketing Health Care Services, Vol. 14, Nr. 3/1988, S. 76-83

Green, Paul E.; Tull, Donald S. (1982): Methoden und Techniken der Marketingforschung, 4. Aufl., Stuttgart: Poeschel, 1982

Haberstock, Lothar (1987): Kostenrechnung I: Einführung mit Fragen, Aufgaben und Lösungen, 8., durchgesehene Aufl., Hamburg: Steuer- und Wirtschaftsverlag, 1987

Hafer, John C. (1994): Developing and Operationalizing a Product/Service Classification System for Health Care Providers, in: Cooper, Philip D. (Hrsg.): Health Care Marketing: A Foundation for Managed Quality, 3. Aufl., Gaithersburg: Aspen Publishers, 1994, S. 449-462

Halinen, Aino; Törnroos, Jan-Åke (1995): The Meaning of Time in the Study of Industrial Buyer-Seller Relationships, in: Möller, Kristian (Hrsg.); Wilson, David T. (Hrsg.): Business Marketing: An Interaction and Network Perspective, 1. Aufl., Boston; Dordrecht; London: Kluwer Academic Publishers, 1995, S. 493-529

Hamilton, Rober D., III; Eskin, Eric D.; Michaels, Max P. (1998): Assessing Competitors: the Gap Between Strategic Intent and Core Capability, in: Long Range Planning: International Journal of Strategic Management, Vol. 31, Nr. 3/1998, S. 406-417

Hammer, Richard M. (1985): Unternehmensplanung: Lehrbuch der Planung und strategischen Unternehmensführung, 2. Aufl., München – Wien: Oldenbourg, 1985

Handlbauer, Gernot; Hinterhuber, Hans H.; Matzler, Kurt (1998): Kernkompetenzen, in: WISU: Das Wirtschaftsstudium: Zeitschrift für Ausbildung, Examen und Weiterbildung, 27. Jg., Nr. 8-9/1998, S. 911-916

Hanusch, Horst; Kuhn, Thomas (1991): Einführung in die Volkswirtschaftslehre, 1. Aufl., Berlin, Heidelberg, New York, London, Paris, Tokyo, Hong Kong, Barcelona, Budapest: Springer, (c) 1991 (Springer-Lehrbuch)

Hasenbein, Siegfried (2004): Aktuelle Herausforderungen des Krankenhausmanagements, in: Vortragsunterlagen für die Akademie für Krankenhaus-Management AKM e. V. am 7. September 2004, 2004

Haubl, Rolf; Molt, Walter; Weidenfeller, Gabriele; Wimmer, Peter (1986): Struktur und Dynamik der Person: Einführung in die Persönlichkeitspsychologie, 1. Aufl., Opladen: Westdeutscher Verlag, (c) 1986 (WV-Studium, Bd. 135)

Henderson, Mary G.; Thorpe, Kenneth E.; Brecher, Charles (1989): Conceptual Model and Methods, in: Altman, Stuart H. (Hrsg.); Brecher, Charles (Hrsg.); Henderson, Mary G. (Hrsg.); Thorpe, Kenneth E. (Hrsg.): Competition and Compassion: Conflicting Roles for Public Hospitals, o. Aufl., Ann Arbor: Health Administration Press, 1989, S. 15-44

Henle, Peter (1993): Nicht alles Mögliche ist bezahlbar: Medizinische Leistungsfähigkeit und Wirtschaftlichkeit eines Krankenhauses aus der Sicht des Verwaltungsleiters, in: Jeschke, Horst A. (Hrsg.): Krankenhausmanagement zwischen Frustration und Erfolg, 1. Aufl., Kulmbach: Baumann, 1993, S. 66-81

Herder-Dorneich, Philipp; Sieben, Günter; Thiemeyer, Theo (1981): Beiträge zur Gesundheitsökonomie: Bd. 1: Wege zur Gesundheitsökonomie I, o. Aufl., Stuttgart: Bleicher, 1981

Heuser, Jürgen; Lüthy, Anja (1998): Praxishandbuch Internet und Intranet@Krankenhaus, 1. Aufl., Kulmbach: Baumann, 1998 (ku-Profi-Reihe)

Heuwing, Magdalena (1995): Marketing im Krankenhaus, in: SKT-Krankenhaus-Report, Sonderausgabe zum Kongreß der Süddeutschen Klinik-Treuhand GmbH (SKT), Nr. 2/1995, München, S. 5-6

Hildenbrand, Werner (1983): Informationsmarketing in der Kommunikation zwischen Hersteller und Handelsvertreter: Ein Beitrag zur Überwindung von Kommunikationsproblemen in Absatzkanälen, 1. Aufl., Frankfurt am Main; Bern; New York: Lang, 1983 (Europäische Hochschulschriften: Reihe 5, Volks- und Betriebswirtschaft, Bd. 415)

Hillebrecht, Steffen W. (1995): Social Marketing, in: WISU: Das Wirtschaftsstudium: Zeitschrift für Ausbildung, Examen und Kontaktstudium/Weiterbildung, 24. Jg., Nr. 2/1995, S. 117

Hillestad, Steven G.; Berkowitz, Eric N. (1991): Health Care Marketing Plans: From Strategy to Action, 2. Aufl., Gaithersburg: Aspen Publishers, 1991

Holscher, Claus; Meyer, Anton (1990): Sozio-Marketing, in: Meyer, Paul W. (Hrsg.); Meyer, Anton (Hrsg.): Marketing-Systeme: Grundlagen des institutionalen Marketing, 1. Aufl., Stuttgart; Berlin; Köln: Kohlhammer, 1990, S. 221-262

Hradesky, John L. (1995): Total Quality Management Handbook, o. Aufl., New York: McGraw-Hill, 1995

Hülsen, Isabell (2004): Ein Herz für den Scheich: Internationale Patienten können für deutsche Krankenhäuser ein lukratives Zusatzgeschäft sein – die Kunden sind allerdings anspruchsvoll, in: FTD: Financial Times Deutschland, 13. Juli 2004, S. 33

Hummel, Siegfried (1986): Gegenstand, Zwecke und Systeme der Kosten- und Leistungsrechnung, in: Hummel, Siegfried (Hrsg.); Männel, Wolfgang (Hrsg.): Kostenrechnung 1: Grundlagen, Aufbau und Anwendung, 4., völlig neu bearbeitete und erweiterte Aufl., Wiesbaden: Gabler, 1986, S. 1-60 (Gabler-Lehrbuch)

Hungenberg, Harald (2001): Strategisches Management in Unternehmen: Ziele – Prozesse – Verfahren, 2., überarbeitete und erweiterte Auflage, Wiesbaden: Gabler, 2001 (Gabler Lehrbuch)

Institut der deutschen Wirtschaft Köln (1994): Zahlen zur wirtschaftlichen Entwicklung der Bundesrepublik Deutschland, Köln, 1994

Ireland, Richard C. (1979): Marketing: A New Opportunity for Hospital Management, in: Cooper, Philip D. (Hrsg.): Health Care Marketing: Issues and Trends, o. Aufl., Germantown – London: Aspen Systems Corporation, 1979, S. 255-266

Ireland, Richard C. (1988): Maximizing the Potential of Marketing Personnel, in: Topics in Health Care Financing: Marketing Health Care Services, Vol. 14, Nr. 3/1988, S. 22-32

Jaeger-Lenz, Andrea (2003): Rechtliche Rahmenbedingungen für die Apotheke der Zukunft, in: Präsentationsunterlagen für die 5. Euroforum-Fachkonferenz „Erfolgsrezept Apotheke“ vom 17.-18. November 2003 in München, 2003

Jeschke, Horst A.; Gliemann, Marlies (1993): Management statt Verwaltung: Der Apfel „Unternehmen Krankenhaus“ hängt überreif am Baum der Erkenntnis, in: Jeschke, Horst A. (Hrsg.): Krankenhausmanagement zwischen Frustration und Erfolg, 1. Aufl., Kulmbach: Baumann, 1993, S. 38-47

Jeschke, Horst A.; Hailer, Bettina (1995): Outsourcing im Klinikbereich: Fremdvergabe krankenhausspezifischer Leistungen, 1. Aufl., Kulmbach: Baumann, 1995

Jeute, Ferdinand (1984): Neue Medien für das Krankenhaus, in: Deutscher Evangelischer Krankenhausverband e. V. (Hrsg.): Helfen und Heilen: Auftrag und Angebot: Berichte zum Evangelischen Krankenhaus-Kongreß 1983, 1. Aufl., Stuttgart: Verlagswerk der Diakonie, 1984, S. 131-134

Kaufman, Nathan (1985): Health Care Marketing: Back to Basics: This Time Let´s Do It Right, in: Paul, David Terry (Hrsg.): Building Marketing Effectiveness in Healthcare, o. Aufl., Chicago: American Marketing Association, 1985, S. 35-37

Keith, Jon G. (1985): Marketing Health Care: What the Recent Literature Is Telling Us, in: Cooper, Philip D. (Hrsg.): Health Care Marketing: Issues and Trends, 2. Aufl., Rockville: Aspen Systems Publication, 1985, S. 13-25

Keller, Gönül (2005): Ein Krankenlager mit Blick aufs Rollfeld: Die AirportClinic mitten im Münchner Flughafen versorgt Patienten von nah und fern – Zwei Operationssäle und acht Betten, in: AZ: Augsburger Allgemeine, 61./154. Jg., Ausgabe AS, 4. Mai 2005, S. 6

Klingenburg, Friedhelm; Laskewitz, Elisabeth (1993): Jetzt werden die Weichen für die Zukunft gestellt: Neuorientierung ist notwendig – Handlungsbedarf und Lösungsansätze, in: ku: Krankenhaus-Umschau: 62. Jg., Nr. 6/1993, S. 514-522

Köhler-Frost, Wilfried (2002): Allianzen und Partnerschaften im IT-Outsourcing: Strategische Optionen, pragmatische Lösungen und juristische Überlegungen, 1. Aufl., Berlin: KS-Energy, 2002

Köhler-Frost, Wilfried (2002): Grundlagen des Application Service Providing: Eine neue Dienstleistung für mittelständische Unternehmen, 1. Aufl., Berlin: KS-Energy, 2002

Köhler-Frost, Wilfried (2005): Allianzen und Partnerschaften im IT-Outsourcing: Strategische Optionen, pragmatische Lösungen und juristische Überlegungen, 1. Aufl., Berlin: KS-Energy, 2005

Köhler-Frost, Wilfried (2005): Outsourcing: Schlüsselfaktoren der Kundenzufriedenheit, 5. Aufl., Berlin: Erich Schmidt, 2005

Köpfer, Thilo (2005): Qualitätsbericht nach § 137 – strukturiert geht´s leichter, in: Präsentationsunterlagen für die MCC-Konferenz „MDK Prüfungen und Qualitätsbericht: Aktuelle Entwicklungen" vom 26. April 2005 in Köln, 2005

Kotler, Philip (1978): Marketing für Nonprofit-Organisationen, o. Aufl., Stuttgart: Poeschel, 1978

Kotler, Philip; Bliemel, Friedhelm W. (2001): Marketing-Management: Analyse, Planung und Verwirklichung, 10., überarbeitete und aktualisierte Aufl., Stuttgart: Schäffer-Poeschel, 2001

Kotler, Philip; Bliemel, Friedhelm W. (1992): Marketing-Management: Analyse, Planung, Umsetzung und Steuerung, 7., vollständig neu bearbeitete und für den deutschen Sprachraum erweiterte Aufl. unter Einbeziehung der Übersetzung zur 6. Aufl. durch Manfred Brandl, Stuttgart: Poeschel, 1992

Kotler, Philip; Clarke, Roberta N. (1987): Marketing for Health Care Organizations, o. Aufl., Englewood Cliffs: Prentice-Hall, 1987

Kotler, Philip; Mindak, William (1985): Marketing and Public Relations, in: Cooper, Philip D. (Hrsg.): Health Care Marketing: Issues and Trends, 2. Aufl., Rockville: Aspen Systems Publication, 1985, S. 311-324

Kotler, Philip; Mindak, William (1994): Marketing and Public Relations, in: Cooper, Philip D. (Hrsg.): Health Care Marketing: A Foundation for Managed Quality, 3. Aufl., Gaithersburg: Aspen Publishers, 1994, S. 375-387

Kristin, Tanja (2004): Was ist unlauter?: Die UWG-Reform bringt Wettbewerbsliberalisierung und mehr Verbraucherschutz, in: JUST: Trends & Fakten zu gewerblichem Rechtsschutz, Medien, IT und Sport: Ein Mandanten-Service von Nörr Stiefenhofer Lutz, Februar 2004

Krogull, Ute (2005): Chefarzt operiert Staatsoberhaupt: Ungewöhnliche Aufgabe für Prof. Arthur Mueller (Klinikum Augsburg) in Zentralasien, in: AZ: Augsburger Allgemeine, 61./154. Jg., Ausgabe AS, 5. April 2005

Kunz, Roland (2004): Ein orthopädisches Kompetenzzentrum: Hessing: Senkung der Lohnkosten größte Herausforderung, in: AZ: Augsburger Allgemeine, 61./154. Jg., Ausgabe AS, Nr. 285/2004 vom 8. Dezember 2004, S. 33

Kurtz, Harold P. (1969): Public Relations for Hospitals: A Practical Handbook, 1. Aufl., Springfield; Fort Lauderdale: Thomas, 1969

Küster, Jörg (1993): Maxileistung zum Minitarif: Zwischen Kosteneingrenzung und gesellschaftlichen Erwartungen – aus der Sicht eines leitenden Arztes, in: Jeschke, Horst A. (Hrsg.): Krankenhausmanagement zwischen Frustration und Erfolg, 1. Aufl., Kulmbach: Baumann, 1993, S. 48-65

Lampert, Heinz (1994): Lehrbuch der Sozialpolitik, 3., überarbeitete Aufl., Berlin – Heidelberg – New York – London – Paris –

Tokyo – Hongkong – Barcelona – Budapest: Springer, 1994 (Springer-Lehrbuch)

Lang, Bernhard (1984): Öffentlichkeitsarbeit in der Kirche, in: Deutscher Evangelischer Krankenhausverband e. V. (Hrsg.): Helfen und Heilen: Auftrag und Angebot: Berichte zum Evangelischen Krankenhaus-Kongreß 1983, 1. Aufl., Stuttgart: Verlagswerk der Diakonie, 1984, S. 98-102

Leber, Wulf-Dietrich (2004a): Qualitätsberichte ohne Ergebnisqualität: Zur Bedeutung des Qualitätsberichtes aus Sicht der Krankenkassen, in: f&w: Führen und wirtschaften im Krankenhaus, 21. Jg., Nr. 5/2004, S. 378-380

Leber, Wulf-Dietrich (2004b): Qualitätsbericht 2005: Erwartungen der Kassen, in: Präsentationsunterlagen für die MCC-Konferenz „DRG 2004: Erfahrungen von Krankenhäusern und Krankenversicherungen" vom 1.-2. Juli 2004 in Köln, 2004

Lippmann, Herbert J.; Meyer, Paul W. (1992): Die Funktionen des Beschaffungs-Marketing, in: Meyer, Paul W. (Hrsg.): Integrierte Marketingfunktionen, 3. Aufl., Stuttgart; Berlin; Köln: Kohlhammer, 1992/(c) 1986, S. 196-216

Mack, Ken E.; Newbold, Philip A. (1991): Health Care Sales: New Strategies for Improving Quality, Client Relations, and Revenue, o. Aufl., San Francisco – Oxford: Jossey-Bass, 1991

MacStravic, Robin E. Scott (1980): Marketing by Objectives for Hospitals, o. Aufl., Germantown – London: Aspen Systems Corporation, 1980

MacStravic, Robin Scott (1992): Market and Market Segment Portfolio Assessment for Hospitals, in: Brown, Montague (Hrsg.): Health Care Marketing Management, o. Aufl., Gaithersburg: Aspen Publishers, 1992, S. 187-194

MacStravic, Scott (1994): The End of Health Care Marketing?, in: Cooper, Philip D. (Hrsg.): Health Care Marketing: A Foundation for Managed Quality, 3. Aufl., Gaithersburg: Aspen Publishers, 1994, S. 33-38

Mages, Patrick M. (1985): Can Hospitals Survive? They Must! Can Hospitals Change? It´s Time!, in: Cooper, Philip D. (Hrsg.): Health Care Marketing: Issues and Trends, 2. Aufl., Rockville: Aspen Systems Publication, 1985, S. 26-29

Malzahn, Jürgen (2005): Schwierigkeiten bei der Abrechnung aus Sicht der Kostenträger: Abrechnung von DRGs als Herausforderung für Krankenhäuser und Kassen, in: Präsentationsunterlagen für die MCC-Konferenz „MDK Prüfungen und Qualitätsbericht: Aktuelle Entwicklungen“ vom 26. April 2005 in Köln, 2005

Marshall, Christy (1979): Ethics Aspect of Advertising Debated, in: Cooper, Philip D. (Hrsg.): Health Care Marketing: Issues and Trends, o. Aufl., Germantown – London: Aspen Systems Corporation, 1979, S. 153-155

Mayer, Alexander G. (1995): Prävention: Definition, Entwicklung, Organisation, 1. Aufl., Regensburg: Roderer, 1995 (Theorie und Forschung, Bd. 320; Psychologie, Bd. 111)

Mayer, Alexander G. (1996a): Einführung von Marketing im Krankenhaus: Sieben Schritte zum marktorientierten und wettbewerbsfähigen Krankenhaus, 1. Aufl., Diedorf: Selbstverlag, 1996

Mayer, Alexander G. (1996b): Implementierung von Marketing im Krankenhaus, 1. Aufl., Regensburg: Roderer, 1996 (Theorie und Forschung, Bd. 402; Wirtschaftswissenschaften, Bd. 37)

Mayer, Alexander G. (1996c): Marketing im Krankenhaus, in: Unterlagen für die Krankenhaustagung „Marketing im Krankenhaus“ im Bildungszentrum Irsee, 1996

Mayer, Alexander G. (1997): Der Markt für Serversysteme: Produkte, Akteure, Kooperationen, 1. Aufl., Augsburg: Selbstverlag, 1997

Mayer, Alexander G. (1999a): Fallstudie „Strategische Unternehmensnetzwerke“, 1. Aufl., Augsburg: Selbstverlag, 1999

Mayer, Alexander G. (1999b): Netzwerkmarketing: Aufbau und Management von Strategischen Unternehmensnetzwerken, 1. Aufl., Augsburg: Selbstverlag, 1999

Mayer, Alexander G. (2000): Strategische Unternehmensnetzwerke und Marketing: Aufbau und Management von marktorientierten strategischen Interorganisationsbeziehungen, 1. Aufl., Regensburg: Roderer, 2000 (Theorie und Forschung, Bd. 687; Wirtschaftswissenschaften, Bd. 61)

Mayer, Alexander G. (2002a): Erfolgreicher Einsatz von M-Business-Technologien in einer ASP-Partnerschaft am Beispiel eines mittelständischen Instandhaltungsbetriebes, in: Köhler-Frost, Wilfried (Hrsg.): Grundlagen des Application Service Providing: Eine neue Dienstleistung für mittelständische Unternehmen, 1. Aufl., Berlin: KS-Energy, 2002, S. 112-128

Mayer, Alexander G. (2002b): Mobiles Geschäftsmodell: ASP und M-Business: Innovative Kombination mit Zukunft, in: it´s SBS D, Nr. 1/2002, S. 18

Mayer, Alexander G. (2002c): Relationship-Marketing: Strategischer Erfolgsfaktor für Outsourcing-Partnerschaften, in: Köhler-Frost, Wilfried (Hrsg.): Allianzen und Partnerschaften im IT-Outsourcing: Strategische Optionen, pragmatische Lösungen und juristische Überlegungen, 1. Aufl., Berlin: KS-Energy, 2002, S. 182-200

Mayer, Alexander G. (2005a): Prozessanalytische Betrachtung von Outsourcing-Projekten: Effizienz- und Effektivitätssteigerung durch planerische Integration der Kooperationsphasen-Charakteristika, in: Köhler-Frost, Wilfried (Hrsg.): Outsourcing: Schlüsselfaktoren der Kundenzufriedenheit, 5. Aufl., Berlin: Erich Schmidt, 2005

Mayer, Alexander G. (2005b): Auffallend angenehm anders: Das Krankenhaus als Marke – Wie Kliniken für ihre Zielgruppen immer erste Wahl sind, in: ku: Krankenhaus Umschau: Fachmagazin für Führungskräfte in Gesundheitsunternehmen, Nr. 3/2005, S. 200-203

Mayer, Alexander G. (2005c): Billiges teuer – Offshoring unter Kostenaspekten betrachtet, in: Together, Nr. 1/2005, S. 8

Mayer, Alexander G. (2005d): Kommunikationspolitische Marktpositionierung von Strategischen Allianzen – Erfolgsrelevanz und Handlungsalternativen, in: Köhler-Frost, Wilfried (Hrsg.): Allianzen und Partnerschaften im IT-Outsourcing: Strategische Optionen, pragmatische Lösungen und juristische Überlegungen, 1. Aufl., Berlin: KS-Energy, 2005, S. 182-200

Mayer, Alexander G. (2005e): Empirische Studie zur Markt- und Wettbewerbsorientierung von deutschen Krankenhäusern: Zeitreihenvergleich 1995/2005: In Produktion

Mayer, Alexander G.; Söbbing, Thomas (2004): Outsourcing leicht gemacht: Muss man denn alles selber machen?, 1. Aufl., Frankfurt/Wien: Redline Wirtschaft bei Ueberreuter, 2004

McDevitt, Paul (1992): Learning by Doing: Strategic Marketing Management in Hospitals, in: Brown, Montague (Hrsg.): Health Care Marketing Management, o. Aufl., Gaithersburg: Aspen Publishers, 1992, S. 9-16

Meffert, Heribert (1986a): Marketing: Grundlagen der Absatzpolitik, 7., überarbeitete und erweiterte Aufl., Wiesbaden: Gabler, 1986

Meffert, Heribert (1986b): Marktforschung: Grundriß mit Fallstudien, 1. Aufl., Wiesbaden: Gabler, 1986 (Gabler-Lehrbuch)

Meffert, Heribert (2000): Marketing: Grundlagen marktorientierter Unternehmensführung: Konzepte – Instrumente – Praxisbeispiele, 9., überarbeitete und erweiterte Aufl., Wiesbaden: Gabler, 2000

Mentzel, K. H. (1978): Öffentlichkeitsarbeit als Marketingfunktion, in: Meyer, Paul W. (Hrsg.): Integrierte Marketingfunktionen – Absatz, Beschaffung und Öffentlichkeitsarbeit, 1. Aufl., Stuttgart u. a. O.: Kohlhammer, 1978, S. 148-167

Mettler, Sibylle (2004): Es könnte noch mehr Opfer gegeben haben: Kripo: Verschwundene Arzneien reichten für 17 Patienten, in: AZ: Augsburger Allgemeine, 60./153. Jg., Ausgabe AS, Nr. 175/2004 vom 31. Juli 2004, S. 3

Meyer, Anton (1990): Dienstleistungs-Marketing, in: Meyer, Paul W. (Hrsg.); Meyer, Anton (Hrsg.): Marketing-Systeme: Grundlagen des institutionalen Marketing, Stuttgart, Berlin, Köln: Kohlhammer, 1990, S. 173-220

Meyer, Paul W. (1973): Die machbare Wirtschaft: Grundlagen des Marketing, o. Aufl., Essen: Girardet, 1973

Milch, Robert Austin (1981): Product-Market Differentiation: A Strategic Planning Model for Community Hospitals, in: Flexner, William A. (Hrsg.); Berkowitz, Eric N. (Hrsg.); Brown, Montague (Hrsg.): Strategic Planning in Health Care Management, o. Aufl., Rockville – London: Aspen Systems Corporation, 1981, S. 37-50

Mitulla, Dieter (1995): Tempo 30 auf der Datenautobahn, in: Augsburger Allgemeine, 51./144. Jg., Ausgabe A, Nr. 260 vom 11. November 1995, S. 60

Möller, Kristian; Wilson, David T. (1995): Introduction: Interaction and Networks in Perspective, in: Möller, Kristian (Hrsg.); Wilson, David T. (Hrsg.): Business Marketing: An Interaction and Network Perspective, 1. Aufl., Boston; Dordrecht; London: Kluwer Academic Publishers, 1995, S. 1-18

Mügge, Katrin (2005): Erfahrungen mit dem Qualitätsbericht aus Sicht einer privaten Klinikkette, in: Präsentationsunterlagen für die MCC-Konferenz „MDK Prüfungen und Qualitätsbericht: Aktuelle Entwicklungen" vom 26. April 2005 in Köln, 2005

Müller, Heinz A. (1991): Marketing- und Führungsinstrumente im Krankenhaus, in: Das Krankenhaus, 83. Jg., Nr. 1/1991, S. 12-20

Murphy, Patrick E.; Enis, Ben M. (1986): Classifying Products Strategically, in: Journal of Marketing, 50 (Juli), S. 24-42

Nasaroff, Michael (1994a): Pressearbeit in Krisenfällen: ku: Krankenhaus-Umschau: Krankenhaus & Kommunikation, 63. Jg., Nr. 7/1994, S. 556-557

Nasaroff, Michael (1994b): Die zusätzliche Einnahmequelle: Werbung im Krankenhaus: Acht Tips, wie Sie durch Werbemöglichkeiten im

Krankenhaus zusätzliche Budgets bereitstellen können, in: ku: Krankenhaus-Umschau: Krankenhaus & Kommunikation, 63. Jg., Nr. 12/1994, S. 943-944

Nasaroff, Michael (1994c): Stärkste Werbemöglichkeit: Die positive Mund-zu-Mund-Propaganda, in: ku: Krankenhaus-Umschau: Krankenhaus & Kommunikation, 63. Jg., Nr. 11/1994, S. 873-875

Nasaroff, Michael (1995a): Wie entwickle ich eine gute Patientenbroschüre: Und wie finanziere ich sie?, in: ku: Krankenhaus-Umschau: Krankenhaus & Kommunikation, 64. Jg., Nr. 1/1995, S. 51-53

Nasaroff, Michael (1995b): Waren Sie mit uns zufrieden?: 8 Tips, wie Sie ein Patienten-Monitoring in Ihrem Hause etablieren können, in: ku: Krankenhaus-Umschau: Krankenhaus & Kommunikation, 64. Jg., Nr. 7/1995, S. 603-604

Nichols, Susan (1979): To Market, to Market, To Sell a Hospital, in: Cooper, Philip D. (Hrsg.): Health Care Marketing: Issues and Trends, o. Aufl., Germantown – London: Aspen Systems Corporation, 1979, S. 157-168

Nieschlag, Robert; Dichtl, Erwin; Hörschgen, Hans (1988): Marketing, 15., überarbeitete und erweiterte Aufl., Berlin: Duncker & Humblot, 1988

Nowack-Schwonbeck, Sabine (2005): Qualitätsberichte nach SGB V: Grundlagen, „Risiken und Nebenwirkungen“, in: Präsentationsunterlagen für die MCC-Konferenz „MDK Prüfungen und Qualitätsbericht: Aktuelle Entwicklungen“ vom 26. April 2005 in Köln, 2005

O. V. (1995a): Drogenskandal: Kontrolle versagte: Schwester nahm 181 Ampullen, in: AZ: Augsburger Allgemeine, 51./144. Jg., Ausgabe A, 11. Oktober 1995

O. V. (1995b): Krankenhäusern mehr Disziplin verordnet: Seehofer lehnt FDP-Pläne zu Gesundheitsreform ab – Beitragssätze sollen stabil bleiben, in: AZ: Augsburger Allgemeine, 51./144. Jg., Ausgabe A, Nr. 219 vom 22. September 1995, S. 1

O. V. (1995c): Für Patienten zahlt Klinik den Hausärzten eine „Gebühr“: Standesorganisationen protestieren: Schmiergeld für Überweisung?, in: AZ: Augsburger Allgemeine, 51./144. Jg., Ausgabe A, 16. Dezember 1995

O. V. (1996): Computer-Pannen: Keine Gefahr für Patienten: Im Zentralklinikum wird Projektleitung eingerichtet, in: AZ: Augsburger Allgemeine, 52./145. Jg., Ausgabe A, Nr. 74/1996 vom 28. März 1996

O. V. (2003a): Richter halten Patienten-Kopfgeld für nicht erlaubt, in: Handelsblatt, 22. Mai 2003

O. V. (2003b): Hessingpark-Clinic erweitert ihr Angebot: Neuer Wirbelsäulenspezialist – Clinic-Start erfolgreich, in: AZ: Augsburger Allgemeine, 59./152. Jg., Ausgabe AS, 10. Mai 2003

O. V. (2003c): Klinikum Augsburg arbeitet ökologisch vorbildlich, in: AZ: Augsburger Allgemeine, 59./152. Jg., Ausgabe AS, 25. April 2003

O. V. (2003d): Ein gemeinsames Diabeteszentrum: Krankenhaus Haunstetten und Zentralklinikum werden durch Kooperationen enger verzahnt, in: AZ: Augsburger Allgemeine, 59./152. Jg., Ausgabe AS, 13. August 2003

O. V. (2003e): Krankenschwester tötet sechs Patienten: Frankreich: Zwölf Jahre Haft – Debatte über Sterbehilfe, in: AZ: Augsburger Allgemeine, 59./152. Jg., Ausgabe AS, Nr. 239/2003 vom 17. Oktober 2003, S. 14

O. V. (2003f): Klinik-Chef war ein Betrüger: Orthopäde verschickte gefälschte Rechnungen, in: AZ: Augsburger Allgemeine, 59./152. Jg., Ausgabe AS, 29. Mai 2003

O. V. (2003g): Kind behindert: Hohes Schmerzensgeld, in: AZ: Augsburger Allgemeine, 59./152. Jg., Ausgabe AS, 24. Mai 2003

O. V. (2003h): Falsche Schwester entführt Baby in Klinik, in: AZ: Augsburger Allgemeine, 59./152. Jg., Ausgabe AS, 13. Juni 2003

O. V. (2003i): In Klinik: Baby mit Schnuller geknebelt, in: AZ: Augsburger Allgemeine, 59./152. Jg., Ausgabe AS, 12. Juni 2003

O. V. (2003j): Arzt droht mit „Exekution": Geistig verwirrter Mediziner im Krankenhaus verhaftet, in: AZ: Augsburger Allgemeine, 59./152. Jg., Ausgabe AS, 21. Juni 2003

O. V. (2003k): Verzweifelte Mutter sucht ihr vertauschtes Baby: Irrtum in der Klinik erst nach 24 Stunden aufgeklärt – Bluttest gab letzte Gewissheit, in: AZ: Augsburger Allgemeine, 59./152. Jg., Ausgabe AS, 1. August 2003

O. V. (2003l): Immer neue Infektionen in der Klinik: Legionärskrankheit gibt Rätsel auf: Zwei Todesfälle, in: AZ: Augsburger Allgemeine, 59./152. Jg., Ausgabe AS, Nr. 173/2003 vom 30. Juli 2003, S. 18

O. V. (2003m): Frau verblutet nach Geburt: Gegen den Arzt wird ermittelt, in: AZ: Augsburger Allgemeine, 59./152. Jg., Ausgabe AS, 1. Oktober 2003

O. V. (2003n): Tod nach Kaiserschnitt: Ärztin vor Gericht, in: AZ: Augsburger Allgemeine, 59./152. Jg., Ausgabe AS, 15. Oktober 2003

O. V. (2003o): Patientin stirbt bei Operation: Oberarzt verurteilt, in: AZ: Augsburger Allgemeine, 59./152. Jg., Ausgabe AS, 16. Oktober 2003

O. V. (2003p): Mysteriöse Todesserie auf der Intensivstation, in: AZ: Augsburger Allgemeine, 59./152. Jg., Ausgabe AS, Nr. 272/2003 vom 26. November 2003, S. 19

O. V. (2003q): Herzfehler übersehen Baby starb nach OP: Gegen Ärzte wird ermittelt, in: AZ: Augsburger Allgemeine, 59./152. Jg., Ausgabe AS, 25. März 2003

O. V. (2003r): Grober Fehler: Kind behindert: Klinik, Ärztin und Hebamme müssen Schmerzensgeld zahlen, in: AZ: Augsburger Allgemeine, 59./152. Jg., Ausgabe AS, 9. April 2003

O. V. (2003s): Kranksein wird künftig teuer: Die Gesundheitsreform tritt als erstes Projekt der Agenda 2010 zum Jahreswechsel in Kraft, in: AZ: Augsburger Allgemeine, 59./152. Jg., Ausgabe AS, Nr. 240/2003, 18. Oktober 2003, S. 6

O. V. (2004a): Wettstreit unter den Kliniken, in: AZ: Augsburger Allgemeine, 60./153. Jg., Ausgabe AS, Nr. 29 vom 5. Februar 2004, S. 1

O. V. (2004aa): Neues Gesetz gegen den unlauteren Wettbewerb: Mehr Freiheiten für die Werbung, in: Format & Druck, Nr. 8, September 2004

O. V. (2004b): Untersuchungen ohne furchteinflößende „Röhre“: Innovatives Gerät am Augsburger Klinikum in Betrieb, in: AZ: Augsburger Allgemeine, 60./153. Jg., Ausgabe AS, 22. Juni 2004

O. V. (2004bb): Kliniken leiden unter Außenständen, in: FAZ: Frankfurter Allgemeine Zeitung, 29. Oktober 2004

O. V. (2004c): Komfortzimmer im Krankenhaus, in: AZ: Augsburger Allgemeine, 60./153. Jg., Ausgabe AS, 29. Juli 2004

O. V. (2004cc): Wortweiser: Fallpauschalen DRG, in: AZ: Augsburger Allgemeine, 60./153. Jg., Ausgabe AS, 13. August 2004

O. V. (2004d): Kindermedizin: Alles unter einem Dach, in: AZ: Augsburger Allgemeine, 60./153. Jg., Ausgabe AS, Nr. 300/2004 vom 27. Dezember 2004, S. 31

O. V. (2004dd): Klinikum soll als „Magnet“ wirken: Pflegedirektoren tagten, in: AZ: Augsburger Allgemeine, 60./153. Jg., Ausgabe AS, 3. Juli 2004

O. V. (2004e): Familien stehen im Mittelpunkt: Josefinum: Umfassende Vernetzung und ständige Suche nach neuen Schwerpunkten, in: AZ: Augsburger Allgemeine, 60./153. Jg., Ausgabe AS, 29. Oktober 2004

O. V. (2004f): Jährlich werden in Deutschland bis zu dreißig Kliniken privatisiert: Ausländische Investoren beginnen, sich für deutsche Spezialimmobilien zu interessieren – Uni-Klinikum Gießen als Modellfall, in: FAZ: Frankfurter Allgemeine Zeitung, 12. November 2004

O. V. (2004g): Vom Laser bis zur Liege: Förderer helfen Klinikum: Eine Million Euro in zehn Jahren – Gestern Abend Feierstunde, in: AZ: Augsburger Allgemeine, 60./153. Jg., Ausgabe AS, 17. November 2004

O. V. (2004h): Keine Angst vorm Krankenhaus: Sein 100-jähriges Jubiläum feierte das Vincentinum mit einem Tag der offenen Tür, in: AZ: Augsburger Allgemeine, 60./153. Jg., Ausgabe AS, Nr. 236/2004 vom 11. Oktober 2004, S. 30

O. V. (2004i): Im zweiten Anlauf: Neuer Chefarzt für Augenklinik: Prof. Arthur Mueller kommt von der Uniklinik München, in: AZ: Augsburger Allgemeine, 60./153. Jg., Ausgabe AS, Nr. 141/2004 vom 22. Juni 2004

O. V. (2004j): König Abdullah II. besuchte Mubarak, in: AZ: Augsburger Allgemeine, 60./153. Jg., Ausgabe AS, 5. Juli 2004

O. V. (2004k): Arznei-Tests ohne Wissen der Patienten?: Narkose-Chefarzt unter Druck – Staatsanwaltschaft ermittelt, in: AZ: Augsburger Allgemeine, 60./153. Jg., Ausgabe AS, Nr. 127/2004 vom 4. Juni 2004, S. 14

O. V. (2004l): Medikamente an Patienten getestet, in: AZ: Augsburger Allgemeine, 60./153. Jg., Ausgabe AS, Nr. 126/2004 vom 3. Juni 2004, S. 19

O. V. (2004m): Uniklinik sucht nach vermisster Schraube, in: AZ: Augsburger Allgemeine, 60./153. Jg., Ausgabe AS, 6. Mai 2004

O. V. (2004n): Patientin nach Routine-OP ein Pflegefall: Zwei Ärzte des Krankenhauses Friedberg sind angeklagt, in: AZ: Augsburger Allgemeine, 60./153. Jg., Ausgabe AS, Nr. 19/2004 vom 24. Januar 2004, S. 4

O. V. (2004o): Klinik muss behindertem Kind 250.000 Euro zahlen, in: FAZ: Frankfurter Allgemeine Zeitung, 1. Oktober 2004

O. V. (2004p): Kinderklinik zahlt Schmerzensgeld: Infektionswelle bei Babys, in: AZ: Augsburger Allgemeine, 60./153. Jg., Ausgabe AS, 27. Oktober 2004

O. V. (2004q): Herzoperation am falschen Patienten, in: AZ: Augsburger Allgemeine, 60./153. Jg., Ausgabe AS, 12. November 2004

O. V. (2004r): „Das falsche Knie operiert“: Arzt zu Geldstrafe verurteilt, in: AZ: Augsburger Allgemeine, 60./153. Jg., Ausgabe AS, Nr. 243/2004 vom 19. Oktober 2004, S. 5

O. V. (2004s): Tod nach Kaiserschnitt: Zwei Ärzte angeklagt: Sie sollen Zustand der Patientin nicht genug überwacht haben, in: AZ: Augsburger Allgemeine, 60./153. Jg., Ausgabe AS, 20. Oktober 2004

O. V. (2004t): Klinik zahlt an behindertes Kind: Nach Geburt infiziert, in: AZ: Augsburger Allgemeine, 60./153. Jg., Ausgabe AS, 1. Oktober 2004

O. V. (2004u): Pflegefall nach Kropfoperation: Zwei Mediziner vor Gericht, in: AZ: Augsburger Allgemeine, 60./153. Jg., Ausgabe AS, 29. September 2004

O. V. (2004v): Bub aus Klinik entführt: 40 Stunden in der Hand eines Kinderschänders, in: AZ: Augsburger Allgemeine, 60./153. Jg., Ausgabe AS, 13. September 2004

O. V. (2004w): Pfleger tötete zehn Patienten: Sonthofen: 25-Jähriger räumt die Taten ein und sagt, er habe aus Mitleid gehandelt, in: AZ: Augsburger Allgemeine, 60./153. Jg., Ausgabe AS, 31. Juli 2004

O. V. (2004x): Nach Kropf-OP ein Pflegefall: Prozess gegen zwei Ärzte, in: AZ: Augsburger Allgemeine, 60./153. Jg., Ausgabe AS, 16. September 2004

O. V. (2004y): Bei Operation Tuch im Unterleib vergessen, in: AZ: Augsburger Allgemeine, 60./153. Jg., Ausgabe AS, 10. August 2004

O. V. (2004z): Geldstrafe für den Chefarzt, in: AZ: Augsburger Allgemeine, 60./153. Jg., Ausgabe AS, 1. Oktober 2004

O. V. (2005a): Klinikum in Dubai präsent: Stewens eröffnete Messe – Station für internationale Patienten, in: AZ: Augsburger Allgemeine, 61./154. Jg., Ausgabe AS, 4. März 2005

O. V. (2005b): Gute Noten für das Vincentinum: Augsburger Belegklinik auf Herz und Nieren geprüft, in: AZ: Augsburger Allgemeine, 61./154. Jg., Ausgabe AS, Nr. 23/2005 vom 29. Januar 2005, S. 41

O. V. (2005c): Mutter starb nach Geburt eines gesunden Sohnes: Prozess: Ab Mittwoch müssen sich zwei Ärzte wegen fahrlässiger Tötung am Landgericht verantworten – Gutachter uneins, in: AZ: Augsburger Allgemeine, 61./154. Jg., Ausgabe AS, 24. Januar 2005

O. V. (2005d): Mutter starb nach Geburt: Zwei Ärzte stehen vor Gericht, in: AZ: Augsburger Allgemeine, 61./154. Jg., Ausgabe AS, 24. Januar 2005

O. V. (2005e): Chefarzt ließ Patientin verbluten: drei Jahre Haft: Gutachter in Regensburger Prozess sehen gravierendes Fehlverhalten nach Herzoperation, in: AZ: Augsburger Allgemeine, 61./154. Jg., Ausgabe AS, 12. März 2005

O. V. (2005f): Krankenschwester soll Patienten getötet haben: Fehlendes Morphium führte Klinik auf ihre Spur: Haftbefehl, in: AZ: Augsburger Allgemeine, 61./154. Jg., Ausgabe AS, 4. Mai 2005

O'Hallaron, Richard D.; Staples, Jeffry; Chiampa, Paul (1979): Marketing Your Hospital, in: Cooper, Philip D. (Hrsg.): Health Care Marketing: Issues and Trends, o. Aufl., Germantown – London: Aspen Systems Corporation, 1979, S. 211-217

Oeckl, Albert (1976): PR-Praxis: Der Schlüssel zur Öffentlichkeitsarbeit, Düsseldorf: Econ, 1976

Oliver, Richard L. (1981): Measurement and Evaluation of Satisfaction Processes in Retail Settings, in: Journal of Retailing, Vol. 57, 1981, S. 25-48

Pena, Jesus J.; Glesnes-Anderson, Valerie A. (1985): Marketing to Increase Admissions, in: Pena, Jesus J. (Hrsg.); Glesnes-Anderson, Valerie A. (Hrsg.): Hospital Management: Winning Strategies for the `80s, o. Aufl., Rockville: Aspen Systems Corporation, S. 160-173

Pepels, Werner (2001): Kommunikationsmanagement: Marketing-Kommunikation vom Briefing bis zur Realisation, 4., vollständig überarbeitete und erweiterte Aufl., Stuttgart: Schäffer-Poeschel, 2001

Persily, Nancy A. (1984): Promotion, in: Brody, Stanley J. (Hrsg.); Persily, Nancy A. (Hrsg.): Hospitals and the Aged: The New Old Market, o. Aufl., Rockville: Aspen Systems Corporation, 1984, S. 111-125

Peterson, Kristine E. (1985): The Heart of a Sound Marketing Strategy, in: Paul, David Terry (Hrsg.): Building Marketing Effectiveness in Healthcare, o. Aufl., Chicago: American Marketing Association, 1985, S. 17-19

Petts, Nigel (1997): Building Growth on Core Competences – a Practical Approach, in: Long Range Planning: International Journal of Strategic Management, Vol. 30, Nr. 4/1997, S. 551-561

Pfeffer, Gerhard A. (1984): PR für Verbände im Sozialwesen, in: Deutscher Evangelischer Krankenhausverband e. V. (Hrsg.): Helfen und Heilen: Auftrag und Angebot: Berichte zum Evangelischen

Krankenhaus-Kongreß 1983, 1. Aufl., Stuttgart: Verlagswerk der Diakonie, 1984, S. 103-109

Philippi, Michael (2004): 18 Monate DRG-Abrechnung: Erfahrungen und Erkenntnisse, in: Präsentationsunterlagen für die MCC-Konferenz „DRG 2004: Erfahrungen von Krankenhäusern und Krankenversicherungen" vom 1.-2. Juli 2004 in Köln, 2004

Porter, Michael E. (1999): Wettbewerbsstrategie: Methoden zur Analyse von Branchen und Konkurrenten, 10., durchgesehene und erweiterte Aufl., Frankfurt/Main – New York: Campus, 1999

Poth, Ludwig G.; Poth, Gudrun S. (1999): Gabler Marketing Begriffe von A-Z: 4.000 Begriffe nachschlagen, verstehen, anwenden, 1. Aufl., Wiesbaden: Gabler, 1999

Purtschert, Robert (1994): Marketing in Nonprofit-Organisationen: Gezielte Beeinflussung von Verhalten und Mentalität, in: Der Schweizer Treuhänder, Nr. 10/94, S. 793-798

Ramthun, Christian (2003): Payer oder Player: Statt wie Ministerin Schmidt mit dirigistischen Eingriffen herumzudoktern, sollte die Gesundheitsreform auf Selbstverantwortung setzen, in: Wirtschaftswoche, 57. Jg., Nr. 6 vom 30. Januar 2003, S. 40-43

Riegl, Gerhard F. (1990): Mit dem richtigen Konzept auf Erfolgskurs, in: f&w: Führen und wirtschaften im Krankenhaus, 7. Jg., Nr. 3/1990, S. 184-189

Riegl, Gerhard F. (1992a): Warum heißt das Krankenhaus eigentlich nicht Gesundheitshaus?: Neue Facetten der Aufenthalts-Qualität in der Klinik, in: f&w: Führen und wirtschaften im Krankenhaus, 9. Jg., Nr. 1/1992, S. 29-34

Riegl, Gerhard F. (1992b): Das nachfrageorientierte Krankenhaus als Gewinner: Marketing im Krankenhaus: Neue Management-Strategien für die Ära nach der Strukturreform, in: f&w: Führen und wirtschaften im Krankenhaus, 9. Jg., Nr. 5/1992, S. 350-353

Riegl, Gerhard F. (1992c): Klinik-Marketing bei der Entlassung: Entlassungs- und Nachsorge-Qualitäten beim Klinik-Management, in: f&w: Führen und wirtschaften im Krankenhaus, 9. Jg., Nr. 3/1992, S. 178-184

Riegl, Gerhard F. (1993a): Spielregeln des Erfolges nach dem GSG: „Fit For Change" mit Krankenhaus-Marketing, in: f&w: Führen und wirtschaften im Krankenhaus, 10. Jg., Nr. 1/1993, S. 51-56

Riegl, Gerhard F. (1993b): Brauchen Chefärzte Marketing?: Klinikärzte unter dem Druck des Gesundheits-Strukturgesetzes, 10. Jg., Nr. 3/1993, S. 270-276

Riegl, Gerhard F. (1994a): Einzug des Krankenhaus-Marketing im Pflegebereich, in: f&w: Führen und wirtschaften im Krankenhaus, 11. Jg., Nr. 2/1994, S. 114-120

Riegl, Gerhard F. (1994b): Vertikales Klinik-Marketing unter GSG-Bedingungen: Ohne Einweiser läuft nichts, in: f&w: Führen und wirtschaften im Krankenhaus, 11. Jg., Nr. 3/1994, S. 206-216

Riegl, Gerhard F. (1995a): Marketing-Strategien für das Krankenhaus als Gesundheitszentrum, in: f&w: Führen und wirtschaften im Krankenhaus, 12. Jg., Nr. 1/1995, S. 57-64

Riegl, Gerhard F. (1995b): Marketing für das Ideale Erlebniskrankenhaus: Klinik-Marketing macht Gesundheitszentren mobil, in: f&w: Führen und wirtschaften im Krankenhaus, 12. Jg., Nr. 4/1995, S. 359-363

Ristino, Robert J. (1992): Public Relations Marketing: Applying Public Relations Techniques to the Marketing Mix, in: Brown, Montague (Hrsg.): Health Care Marketing Management, o. Aufl., Gaithersburg: Aspen Publishers, 1992, S. 71-77

Robinson, Larry M.; Whittington, F. Brown (1979): Marketing as Viewed by Hospital Administrators, in: Cooper, Philip D. (Hrsg.): Health Care Marketing: Issues and Trends, o. Aufl., Germantown – London: Aspen Systems Corporation, 1979, S. 39-54

Ruess, Annette (2002): Operation mit Garantie: Ein neues Abrechnungsmodell zwingt die Krankenhäuser zum Sparen – und wird die Konsolidierungswelle beschleunigen, in: Wirtschaftswoche, 56. Jg., Nr. 52 vom 19. Dezember 2002, S. 91-95

Ruess, Annette (2003): Große Chancen: Medizinische Informationsangebote im weltweiten Netz machen Kranke zu mündigen Patienten, in: Wirtschaftswoche, 57. Jg., Nr. 6 vom 30. Januar 2003, S. 46-47

Rynne, Terrence J. (1981): The Third Stage of Hospital Long-Range Planning: The Marketing Approach, in: Flexner, William A. (Hrsg.); Berkowitz, Eric N. (Hrsg.); Brown Montague (Hrsg.): Strategic Planning in Health Care Management, o. Aufl., Rockville – London: Aspen Systems Corporation, 1981, S. 253-265

Sapienza, Alice M. (1981): Psychographic Profiles: Aid to Health Care Marketing, in: Flexner, William (Hrsg.); Berkowitz, Eric N. (Hrsg.); Brown, Montague (Hrsg.): Strategic Planning in Health Care Management, o. Aufl., Rockville – London: Aspen Systems Corporation, 1981, S. 287-295

Sawtschenko, Peter (2000): Wege zur Marken-Entwicklung: Werden Sie die Nummer eins im Kopf Ihrer Zielgruppe, in: Mewes, Wolfgang; Beratergruppe Strategie (Hrsg.): Mit Nischenstrategie zur Marktführerschaft: Strategie-Handbuch für mittelständische Unternehmen, 1. Aufl., Zürich: Orell Füssli, 2000, S. 127-145

Schaar, Rüdiger (2004): Was interessiert die Patienten?: Ab 2005 müssen Krankenhäuser alle zwei Jahre einen Qualitätsbericht im Internet veröffentlichen – Wie Patienten diese neue Informationsquelle nutzen werden, bleibt derzeit fraglich, in: Unser Klinikum: Im Mittelpunkt der Mensch (Zeitung des Zentralklinikums Augsburg für Patienten, Besucher und Mitarbeiter), 16. Jg., Nr. 4/2004, S. 25

Schade, Hans-Joachim A. (2004a): Neues Werberecht in Klinik und Praxis, in: Präsentationsunterlagen für den „ku-Marketingtag: Flagge zeigen" vom 14.-15. Mai 2004 in Kulmbach, 2004

Schade, Hans-Joachim A. (2004b): Aktuelle Rechtssituation des Arzt- und Klinik-Werberechts, in: Arbeitsunterlagen zum „ku-Marketingtag: Flagge zeigen" vom 14.-15. Mai 2004 in Kulmbach, 2004

Schade, Hans-Joachim A. (2004c): Neues Werberecht in Klinik und Praxis, in: Arbeitsunterlagen für das KIK-Seminar „Krankenhaus-Marketing und Werberecht" am 21. Juli 2004 in München, 2004

Schenk, Wolfgang (1984): Öffentlichkeitsarbeit im kirchlichen Krankenhaus: Einführung und Erfahrungsbericht, 1. Aufl., Stuttgart: Verlagswerk der Diakonie, 1984

Schineis, Michael (1992): Absatzwerbung und Öffentlichkeitsarbeit, in: Meyer, Paul W. (Hrsg.): Integrierte Marketingfunktionen, 3. Aufl., Stuttgart; Berlin; Köln: Kohlhammer, 1992/(c) 1986, S. 108-141

Schlinger, Mary Jane (1994): Marketing Audits for Health Organizations: A Practical Guide, in: Cooper, Philip D. (Hrsg.): Health Care Marketing: A Foundation for Managed Quality, 3. Aufl., Gaithersburg: Aspen Publishers, 1994, S. 463-475

Schlüchtermann, Jörg; Albrecht, Monika (2003): Erfolgsfaktoren der privaten Klinikketten: Markt-, Ressourcen-, Produktions- und Kostenorientierung, in: f&w: Führen und wirtschaften im Krankenhaus, 20. Jg., Nr. 2/2003, S. 120-127

Schmutte, Andre M. (1995): Marktforschung als Grundlage eines kundenorientierten Qualitätsmanagements für Krankenhäuser, in: Baier, Daniel (Hrsg.); Decker, Reinhold (Hrsg.): Marketingprobleme: Innovative Lösungen aus Forschung und Praxis, o. Aufl., Regensburg: Roderer, 1995, S. 179-186

Schnaas, Dieter (2002): Zäpfchen à la carte: In Asiens Edelspitälern können sich solvente Patienten für bis zu 4000 Euro pro Nacht ihren Überlebensstandard sichern, in: Wirtschaftswoche, 56. Jg., Nr. 14 vom 28. März 2002, S. 116-119

Schönfels, Rüdiger von (2003): Souveräne Patienten: Ist das Gesundheitssystem noch zu retten?, in: Wirtschaftswoche, 57. Jg., Nr. 13 vom 20. März 2003, S. 36-42

Schröder, Manfred; Hoffjan, Andreas; Schröder, Tim (2003): Yield Management steigert Ertrag des Krankenhauses: Wie die städtischen Krankenhäuser Krefeld ihre Leistung zu verschiedenen Zeiten und unterschiedlichen Preisen verkaufen, in: f&w: Führen und wirtschaften im Krankenhaus, 20. Jg., Nr. 1/2003, S. 15-23

Schroeders, Nikolai von (2005): Qualitätsberichterstellung in der Praxis, in: Präsentationsunterlagen für die MCC-Konferenz „MDK Prüfungen und Qualitätsbericht: Aktuelle Entwicklungen" vom 26. April 2005 in Köln, 2005

Schultze-Rhonhof, Christel (1984): Gesundheitserziehung als öffentlich wirksamer Beitrag des Krankenhauses, in: Deutscher Evangelischer Krankenhausverband e. V. (Hrsg.): Helfen und Heilen: Auftrag und Angebot: Berichte zum Evangelischen Krankenhaus-Kongreß 1983, 1. Aufl., Stuttgart: Verlagswerk der Diakonie, 1984, S. 110-122

Schumann, Jochen (1987): Grundzüge der mikroökonomischen Theorie, 5., revidierte und erweiterte Aufl., Berlin; Heidelberg; New York; London; Paris; Tokyo: Springer, 1987/(c) 1971/(c) 1976/ (c) 1980/(c) 1984/(c) 1987 (Heidelberger Taschenbücher, Bd. 92)

Schwer, Markus (2004a): Krankenhaus mit ICE-Anschluss...: Das „Diako" investiert fast 30 Millionen in Sanierung, neues Ärztehaus und Tiefgarage, in: AZ: Augsburger Allgemeine, 60./153. Jg., Ausgabe AS, 24. Dezember 2004

Schwer, Markus (2004b): Partyservice aus der Klinikküche: Vincentinum macht den Vorreiter: Service-GmbH betreibt Cafeteria und Reinigungsdienst, in: AZ: Augsburger Allgemeine, 60./153. Jg., Ausgabe AS, Nr. 9/2004 vom 13. Januar 2004, S. 28

Schwer, Markus (2004c): Drei Kliniken unter einem Dach: Kirchliche Häuser stecken ihr Medizin-Angebot neu ab, in: AZ: Augsburger Allgemeine, 60./153. Jg., Ausgabe AS, 23. April 2004

Schwer, Markus (2004d): Weiter Ringen um die Service-GmbH: Klinikum: Votum wieder vertagt – Alternativen gescheitert, in: AZ:

Augsburger Allgemeine, 60./153. Jg., Ausgabe AS, 11. Mai 2004

Schwer, Markus (2004e): Patienten-Daten nicht sicher genug?: Zentralklinikum: Fehler im System vermutet, in: AZ: Augsburger Allgemeine, 60./153. Jg., Ausgabe AS, 10. Juni 2004, S. 36

Schwer, Markus (2004f): Das Flaggschiff stellt den Kurs neu ein: Klinikum: Medizinische und wirtschaftliche Herausforderungen, in: AZ: Augsburger Allgemeine, 60./153. Jg., Ausgabe AS, 1. Oktober 2004

Schwer, Markus (2005): Klinikum: Medizin wie im Vier-Sterne-Hotel: Im Juli eröffnet eigene Station mit 15 Betten für internationale Patienten – Überschüsse werden wieder investiert, in: AZ: Augsburger Allgemeine, 61./154. Jg., Ausgabe AS, 17. März 2005

Seebohn, Joachim (2001): Gabler Kompakt-Lexikon Werbepraxis: 1.500 Begriffe nachschlagen, verstehen, anwenden, 2. Aufl., Wiesbaden: Gabler, 2001

Seguin, Bernd (1984): Spenden: Bindeglied zur Gemeinde, in: Deutscher Evangelischer Krankenhausverband e. V. (Hrsg.): Helfen und Heilen: Auftrag und Angebot: Berichte zum Evangelischen Krankenhaus-Kongreß 1983, 1. Aufl., Stuttgart: Verlagswerk der Diakonie, 1984, S. 126-130

Siebert, Horst (1992): Einführung in die Volkswirtschaftslehre, 11., Überarbeitete und erweiterte Aufl., Stuttgart – Berlin – Köln: Kohlhammer, 1992

Sigmund, Jörg (1996): Im Klinikum herrscht „Computer-Chaos“: Krankenhaus-Zweckverband setzt EDV-Lieferant Frist, in: AZ: Augsburger Allgemeine, 52./145. Jg., Ausgabe A, Nr. 73/1996 vom 27. März 1996, S. 36

Siguaw, Judy A.; Simpson, Penny M.; Baker, Thomas L. (1998): Effects of Supplier Market Orientation on Distributor Market Orientation and the Channel Relationship: The Distributor Perspective, in: Journal of Marketing, Vol. 62, Nr. 3/1998, S. 99-111

Simon, James K. (1981): Marketing the Community Hospital: A Tool for the Beleaguered Administrator, in: Flexner, William A. (Hrsg.); Berkowitz, Eric N. (Hrsg.); Brown Montague (Hrsg.): Strategic Planning in Health Care Management, o. Aufl., Rockville – London: Aspen Systems Corporation, 1981, S. 55-76

Söbbing, Thomas (2002): Handbuch des IT-Outsourcing: Rechtliche, strategische und steuerliche Fragen, 1. Aufl., Frankfurt/Wien: Redline Wirtschaft bei Ueberreuter, 2002

Sobhani, Bidjan; Kersting, Thomas (2003): Einsicht ist der erste Schritt zur Besserung: Das Beschwerdemanagement im Krankenhaus am Beispiel der DRK Kliniken in Berlin, in: f&w: Führen und wirtschaften im Krankenhaus, 20. Jg., Nr. 2/2003, S. 168-172

Staehle, Wolfgang H. (1994): Management: Eine verhaltenswissenschaftliche Perspektive, 7. Aufl. / überarbeitet von Peter Conrad und Jörg Sydow, München: Vahlen, 1994 (Vahlens Handbücher der Wirtschafts- und Sozialwissenschaften)

Stauss, Bernd (1994): Kundenzufriedenheit – Ziel und Herausforderung für das Krankenhaus, in: Kongressunterlagen der Tagung der bayerischen Krankenhausdirektoren am 22. September 1994 in Altreichenau, 1994

Stauss, Bernd (1997): Internes Marketing, in: DBW: Die Betriebswirtschaft, 57. Jg., Nr. 5/1997, S. 717-720

Stehr, Christoph (2005): Krank wird schlank: Die Gesundheitsreform zwingt die Krankenhäuser, noch mehr Kosten zu sparen. Ein wirtschaftlicher Betrieb ist vielen kommunalen und kirchlichen Trägern nicht mehr möglich – sie verkaufen. Nur das Bundeskartellamt könnte die Privatisierungswelle stoppen., in: Karriere: das junge Job- und Wirtschaftsmagazin, o. Jg., Nr. 4/2005, S. 28-34

Steinhoff, Jürgen (1991): „Teufelinnen von Lainz“, in: Stern, 44. Jg., Nr. 10/1991, S. 210-213

Stöhr, Bernhard (1984): Erfahrungen mit Öffentlichkeitsarbeit im Krankenhaus, in: Deutscher Evangelischer Krankenhausverband e. V. (Hrsg.): Helfen und Heilen: Auftrag und Angebot: Berichte zum Evangelischen Krankenhaus-Kongreß 1983, 1. Aufl., Stuttgart: Verlagswerk der Diakonie, 1984, S. 90-97

Sunnus, Theodor (1977): Werbung für Investitionsgüter: Erfahrungen aus der Praxis, 1. Aufl., Essen: Girardet, 1977

The Boston Consulting Group GmbH & Partner (1994): BCG-Studie: Krankenhaus Heute: Abschlußbericht der Praxisgruppe Gesundheitswesen, München, 1994

Thill, Klaus-Dieter (1996): Ideenhandbuch für erfolgreiches Krankenhaus-Marketing: Kommunikationsmanagement für Krankenhäuser, 1. Aufl., Kulmbach: Baumann, 1996 (ku-Profi-Reihe)

Troschke, Jürgen von (1991): Organisation und Praxis der Prävention in der Bundesrepublik Deutschland, in: Elkeles, Thomas (Hrsg.); Niehoff, Jens-Uwe (Hrsg.); Rosenbrock, Rolf (Hrsg.); Schneider, Frank (Hrsg.): Prävention und Prohylaxe: Theorie und Praxis eines gesundheitspolitischen Grundmotivs in zwei deutschen Staaten 1949-1990, o. Aufl., Berlin: Edition Sigma, 1991, S. 75-105

Tscheulin, Dieter K.; Helmig, Bernd (1995): Wahlleistungen: Tests für ihre Bedeutung im Krankenhaus, in: f&w: Führen und wirtschaften im Krankenhaus, 12. Jg., Nr. 1/1995, S. 81-84

Tscheulin, Dieter K.; Helmig, Bernd (1996): Arzt- und Krankenhauswerbung: Rechtliche Grundlagen, „State-of-the-Art" und Direktiven für eine effiziente Ausgestaltung, in: Freiburger betriebswirtschaftliche Diskussionsbeiträge, Nr. 13/1996

Tucker, S. H. (1966): Pricing for Higher Profit: Criteria, Methods, Applications, New York u. a. O.: McGraw-Hill, 1966

Tuschen, Karl Heinz (2004): Aktuelle politische Rahmenbedingungen, in: Präsentationsunterlagen für die MCC-Konferenz „DRG 2004: Erfahrungen von Krankenhäusern und Krankenversicherungen" vom 1.-2. Juli 2004 in Köln, 2004

Tyson, Theodore R. (1979): Hospitals Need Marketing Help, in: Cooper, Philip D. (Hrsg.): Health Care Marketing: Issues and Trends, o. Aufl., Germantown – London: Aspen Systems Corporation, 1979, S. 35-37

Utzni, Klaus (1997a): Ist Narkose-Fehler Todesursache?: Mandeloperation: Tubus möglicherweise falsch gesetzt – Zwei Ärztinnen beschuldigt, in: AZ: Augsburger Allgemeine, 53./146. Jg., Ausgabe A, 22. August 1997

Utzni, Klaus (1997b): Tubus in die Speiseröhre gesetzt?: Tod nach Mandeloperation: Patient soll angeblich falsch beatmet worden sein, in: AZ: Augsburger Allgemeine, 53./146. Jg., Ausgabe A, 23. August 1997

Vetter, Christine (2005): Humane Papillomaviren: Impfung gegen Zervixkarzinom kommt, in: PZ: Pharmazeutische Zeitung, 150. Jg., Nr. 23/2005 vom 9. Juni 2005, S. 34

Widmer, Peter (1994): Die Jahresberichte von Nonprofit-Organisationen: Von der Pflicht zur Kür, in: Der Schweizer Treuhänder, Nr. 10/1994, S. 809-814

Wilson, Jerry R. (1991): Mund-zu-Mund-Marketing, 1. Aufl., Landsberg am Lech: Verlag Moderne Industrie, 1991

Wimmer, Frank; Zerr, Konrad; Roth, Georg (1993): Ansatzpunkte und Aufgaben des Software-Marketing, in: Wimmer, Frank (Hrsg.); Bittner, Lothar (Hrsg.): Software-Marketing: Grundlagen, Konzepte, Hintergründe, 1. Aufl., Wiesbaden: Gabler, 1993, S. 11-41

Winter, Jeffrey P. (1985): Getting Your House in Order with Internal Marketing: A Marketing Prerequisite, in: Winston, William J. (Hrsg.): Health Marketing and Consumer Behavior: A Guide to Basic Linkages, o. Aufl., New York – London: Haworth Press, 1985, S. 69-77

Wöhe, Günter (1986): Einführung in die allgemeine Betriebswirtschaftslehre, 16., überarbeitete Aufl., München: Vahlen, 1986 (Vahlens Handbücher der Wirtschafts- und Sozialwissenschaften)

World Health Organization, Regional Office For Europe (1959): The Relations Between the Hospital and Its Community: Report of a Symposium convened by the World Health Organization: Stockholm 3-13 November 1958, Kopenhagen: WHO, 1959

Zelman, William N.; Parham, Deborah L. (1992): Strategic, Operational and Marketing Concerns of Product-Line Management in Health Care, in: Brown, Montague (Hrsg.): Health Care Marketing Management, o. Aufl., Gaithersburg: Aspen Publishers, 1992, S. 153-159

Zuck, Rüdiger (1991): Recht aktuell kommentiert: Die Arztwerbung durch das Krankenhaus, in: f&w: Führen und wirtschaften im Krankenhaus, 8. Jg., Nr. 1/1991, S. 63-64

Sachverzeichnis[DD1]

A

C

D

E

F

G

H

I

J

K

M

N

Q

R

T

U

V

W

Y

Z